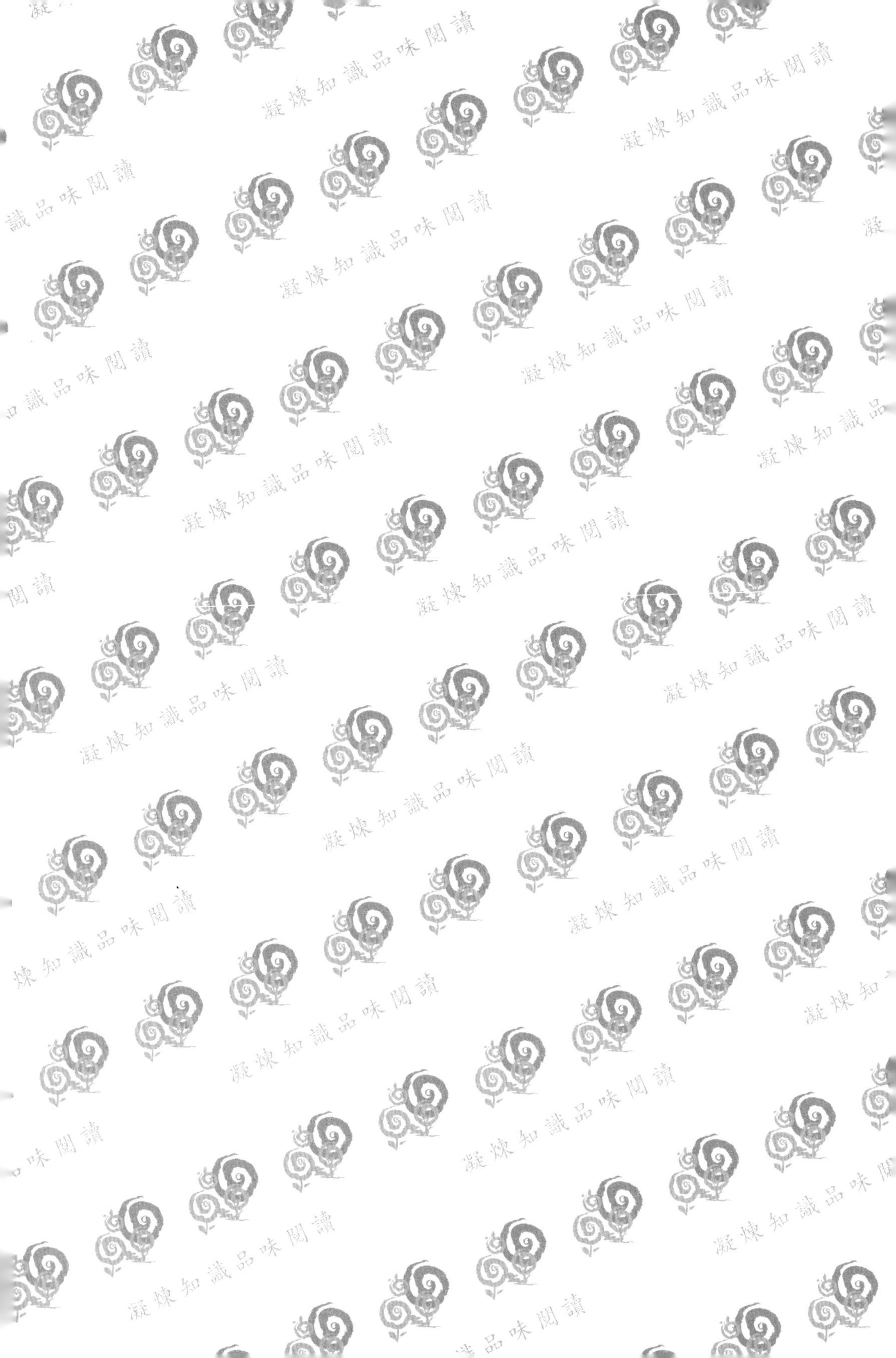

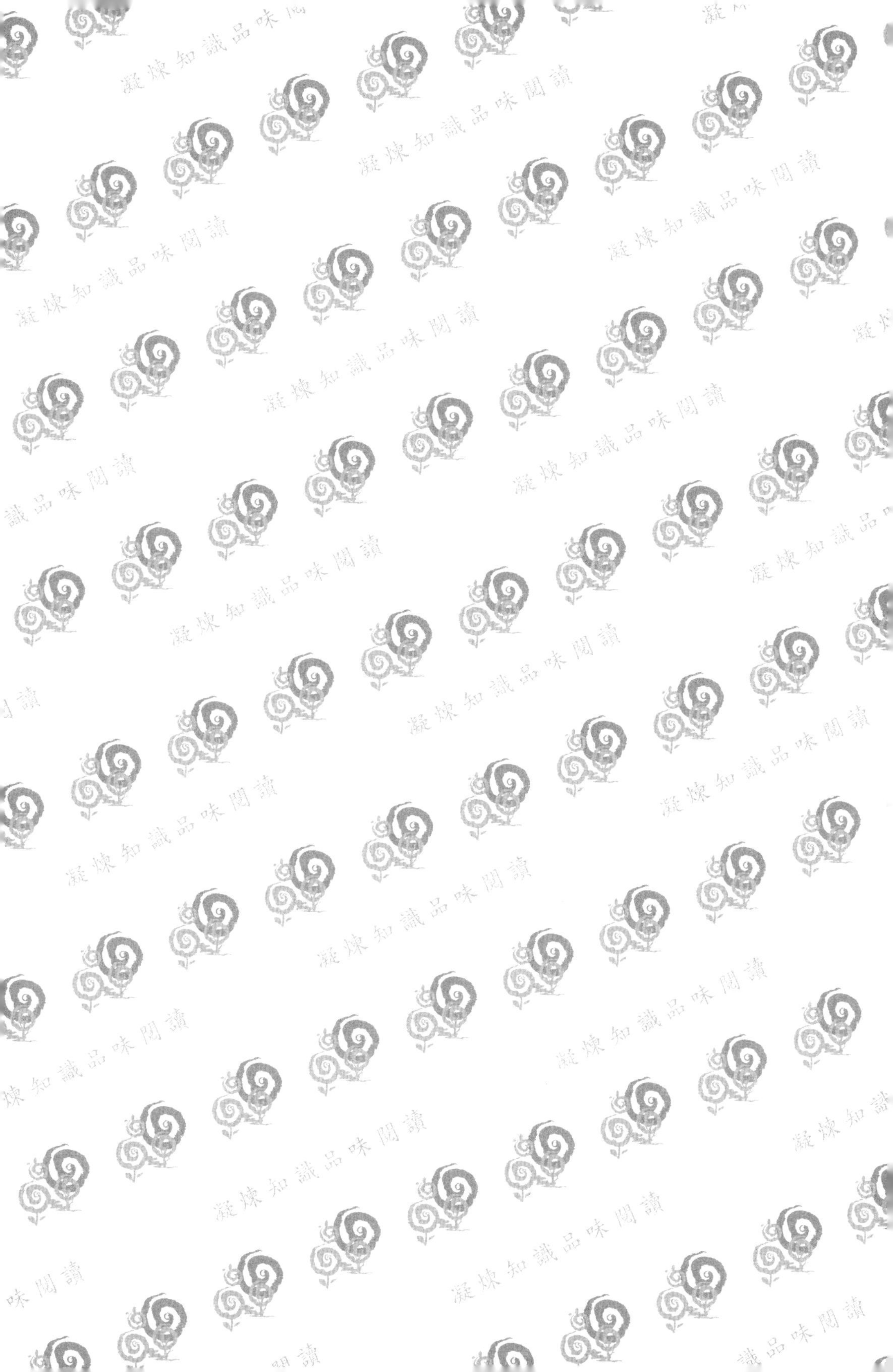

圖解系列

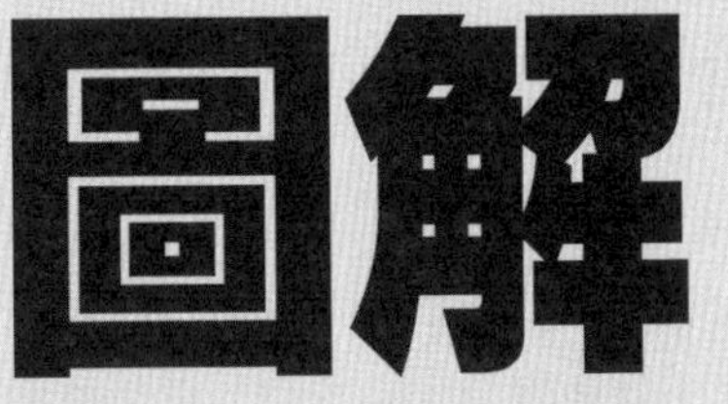

五南圖書出版公司 印行

傷寒論

閱讀文字

理解內容

觀看圖表

圖解讓

傷寒論

更簡單

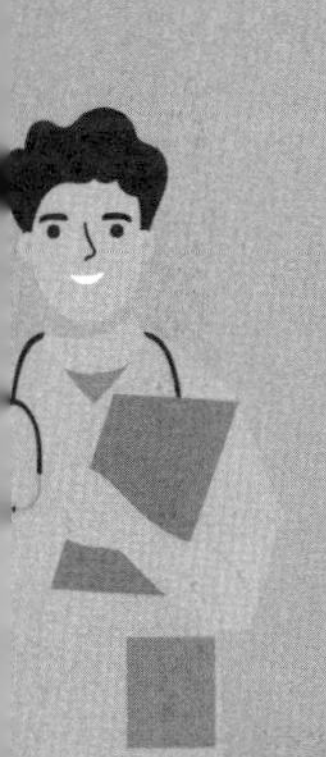

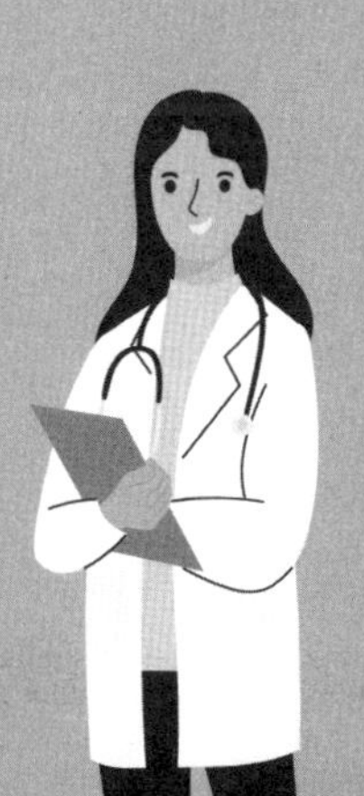

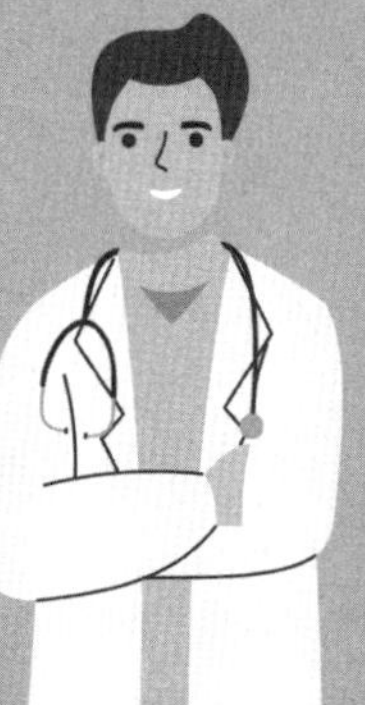

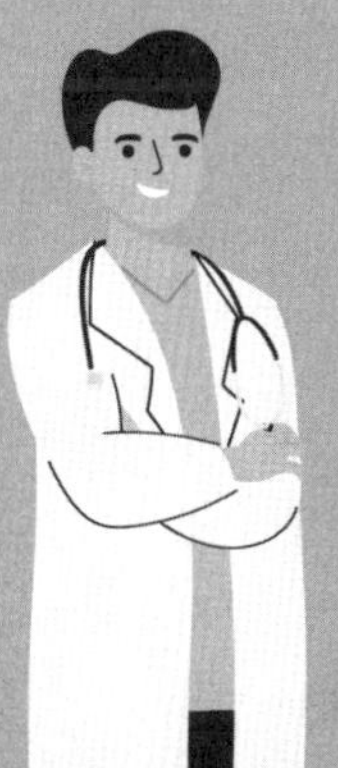

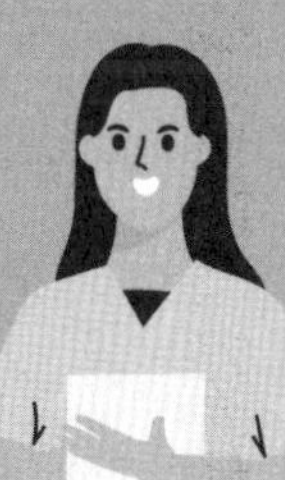

推薦序一

李家雄醫師是我中醫臨床的啓蒙老師，第一次見到李醫師是三十年前大四寒暑假的中醫實習，我對他嚴於律己，認眞做學問的態度十分敬佩，當時李醫師爲了移樽就教於日本學者傷寒論，經常看他聽錄音帶自學日語，後來他竟用日語出版中醫著作，精神著實令人感動，此外他對西醫的基礎與臨床醫學深入瞭解程度，也令我與許多西醫同道驚訝與汗顏。

《黃帝內經》與《傷寒論》是李老師中醫思想的主軸，在三十年前電腦不甚普遍的年代，李醫師即對《內經》與《傷寒論》的章節與內容進行了比較與歸納，書本上布滿密密麻麻的點註與心得紀錄，跟診中常看到李醫師能夠旁徵博引，融會貫通，屢創危亡救急的紀錄，這對當時仍是醫學生的我眞是無比的震撼，而師母當年是紅斑性狼瘡患者，西醫曾告誡不要懷孕生子，但是李醫師當年即運用《傷寒論》的經方讓師母病情得到控制並順利生下二子，至今師母仍十分健康。

當今的中醫學子無不瞭解學習《傷寒論》的重要性，但是近年來要找到眞正窺其堂奧的人實屬不易，李醫師就是一個這樣眞性情的醫生，多年來他有許多來自《傷寒論》的治療心得，但他從不吝惜分享他的經驗，雖然我從醫也已經二十五年了，擔任過十多年醫學中心的中醫主任，至今在臨床上我奉行許多中醫的治病原則，其中許多是來自李醫師的啓發與諄諄教誨。

近來欣聞李醫師要出版《圖解傷寒論》，此書從編排與呈現方式可以看出李醫師的用心，這可說是李醫師一系列傷寒著作的總整理，它也是一部通俗的著作，能引導讀者逐字讀出《傷寒論》的思路與脈絡，不必再拘泥於歷代各家學者對經文的解釋，而能立即掌握疾病的過去、現在與未來，畢竟醫學本應回歸到治好人類疾病這個最初衷，身爲一個醫學院老師與臨床中西醫師，我眞心推薦這本書。

國烈中醫診所院長　曾國烈醫師

曾國烈醫師

現職：

中華針灸醫學會理事
台灣中醫診斷學會理事
慈濟大學後中醫學系兼任講師
國烈中醫診所院長

學經歷：

中國醫藥學院中醫系第 16 屆（70 ～ 77）
77 年通過中醫國考服役（77 ～ 79）：陸軍新兵訓練中心少尉醫官
79 年通過西醫國考
中國附醫針灸科住院醫師（79 ～ 82）
慈濟派往北京中國中醫研究院擔任進修醫師（82.7 ～ 82.12）
花蓮慈濟醫學中心中醫科總住院醫師（82 ～ 83）
花蓮慈濟醫學中心中醫科主治醫師（83 ～ 85）
花蓮慈濟醫學中心中醫科主任（85 ～ 97）
89 ～ 91 讀碩士
93 ～ 98 博士肄業
當個快樂的開業醫師（97 ～迄今）

推薦序二

李家雄醫師是少數能將所學實踐在工作與人生的醫師之一，他是教我中醫的老師，幫我調整體質的醫師，以及人生的導師。

身爲大型精神專科醫療機構的醫師，這些年來不斷追求所謂健康的完美解決方案，自學生時期接觸氣功、經絡、中醫辯證總感覺似懂非懂，改從西方醫學的對證系統下手，歷經內科、病理、生物醫學等生理病證的分析研究，發現光是著眼「病」非常的不足，必須再加入「心」，於是我開始接觸催眠、能量醫學、花精，想一窺情緒如何影響生理。在接觸整合及輔助療法的衆多學習後，我發現最能夠貫穿整體醫學的中心思想就是源自東方的中醫理論。

「整體醫學」一詞從西方流傳開來，意味治療一個人必須將病人視爲一個整體而非疾病的集合體，一個人的運作就如同宇宙般，是個牽一髮而動全身的龐大且緊密的封閉系統，這與東方的《內經》、《傷寒論》「夫天布五行，以運萬類；人稟五常，以有五臟」天人相應的概念一致。

其次是中醫認爲防病、抗病重視保津液，著重體內液體的多寡和品質，很恰巧的在西方的古希臘時代，也曾提出體液學說，將血液、膽汁、水對應熱、乾、濕、冷等體質，這與中醫陰陽虛實寒熱的概念非常類近。

再者，東方醫學重視醫食同源，醫藥的來源，原本和食物如出一轍，只要是食物對疾病有積極作用者，稱爲藥品；作用溫和者，則稱爲食品，《傷寒論》中的飲食藥物就是指既可食用，又能防治疾病的動植物及其加工品，《傷寒論》一共使用飲食藥物 17 種，如大棗、生薑、乾薑、蔥白、蜂蜜、烏梅、豬皮、清酒等。這些飲食藥物遍及 81 個方劑，占全書方劑總數的 72.32%。就是這麼剛好，在 2500 年前的西方醫聖 Hippocrates 也這麼說：「Your food is the best medicine」——你的食物就是你最好的藥物。

《傷寒論》是學習中醫必讀的經典之一，它的理論與治療方法相當完整，並且提供了更詳盡的外感熱病及某些雜病的診治規律，使六經辨證的理論體系更爲成熟，雖然中醫並非我的擅長，但《傷寒論》的理論體系與方法，具有很高的科學水準和實用價值，唯該書爲古著，一來文字艱澀不易理解，二來即便理解古文，缺乏深厚的中醫背景也甚難明白原著意思，故想要一窺究竟的門檻相當高，目前市面上能夠找到的《傷寒論》相關註本多來自對岸的中醫教育學院，想要看到本土經驗結合古典理論的正體書，並不容易。

此次有幸第一時間拜讀李醫師的《圖解傷寒論》，發現這本書猶如庖丁解牛般將

《傷寒論》的藥方與脈法拆開逐一解讀，搭配他深厚的古文造詣分析以及經年累月的臨床所得，讓每個方子行走的原理、製作方式、操作方法、注意事項能夠變得更容易被吸收，尤其輔以現今醫學學理說明，例如「69. 寸口脈浮數而尺中脈浮微，即橈動脈分配輸送到腕部，經過橈骨頭、大菱形骨、舟狀骨，成爲掌動脈，至此，血量調節力減弱，橈動脈血管鬆弛多於收縮，致使橈骨頭近端的橈動脈，隨橈骨頭凹陷而陷下；因橈動脈屬於肌肉型動脈，健康狀況好者，橈動脈的中膜平滑肌展現的脈動緩和有力。」（p.44），將西醫捉摸不著的脈象用如此的表現方式，使得已有醫學背景的讀者得以想像。

另外，李醫師亦將穴道所在處以身體大小肌肉的方位來介紹，讓人在腦海中就得以按圖索驥找出穴點，並明白其重要之處，例如：「7. 反煩不解者，先刺風池、風府（激活頭後大直肌、頭後小直肌、頭後上下斜肌、枕下靜脈、頸內靜脈、椎靜脈等，進而促進心臟血液循環），卻與桂枝湯則愈」，風府、風池是頭顱與軀體的關卡，人的腦重量只占全身重量的 2～2.5%，需要心臟供應的血液量占六分之一，主要來自頸內動脈與椎動脈，……過勞的人，休息不夠，如果長期透支，營養及肢體活動保養不夠，就會像賈伯斯，徹底地燃燒自己照亮別人。」(p.195)，能夠深入淺出的說明經典，還能順道幽逝者一默，讓人不禁莞爾。

《傷寒論》固然珍貴，《圖解傷寒論》內也藏著對於有心走中醫者來說相當有價値的禮物，這本書在導讀階段就已經揭櫫了研讀心法，讓讀者每天花一小時從頭朗誦條文，三個月就能背誦與熟記，自然興起整理條文的念頭，搭配實務就能相互參照，變得更爲熟稔。我在閱讀至此時，對於《傷寒論》的學習能使用如此效率感到嘖嘖稱奇，相信這亦是李醫師個人能夠博學強記的秘訣，在將此書納入收藏之餘，也非常推薦給對研修中醫有興趣的讀者們。

臺北榮民總醫院玉里暨鳳林分院副院長　胡宗明醫師

胡宗明醫師

現職：

臺北榮民總醫院玉里暨鳳林分院 副院長

學經歷：

醫學科學研究所博士
病理學研究所碩士
自然醫學大學博士（D.N.M.）
催眠治療師學會催眠師
中華針灸醫學會針灸專科醫師
台灣精神科專科醫師
台灣老年精神科專科醫師
台灣睡眠醫學專科醫師
英國微音樂學院教授
中華長生美學醫學會秘書長
台灣精神醫學會副秘書長

自序

漢朝醫者張仲景著作《傷寒雜病論》十六卷，流傳到宋朝，分成《傷寒論》與《金匱要略》二書。其中，《傷寒論》流傳至今，主要有兩個版本傳世：

一、《註解傷寒論十卷》漢朝張仲景著，晉朝王叔合撰編目次，宋朝成無已註釋，明朝曹汪濟川校正。

二、《訂正仲景全書傷寒論註》，清朝太醫院使加光祿寺卿銜臣錢斗保等，於乾隆年間）修正的，屬《醫宗金鑑》之一部分。

本書《圖解傷寒論》之著墨以後者爲主，前者爲輔，尊重古人的研究精神，再斟酌筆者臨床心得，繼《傷寒論診治入門》（1985 年版）與《實用傷寒論》（2014 年版）之後，《圖解傷寒論》歸納整合前二書的精華，深入淺出、穿針引線，期以讓初接觸者得以入門，內行人則對《傷寒論》之實用更得心應手。

《傷寒論》中所言「傷寒」、「中風」、「霍亂」等證，絕不等同現代醫學的病名「傷寒」、「中風」、「霍亂」；簡而言之，傷寒是病傷之於寒，乃因寒所招致的病症，謂之傷寒。《黃帝內經》強調「風者，百病之始也」，中風是病傷之於風；霍亂是消化道病症，或嘔吐或下利，可稱之爲「或亂」。至於，中風，在《傷寒論》的經文中，出現的次數比「傷寒」多很多。

《傷寒論》主要是治療急性病症，《金匱要略》則以治療慢性病症爲主，從現代醫學的角度來看，它們在輔助療法中都占有重要地位；只因當時的生理與病理的論述與解說，與現代醫學相去甚遠，當今能夠在臨床上提供精確的醫療與養生輔助是不容易的；是以，撰著《圖解傷寒論》的使命之一，就是將傳統醫學的理念，化作現代醫療的概念與實務呈現。

筆者行醫臨床近四十年，期間重大疾病及慢性痼疾的患者占治療比例一半以上，一直以來，一方面從《黃帝內經》相關診治著眼，另一方面從張仲景的《傷寒論》與《金匱要略》的治則下手，其中藥方用最多的是《傷寒論》的眞武湯與《金匱要略》的腎氣丸，它們對人類腦下垂體的前葉，以及腎上腺和腎臟本體，不論是結構上或機能面，都具有實質養護效果，在不少緊急重大疾病患者身上，都曾有奇蹟般的療效。

眞武湯是急診常用藥，善於治療突如其來的頭暈目眩、四肢不聽使喚等症狀，對於體弱多病和高血壓病症初期的療效也很好；但是，如果患者不配合調整生活步調和飲食習慣，眞武湯與腎氣丸的療效是微乎其微的。

舉例來說，《傷寒論》中特有的桂枝湯服法，其療法的關鍵是要配合啜熱稀粥與溫覆取微似汗；再觀，麻黃湯則不必啜熱稀粥，但需要溫覆取微似汗，目的都是讓肝臟與腦部獲得充分休息；換言之，搭配良好的生活習慣，才可以讓藥效充分發揮，否則，服用再多的藥，一旦生活步調紊亂，可是會肝腦塗地或肝腸寸斷而不自覺。

腎氣丸是過勞族群的保健至寶，古人稱過勞爲「肝腎過勞，眞陰虛疲。」腎氣丸可以改善肝腎過勞，避免演變成慢性生活習慣病，惟必要條件也是要改善不良的生活習慣。而且，肝腎過勞，眞陰虛疲虧損，將影響造血功能，肝臟與腎臟的造血前趨因子，無法正常參與造血作業，更會造成下部瘡瘍、口瘡、舌瘡……等症狀。

估之哉，估之哉，《傷寒論》乃無價之寶！享用它，逐步拾級而上，過程中，必是柳暗花明又一村。全書共 552 條條文，每一條文都有其獨自存在價値，每人學習心得大不同，如何覓得眞髓，只要紮實下功夫，必有所獲；否則，徒入寶山空手而回，讀它千萬遍，臨床上用來卻乏力可資，終要束之高閣，枉費古衆賢醫費盡心思地嵌釘於內。無論初學入門者，或已登堂入室者，都要默而識之，終生藏之臟腑，一如聖經之於基督徒，佛經之於佛教徒，可蘭經之於回教徒，論語之於一貫道教徒，終要與生活生命合而爲一。

現代電腦科技發達，多數人已習慣於用鍵盤鍵入，疏於用手寫字，久而久之，依賴電腦多於運用大腦，因此，《圖解傷寒論》除了希望讓讀者易懂、便捷使用之外，也穿針引線引領讀者如何善用大腦來背誦；同時旁徵博引，透過【小博士解說】與【知識補充站】之加註，擴充方便記憶、容易理解之管道，期以讓入門者開竅，登堂入室者則融會貫通。

從現代醫學來看，EBM（Evidence Based Medicine）對病例及病證的分析與統計很有價値；再觀《傷寒論》，一本《黃帝內經》之宗旨，「覽觀雜學，及于比類奇恆」與「分而論之，參而合之」爲醫者應持人本精神，可說是自古明訓，乃本之於《論語》〈學而篇〉有子所言：「其爲人也孝弟，而好犯上者，鮮矣；不好犯上，而好作亂者，未之有也。君子務本，本立而道生。孝弟也者，其爲人之本與！」〈季氏篇〉子曰：「生而知之者，上也；學而知之者，次也；困而學之，又其次也；困而不學，民斯爲下矣。」

仲景在其《傷寒雜病論》序言中亦引孔子的話說：「生而知之者上，學則亞之，多聞博識，知之次也。」仲景又說：「按寸不及尺，握手不及足，人迎、趺陽，三部不參；動數發息，不滿五十。短期未知決診，九候曾無彷彿。明堂闕庭，盡不見察，所謂窺管而已。夫能視死別生，實爲難矣！」

再觀仲景原序，開宗明義論曰：「余每覽越人入虢之診，望齊侯之色，未嘗不慨然嘆其才秀也。」

《傷寒論》四季之說，是陰曆，現代人多用陽曆，東方人仍有習慣用陰曆與生肖，開寅是陰曆正月，寅是老虎，十二天干、十二時辰、十二月份、十二生肖，綜覽個人的生辰八字，有如地球自轉，要活在當下；天地環境的變化則如地球公轉，十二黃宮，即十二星座，是現代人普遍通用的，從水瓶座開始，起於立春，十二星座對應二十四節氣，春暖花開，秋涼果熟，是有其因應之大自然環境及個人一己的小環境。

中國歷史上，春秋戰國開創了秦始皇統一中國的局面，人生的春秋大業，冥冥之中就存有大事化小、事緩則圓、以和為貴的哲理；《黃帝內經》上古天眞論、四季調神大論、生氣通天論、金匱眞言論，都提到要「春緩步於庭」、「秋與雞俱興」，春宜緩如春風化雨、秋宜快如秋風掃落葉，生命節奏韻律從誕生開始到結束為止，都與天地萬物呼應共鳴。

十年前，糖尿病、高血壓最令國人擔憂，唯恐一日上身就終生為伍；這些年來植物人、癱瘓者、失智者，隨著高齡化社會逐漸增加中，臥榻長達十年、二十年者大有人在，長期照護，已是社會及醫療資源重大負擔，病人痛苦、家人難過、醫護人員也難為。以護理之家為例，他們照顧癱瘓患者，最難照護的是屎尿失禁者，尤其是男性，下體因久病皮膚變枯黑、睪丸腫大、外生殖器萎縮，以致無法包裹尿布，否則睪丸泡浸在屎尿中常導致潰爛。為降低類似病例的比例，台灣已推動照顧服務員制度，如何擴大「看護」的服務面和提高其水平，已是社會醫療體系的一項重要課題。

回歸到《傷寒論》，其中確實有不少醫療資源，值得運用與推廣。例如條文 1. 太陽之為病，頭項強痛、352. 腎氣微少，全身不仁，此為尸厥，當刺期門、巨闕、421. 大法春夏宜發汗、436. 大法春宜吐、441. 大法秋宜下，「他皆仿此」與「四季皆然」的話，大法冬宜和（補虛）⋯，這都值得再進一步推敲，廣泛應用在類似的照護工程上，這也是《圖解傷寒論》此書欲傳遞給大衆的。

CONTENTS 目錄

第3章 太陰病、少陰病、厥陰病

CONTENTS 目錄

第6章 脈法

導讀

近代儒學大師南懷瑾先生，16 歲時就深得《黃帝內經》的養生要領與精髓，觀其一生，《黃帝內經 ・ 素問》的〈上古天真論〉不只是《內經》的首篇，更是先生生命智慧的啟蒙篇，他從中掌握到：有些疾病是可以不藥而癒的，要領就是養成良好的生活習慣；相對的，有的疾病，是非醫生治療不可。

現在，我們將從另一個角度來認識《傷寒論》，透過此篇導讀，期望讀者能深入寶山且滿載而歸，將相關之醫學論述及用藥方針，落實在醫療領域及日常生活保健中。

壹、認識傷寒論

簡述《傷寒論》

《傷寒論》原書分成二十一篇，共 552 條經文，屬六經病者有 345 條，占達 62.5%，不少醫者因此將之視為「六經辯證」的醫書；太陽病篇有 125 條，占全書 22.6%，非六經病者共六篇，但只有 74 條文，僅占 13.4%。這樣內容編排的比例分配，對於多數涉獵過的人而言，難免有頭重腳輕的感覺。

從漢朝成書為《傷寒雜病論》十六卷之後，後繼的宋朝醫者將之分為《傷寒論》與《金匱要略》，讓後學者可以淺嚐即止，亦可深入淺出。這之間是有學問的，《傷寒論》所論較偏重證、急性病，適合施之於急診或門診的病患；《金匱要略》較偏重慢性病，住院或居家療養的病患適合之。兩書之間的橋樑就是非六經病六篇，靠此 74 條經文從中穿針引線，其中「痓病」，將此二書無縫接軌：

396. 太陽病發汗太多，固致痓。(《金匱要略》一字不漏，再次重現）

394. 葛根湯主之。

395. 桂枝加葛根湯主之。

《傷寒論》葛根湯與桂枝加葛根湯兩方，《金匱要略》則是三方，葛根湯、大承氣湯、栝蔞桂枝湯。

《黃帝內經》分而論之，抽絲剝繭，《傷寒論》穿針引線，參而合之；生活中，尤其是在臨床診治時，不可忽略的是隱藏在二書之內的真理——自然的法則；進而秉持《論語》首篇首章「學而時習之」的學習態度，假以時日自能融會貫通，得心應手。

《傷寒論》與『欲解時辰』

《黃帝內經》是我中華民族傳世醫學經典論著，各種生物進化理論隱約呈現在其字裡行間，其中，掌控人體韻律的生理時鐘，放諸於《傷寒論》，就等同六經病的「欲解時辰」，與穿梭在全書中的「自愈」、「欲解」（10、265）、「欲愈」（258）、「雖劇當愈」（11）、「欲知何時得，何時愈」（13）、「十二日愈」（15）、「胃和則愈」（216）、「脈緊則愈」（140）……等概念，是相為呼應。

《圖解傷寒論》與時序的串連

《圖解傷寒論》引導讀者了解《傷寒論》藥方之於治病、養生之應用外，更進一步的透過【小博士解說】與【知識補充站】鋪陳、串聯其內容與時序、時間、年齡，使其醫療關係更形密切，例如日夜之更替、春夏秋冬之傳遞、以及幼少青中老年之變遷，都可以學而時習之、默而識之，日積月累，以致養生醫療資源盎然其中。

中醫學所稱經脈，並不等於解剖學的靜脈，相仿的觀念是靜脈近似血絡。靜脈負責輸送血液回流心臟，全身靜脈血液靠肌肉泵浦作用與呼吸吸氣橫膈膜作用，送回右心房，這一過程中千變萬化，無法從生理或病理單方面來解析；至於經脈，主要功能是屬絡臟腑與連絡肢節，人體十二經脈與任督二脈循環不已，其循環及各經脈之主要時辰與宇宙天地星辰相扣，十二時辰十二經脈，一天猶如四季，晨春、午夏、夕秋、夜冬，這和前述的「欲解時辰」是可參合應用的。

《傷寒論》非常重視病人的起居作息與食飲禁忌，例如：服用一升的桂枝湯，要搭配一升餘（甚至二升）的熱稀粥；又，服用桂枝湯，禁忌生冷、黏滑、肉麵、五辛、酒酪、臭惡等物品，開宗明義即提挈到藥食同源，更喻及「民以食為天」、「病從口入」。再觀《傷寒論》仲景序：「夫天布五行，以運萬類，人稟五常，以有五臟，經絡府俞，陰陽會通，玄冥幽微，變化難極。」其中的義理，桂枝湯的注意事項幾乎可以一以概之。

貳、傷寒論入門三寶

《傷寒論》延續著《黃帝內經》之精髓，全書即在闡述如何養護生體遺傳因子時鐘與生命韻律之緊密關係。

電影《星際效應》敘述愛的重力穿越宇宙空間，也穿梭生命時間。時間醫學家強調生物進化是一種不斷複製的工程；有趣的是，生體遺傳因子時鐘（clock）維繫著生命韻律，但身體的生理作用（non-clock function）與生體時鐘（clock）並沒有直接關係；所以，人人幾乎都可以為所欲為，只是這是要付出生命代價的，最常見的時代病如猝死、過勞死；常態性違背宇宙生命韻律，飲食與睡眠紊亂無序，身心協調作業失衡，想到要挽救時，常常為時已晚。

《黃帝內經》素問、靈樞共 162 篇，素問第一篇〈上古天真論〉，南懷瑾老師一生視如生命導航，奉為養生圭臬；靈樞最後一篇〈癰疽〉，所論幾乎都是腫瘤重病。《傷寒論》共 522 條經文，第一條經文是頭項強痛；最後一條是尸厥，刺期門、巨闕。《論語》共 499 章，第一章學而時習之，最後一章不知言，無以知人。攬觀前人所言，幾乎都是一脈相貫，從養生到重症、從頭項強痛到病狀如屍、從不斷學習、複習，到不知言之是非，何以知人之善惡？其真意如一，猶言：「一日之計在於晨，一年之計在於春，一生之計在於當下。」對人、對事、對身體都當掌握契機，把握當下！

第一寶——事緩則圓

急就章多壞事，緩氣息得延壽。人的生體作業珍貴於緩慢波（Slow wave）。胃消化食糜的蠕動波，正常速度是每 20 秒蠕動一次，就是一分鐘三次；人的心跳次數約一分鐘 70 下，呼吸次數一分鐘約 14 下，十二指腸的蠕動一分鐘約 20 下。從以上數據知道，飲食之道貴在於緩慢，慢則圓融，緩則通達；反之，只要是快速的吃，忽略咀嚼像囫圇吞棗，對胃都是傷害；心臟、肺臟、十二指腸都需經胃消化食物來供給養分，傷胃就是損本，我們常是在不知不覺中傷損健康，像被蠶食，日積月累成病。

如何緩？《傷寒論》第 1 條經文「頭項強痛而惡寒」（開始生病）、552 條「尸厥，當刺期門、巨闕」（幾乎接近死亡），從始於感冒風寒，到尸厥重症為止，從處方以桂枝湯，到施治以刺期門、巨闕，針對病程發展及診治流程，施以不同的治法，一語概之就是「循序漸進，事緩則圓」。

第二寶——少少最妙

《傷寒論》的經文中，提及不病自愈（癒）、少少與之愈，不外乎是叮嚀醫者如何掌握治療的時機，如何控制療程的長短。「欲愈」（258、304、344）、「令自愈」（327）、「少少與之愈」（307），是醫、病之間的互動，都是掌控人情、改善病情的切入點。患者覓醫求治，無外乎希望醫生處方、積極治療，《傷寒論》的處方中為數不少是一味藥、兩味藥、三味藥，都可以充當為日常養生茶或藥膳來調理。反觀三陽證，需要用針灸與多味藥者為多，其中不少病症用藥，強調對證下藥，病癒即止。

「少少、緩緩、慢慢」是《傷寒論》的典型診治之則，人習於急躁、煩躁，「少少」就是要慢，「緩緩」要更慢，「慢慢」要更加慢，從鬆弛、放下）Release），進階到放鬆、愉快（Relax）。醫聖張仲景以喝水服藥為楔子，提醒醫生與病人，事緩則圓，息緩則安，「緩」是人際相互支援、彼此支持的温情傳遞，也是醫病之間互動的原則，恰似暖和的陽光普照人心。

少少與之：
22.「欲得飲水者，少少與飲之，令胃氣和則愈。」
307.「渴欲飲水，少少與之愈。」
少少嚥之：
295.「半夏散及湯，少少嚥之。」
296.「苦酒湯，少少嚥之。」
少少温服之：（21、62、122、147、148、234、236、368）
368.「少與調胃承氣湯，少少温服之。」

第三寶——和氣最貴

人追求心平氣和，以和為貴，脈象也是要陰陽平和；《傷寒論》552 條文中，提綱挈領的就是條文 11.「寸口、關上、尺中三處，大小、浮沉、遲數同等，雖有寒熱不解者，此脈陰陽為和平，雖劇當愈。」仲景不只是教人用藥與針灸之道，更再三提示診治要講究「平和」，不宜「或」亂（霍亂）。

「少少」養心莫善於寡欲，欲而無貪，切忌「多多」益善；要「緩緩、慢慢」不要「急急、忙忙」。人的心跳平均一分鐘 70 下，呼吸次數是心跳的兩成（14 下）；胃的緩慢蠕動波又只有呼吸次數的兩成（3 下），從中不難理解，「少、緩、慢」就是人體的生態法則。

《論語・鄉黨篇》「食不厭精，膾不厭細，食不語，肉雖多不勝食氣……。」民既以食為天，人則以和為貴，胃的消化、肺的呼吸、心臟的跳動都貴在「和、緩」。

參、傷寒論精髓

基本概念

人體的生命韻律與地球自轉的韻律要和諧一致，致使韻律合拍最有效的方法是接受早晨陽光的洗禮。陽光的強度（照度）與持續日曬的時間，兩者的邊際效益越大，越能守住優質的生體韻律。清晨沐浴晨曦，可以讓生體韻律節奏前進一小時，紫外線的傷害也比中午時段低很多。

再者，褪黑激素在夜晚正常分泌，也促進生體韻律節奏前進；反之，白天睡覺讓褪黑激素在白天作業，生體韻律節奏會後退。

第三要素是飲食，其中早餐影響最大；早餐與午餐、午餐與晚餐，兩者的間隔時間都比晚餐與早餐間隔的時間來的短，有此空腹時間，生體韻律的治療效果相對大，所以決定早餐攝食的時間是很重要的；又，飲食的內容亦影響效果，溫熱的主食，與一定量的副食或種類多的副食、糖類與蛋白質一起攝取，治療生體韻律的效果較大；綠茶與咖啡等含咖啡因食物，雖也助益生體韻律，但並無法取代替身體所需要之營養素，一面吃飯一面喝咖啡或茶（除非很油膩），是不健康的。

研讀進階的步驟

初學者或臨床工作者，難免有這樣的挫折，例如有心鑽研《傷寒論》，卻有「力不從心，不得要領」之惑，甚至心生「無法靈活運用於臨床上」之憾；這都是不可避免的過程，鑽研《傷寒論》並無捷徑，唯有穩健地邁出每一步，假以時日，自能突破瓶頸，學有所成。

<table>
<tr><th>步驟</th><th colspan="2">進度</th><th>要求</th><th>時間</th><th>階段</th><th>學習態度與概念</th></tr>
<tr><td>I</td><td colspan="2">(1) 全書篇名
(2) 每一篇第一條條文
(3) 藥方名</td><td>背誦</td><td>三個月</td><td>初階：
基礎建立</td><td>內經：
藏之臟腑，每旦讀之</td></tr>
<tr><td>II</td><td colspan="2">藥方組成</td><td>背誦</td><td>三個月</td><td></td><td></td></tr>
<tr><td>III</td><td colspan="2">煮服法</td><td>熟記</td><td>三個月</td><td></td><td></td></tr>
<tr><td>IV</td><td>傷寒論條文</td><td>內容整理、歸納</td><td>熟記</td><td>終生</td><td>進階：
臨床運用</td><td>內經：
(1) 分而論之，參而合之
(2) 覽觀雜學，及于比類奇恒</td></tr>
</table>

1. 第一步驟：在這「三個月」內，每天至少花一小時誦讀，每次都從頭開始；第一步驟平均一星期即可熟背，因為是起步，須有耐性，穩健紮實，進度中的各項內容要熟到隨時可脫口而出。
2. 第二步驟：背誦藥方名與組成歌訣，偶而翻閱原文對照，以加深印象。

3. 第三步驟：煮服法要經常查閱，自然會熟記。
4. 第四步驟：最初三個月在背誦條文，除記憶、熟讀條文外，不斷複習前面三個步驟（例如前三步驟花 10 分鐘，條文花 50 分鐘）；三個月後要隨時複習，稍有不熟，立刻再重新記誦一遍。
5. 前面四個步驟切實做到，才能貫徹領悟，再整理歸納之前累積的成果，自然能融會貫通，靈活運用於臨床。
6. 科學著重理解勝於記憶，然而醫學也是臨床經驗的累積，必須理解與記憶並重，唯有熟讀、熟記之，循序漸進，才是鑽研《傷寒論》的不二法門。

經文歸納

《傷寒論》552 條經文中，關於六經的條文占了 345 條；另外 207 條中，合病、併病在 346~356、差後勞後食飲陰陽易病篇在 357~363、壞病在 364~387、溫病在 388~389、痙濕暍病在 390~408、霍亂病在 409~419、非六經病在 346~419，總共 73 條；可汗病在 420~425、不可汗病在 426~435、可吐病在 436~440、可下病在 441~451、不可下病在 452~470、汗吐下在 420~470，共 51 條文；脈法在 471~552，共 81 條。

醫者，恆則承其（醫）德，不恆則承其（自）差，中國醫學《黃帝內經》、《傷寒論》、《金匱要略》三部經典著作，其中《傷寒論》是最容易得心應手，好記憶、好理解，臨床上亦較易施用；不只是藥方，即使是診斷、針灸，相對較容易得其絕妙之處。六經病之首的 6 條經文得心應手之後，再加入 2、127、215、246、304、307 等條文，一起背誦，一段時間之後，自然會對《傷寒論》融會貫通。

六經之始

六經之始猶如早晨的陽光，春夏無厭於日光，秋與雞俱興，冬必待日光；三陽之證，其作息就仿春夏，三陰實證仿秋季，三陰虛證仿冬季，可體會到六經辯證與十二經脈、奇經八脈，甚至與四診，都是殊途同歸。

人的一生，幼、青、中、老四個年齡層，幼年者心臟強宜多汗，青年者食多量宜多吐，中年者思慮多宜多下，老年者活動少宜多和或補，汗、吐、下、和之法，乃人之養生常法，因體質、環境互有差異。在《傷寒論》552 條條文中共有 116 個藥方，其中第一篇太陽病篇以條文 3 桂枝湯領軍，第六篇厥陰病篇以條文 342 吳茱萸湯帶隊，兩方皆治頭痛，桂枝湯治頭項強痛，吳茱萸湯治嘔吐頭痛，兩方皆有生薑與紅棗，這是發揮療效的關鍵之一，生薑生於地下，紅棗長於樹上，兩者皆因土地而富含微量礦物質，諸多微量礦物質是人體不可或缺的，一旦失調常會導致頭痛。生薑一年四季都有，春天嫩薑、冬天老薑，不論是生薑或乾薑都是以春季或夏季為多；紅棗所含之微量礦物質，其質量是果實中很少見的，均衡攝取含有薑和紅棗的膳食，保健效益極佳。

特別提示六經18條文

背誦六經藥方之經文、組成，理解其藥方之變化與煮服法，是必下的功夫。其入門之道，首先是提綱 1、126、214、245、260、306 等六經之始的 6 條經文；進一步，是以六經欲解時辰來挈領其內容：

1. 少陽 217……小柴胡湯
2. 太陽 113……小青龍湯
3. 陽明 360……理中丸
4. 太陰 276……通脈四逆湯
5. 少陰 274……真武湯
6. 厥陰 289……四逆散

以上，除了理中丸及其加減藥方不在條文中，其他 5 條是入門教條；同時，這六個藥方都是臨床上便利使用的代表方；相較之下，桂枝湯、麻黃湯反而不易施展；再者，半夏瀉心湯、白虎加人參湯也都是容易發揮的藥方。再次提醒，切忌急躁以進，否則容易受挫，或半途而廢，誠屬遺憾。六經共 18 條經文，值得一生記憶，每天背誦，回味幾遍，自能得心應手。1、2、125、126、127、213、214、215、244、245、246、259、260、304、305、306、307、345 六經，每經 3 條經文，六經之始 1、126、214、245、260、306 是提綱，要熟背，日久自能活用；六經之末 125、213、244、259、305、345 用理解、比較分析，並參考對照《黃帝內經 • 素問》經脈篇之十二經脈循行與時辰，累積一段時日自能融會貫通。

六經條文與十二經脈和脈診

行有餘力，背誦十二經脈之循行路線與其是動病、所生病，更能體悟《黃帝內經》與《傷寒論》如何參照運用，其相輔相成關係有如地球公轉與自轉，是相互依循，又不背離軌道的。入門之始先背六經之首，六經之末不急於背誦，以免增加負擔，但是條文的序號要跟著背，同時將六經始末之外的其餘 6 條經文，隨之穿梭其間；一併理解、背熟太陽病有 125 條、陽明病 88 條、少陽病 31 條、太陰病 15 條、少陰病 46 條、厥陰病 40 條，這些條號數字隨著背誦，日久都會朗朗上口。

背誦六經之首，無異是深入《傷寒論》552 條經文的拆招動作，欲融會貫通六經之首就是要不斷地過招，熟能生巧，即可靈活施之於脈診，診脈是人人言之鑿鑿，如太陽之為病脈浮，少陰之為病脈微細…，基本上，診脈以 472、473、479 為要領，切忌急功好利，慢工始能出細活，建立自信，持之以恆。

不宜把診脈過度神奇化，用心診脈，「浮」就是「初持脈」就有脈動感應，「微細」就是初持脈不易找到脈動。脈是心臟跳動的表徵，從心臟生理學角度而言，脈有力就是心臟主動脈瓣工作效率佳，或說是主動脈瓣能「大而有力」的開張；反之，脈乏力就是心臟主動脈瓣乏力，只能「小而無力」的開張。正常人的主動脈瓣約 3~5 cm^2（二尖瓣約 4~6 cm^2），診脈的第一訊息，是來自主動脈瓣口徑的大小，申言之，《傷寒論》與今日的科學實證醫學是相通的。

《圖解傷寒論》之宗旨，不外乎期望研究者能識之，更能用之，如《傷寒論》中的條文 300.「少陰病下利，便膿血，可刺」、320.「傷寒脈促，手足厥逆，可灸之」，研讀《傷寒論》千萬遍的大有人在，可是臨症時要利用《傷寒論》來「可刺、可灸」的則少之又少；《圖解傷寒論》就是讓讀者除了可以善用張仲景的藥方之外，還可以參合運用其「可刺、可灸」之治則。同時，本書更秉著一本初衷，一再提示，無論是醫者或是患者，培養良好生活習慣才能遠離病痛，營造美好的生活與生命品質。

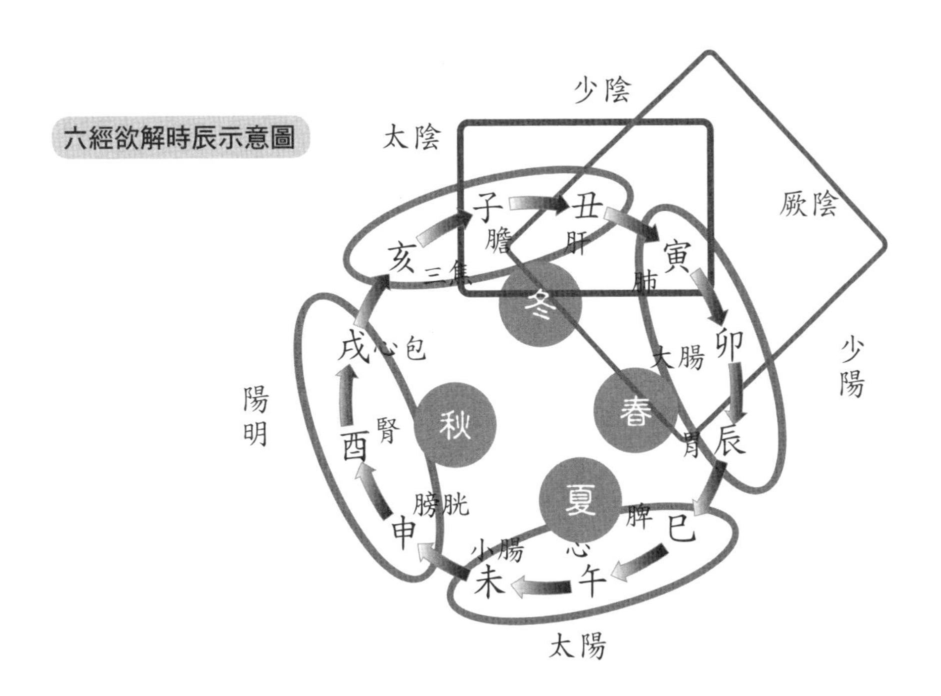

《傷寒論》六經病主要病證

病證	主要條文	條文註解
太陽病	1. 太陽之為病，脈浮，頭項強痛惡寒。	2. 發熱汗出惡風，脈緩者為中風。
陽明病	126. 陽明之為病，胃家實。	27. 傷寒三日，陽明脈大。 129. 若能食，名中風，不能食，名中寒。
少陽病	214. 少陽之為病，口苦咽乾目眩。	215. 少陽中風，兩耳無所聞，目赤，胸中滿而煩。
太陰病	245. 太陰之為病，腹滿而吐，食不下，腹腹自痛，下之，胸下結硬，自利益甚。	247. 自利不渴者，屬太陰，以其藏有寒故也。 258. 太陰中風，四肢煩痛，陽微陰濇而長者，為欲愈。
少陰病	260. 少陰之為病，脈微細但欲寐。	304. 少陰中風，脈陽微陰浮者，為欲愈。
厥陰病	306. 厥陰之為病，消渴，氣上撞心，心中疼熱，飢而不欲食，食則吐蚘，下之利不止。	307. 厥陰病，渴欲飲水者，少少與之愈。 327. 下利有微熱而渴，脈弱者，令自愈。 344. 厥陰中風，脈微浮為欲愈，不浮為未愈。

處方藥型態與病徵

處方藥的類型態樣，對不同的病狀有其針對性，「丸」具有「緩和」之效，湯有「蕩滌」之能，「膏」具「凝聚」之力，「丹」則有「錘鍊」之功，「散」則有「散布」之能，是以研讀《傷寒論》，在治病與處方之間，當有相應和的聯想，這是有跡可循的。

第1章
太陽病

ϕ太陽病（條文1~125），1.太陽之為病，脈浮，頭項強痛而惡寒。
125.太陽病欲解時，從巳至未上。（9:00am~3:00pm）

太陽病泛指非消化器官一肺臟、心臟、腎臟、膀胱等方面的疾病。太陽病的主要活動時辰是上午9點到下午3點（巳、午、未），是一天最精采的時分，身體、心理、物質各方面都一樣，也是汗、尿、屎最多的時候，尤其是汗。

「先刺風府、風池，再與桂枝湯」改善頭頸部循環障礙，再以桂枝湯加強肝門靜脈系統循環，有防治高血壓、腦心血管疾病的效果。「若欲作再經者，針足陽明，使經不傳則愈。」偏表的葛根湯證等，宜針刺風府、風池；偏裏的大承氣湯證等，則針刺足三里、上巨虛。

酒客與氣不上衝者，不可與桂枝湯，應著重於食道與胃方面的問題。「欲解外者，宜桂枝湯」、「當須解外則愈，宜枝桂湯」、「酒客不可與桂枝湯」與「其氣上衝者，可與桂枝湯。方用前法，若不上衝者，不可與之」。除非是桂枝湯證，否則平常喝粥都會溢胃酸者，不適合桂枝湯。

病人舊微溏者不可服梔子豉湯，應著重於乙狀結腸與直腸問題。「煩，按之心下濡者，為虛煩，或身熱不去，心中結痛者，未欲解，梔子豉湯」「心煩腹滿，臥起不安者，梔子厚朴湯」「病人舊微溏者，不可服梔子湯」。

發之與攻之和下之：
「身不疼，但重，乍有輕時，無少陰證者，大青龍湯發之」。
「人如狂，但少腹急結者，可攻之宜桃核承氣湯」。
「人發狂者，少腹硬滿，以太陽隨經瘀熱在裏故也，宜下之以抵當湯」。

1-1 太陽中風，脈陽浮而陰弱，桂枝湯（1~5）

1.**太陽之爲病，脈浮，頭項強痛而惡寒。**
2.太陽病，發熱，汗出，惡風，**脈緩者，名爲中風。**
3.太陽中風，陽浮而陰弱，陽浮者熱自發，陰弱者汗自出，嗇嗇惡寒，淅淅惡風，翕翕發熱，**鼻鳴乾嘔者，桂枝湯主之。**
4.太陽病，發熱汗出者，此爲榮弱衛強，故使汗出，**欲救邪風者，宜桂枝湯。**
5.病人藏無他病，時發熱，自汗出而不愈者，此衛氣不和也，**先其時發汗則愈，宜桂枝湯。**

桂枝湯救風邪、小和營衛，是最簡單的腸胃型感冒藥方，桂枝湯之所以是《傷寒論》第一方，不只因它是常用方，而且是所有藥方的標準方，五味藥中，生薑、炙甘草、紅棗歸類於食材，養護消化道黏膜，特別是胃；桂枝與芍藥屬於藥物，可激活黏膜及其相關淋巴組織。黏膜的新陳代謝狀況影響疾病的痊癒快慢，喝桂枝湯一升後再喝一升多的熱稀粥，就是要讓藥與粥透過胃的肝門脈循環來補充營養，均衡營養分佈；它的禁忌：生冷、黏滑、肉麵、五辛、酒酪、臭惡等物，目的即是讓胃腸能充分放鬆，保持良好的吸收狀態，也讓藥效發揮到最理想。

桂枝湯搭配啜熱稀粥、十棗湯搭配糜粥自養、三物白散搭配熱粥與冷粥，都是透過胃擁有機械性與化學性消化機能，食物進入胃幾分鐘之後，會出現安靜細小的混合波（Mixing waves）蠕動運動，進而引起全胃蠕動讓食物柔軟化，加上胃液的攪拌，成了糜粥的湯狀液體；賁門方面幾乎沒有混合波，主要在維持食物進入胃來消化，胃體開始產生激烈的混合波，到達幽門時，混合波也到達最高峰。通常幽門括約肌幾乎形成閉鎖狀態，食物到達幽門時混合波只能將3毫升的糜粥送到幽門括約肌押入十二指腸，這種胃排出（Gastric empting）現象，多餘的糜粥再回到胃體部，再度的混合，之後再一點一滴（3毫升的糜粥）押入十二指腸。這樣內容物的前後運動，讓胃完全地將糜粥混合完成，食物如未跟胃液混合，約一小時後將囤積在胃底，再透過唾液　繼續消化；然而，透過攪拌作用將糜粥與酸性的胃酸混合，唾液酶不久將失去活性，脂肪就要靠舌脂肪酶來分解了。

小博士解說

《論語》15,900字，一言以蔽之「齋」而已矣。「齋」基本上就是齋戒飲食禁忌，生活起居作息都要清淡緩和，藥方中的桂枝湯提及的飲食禁忌與烏梅丸的禁忌是不同的，烏梅丸禁生冷、黏滑、臭惡等物，不忌肉麵、五辛、酒酪，甚至需要加些「五辛」，特別是蔥、韭、薑等，一般五辛指蔥、蒜、韭、蕎（小蒜）、洋蔥等物。

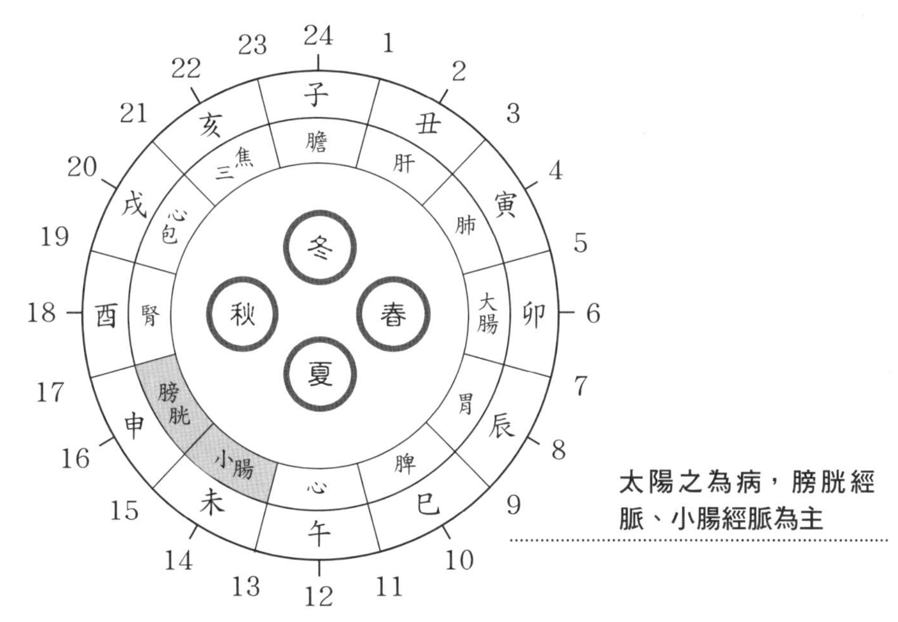

太陽之為病，膀胱經脈、小腸經脈為主

飲桂枝湯的重要步驟及要領

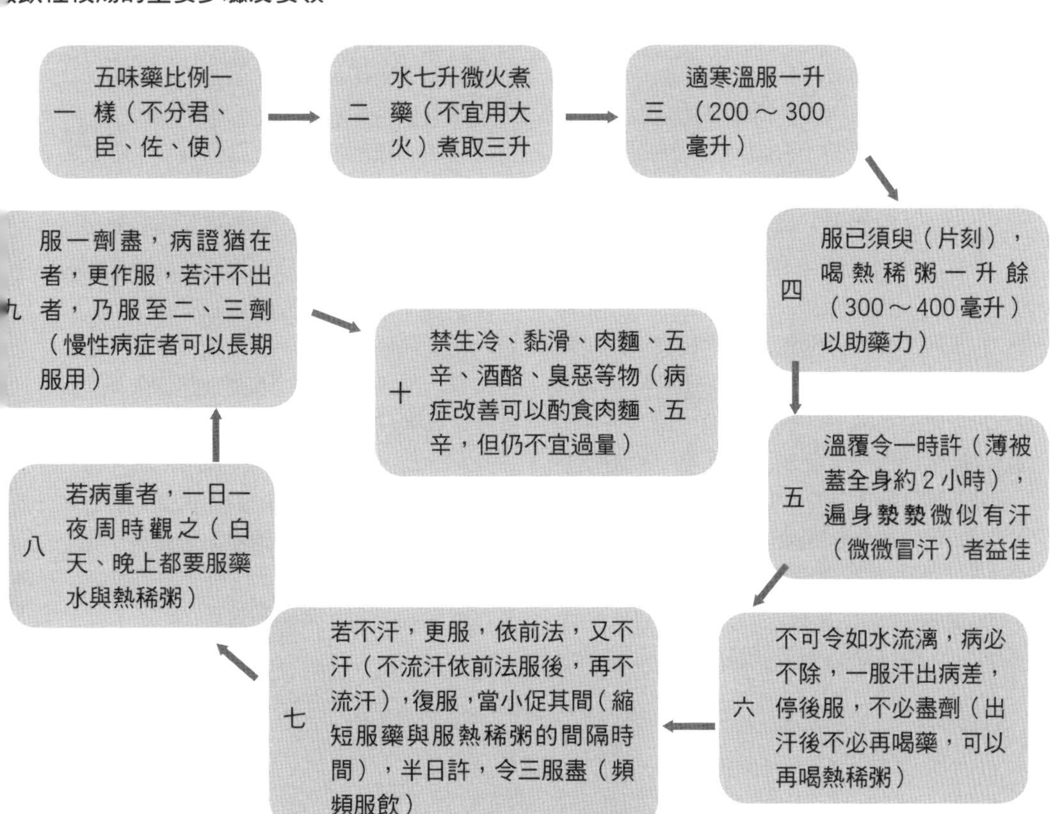

1-2 反煩不解，先刺風池、風府，卻與桂枝湯（6~7）

6.病常自汗出者，此爲榮氣和。榮氣和者外不諧，以衛氣不共榮氣諧和故爾。以榮行脈中，衛行脈外，**復發其汗，榮衛和則愈，宜桂枝湯**。

7.太陽病，初服桂枝湯，反煩不解者，**先刺風池、風府，卻與桂枝湯則愈**。

條文4、5、7、414均與桂枝湯相關，相互比較之後，可以了解桂枝湯具和營（動脈）、衛（靜脈、淋巴），能養護黏膜相關淋巴組織（MALT，Mucosa Associated Lymphoid Tissue）的效果：黏膜相關淋巴組織吸收是否良好，關係藥效能否發揮；因此，配合桂枝湯服法有相對必要條件。服用桂枝湯如果配合前揭十個步驟，效果彰顯，否則，不見效果，還可能惡化。

4.「欲救邪風者，桂枝湯。」

414.「身痛不休者，當消息和解其外，宜桂枝湯小和之。」

5.「先其時發汗則愈」，桂枝湯被腸胃吸收後，激活交感神經，讓身體發汗。

7.「反煩不解者，先刺風池、風府，卻與桂枝湯則愈。」刺風池、風府，改善椎靜脈與頸外靜脈的循環，間接助益胃腸肝門脈循環，讓桂枝湯可以充分地發揮藥效，所以桂枝湯救風邪與小和榮（榮氣，亦即營氣；是心臟的左心室輸送血液到全身）、衛（衛氣，是肝臟將肝門靜脈循環系統收集來的營養，透過肝靜脈與下腔靜脈及回流心臟的其他所有靜脈血與淋巴液）的前提下，加上先其時發汗與刺風池、風府，就是要精確的對症下藥。

「先刺風府、風池，再與桂枝湯。」是經典治則，舉一反三，用之巧妙無比，《內經素問－三部九候論》「瞳子高者，太陽不足」，指瞳孔上飄或兩眼無神，可以「先刺風府、風池」再與湯方；臨床上，埋針風府、風池穴以調節椎靜脈、椎動脈與腦心血管的循環。

「鎖骨下動脈盜血症候群」是椎動脈上行後腦出現大腦後交通動脈不良，可能是腦部血管有部分栓塞、頭顱部分結構異常、頸椎或椎動脈有病變，影響椎動脈上行，同側的風池、天柱穴區肉質會較僵硬或腫脹，當椎動脈的動脈血無法上行，會下行往鎖骨下動脈，到肱動脈，再到橈動脈，因此，臨床上脈診，出現寸口橈動脈一時過強，有可能是這類血管循環的問題。初期可能左側頭部或頸部不舒服，日久就會出現頭暈、步行障礙、運動失調，很多人就因爲這些現象前往就醫，此時，「先刺風府、風池，再與桂枝湯」，可以改善初期的頭頸部循環障礙，再施以桂枝湯，加強肝門靜脈系統循環，避免病化嚴重。治療「太陽之爲病」之外，亦有防治高血壓、腦心血管疾病的效果。

風府、風池的位置與診治效果

穴名	所屬經脈	位置	治療要領	相關結構	治療效果
風府	督脈	枕骨與第一頸骨中間點，按得穴位會牽引至耳中	壓按或針風府，選擇比較塌陷或腫脹處施治	大腦後交通動脈、海綿靜脈竇	1. 治腦心血管及腦脊髓液循環不良、口齒不清、視力不良 2. 改善思考、判斷能力
風池	膀胱	枕骨與第一頸骨正中間，風府穴左右旁開三寸處	壓按或針風池，選擇比較塌陷或腫脹處施治	上矢狀靜脈竇 下矢狀靜脈竇	1. 感冒風寒、心驚膽跳、側頭部及後項僵硬不舒服 2. 改善呼吸、調節情緒

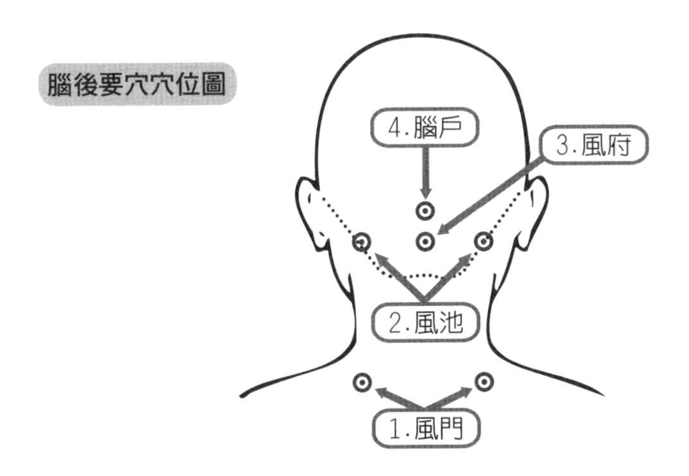

+ 知識補充站

《內經・靈樞・邪客篇》解釋「榮行脈中，衛行脈外」以「五穀入於胃也，其糟粕津液宗氣，分為三隧，故宗氣積於胸中，出於喉嚨，以貫心脈，而行呼吸焉。營氣者，泌其津液，注之於脈，化以為血，以榮四末，內注五藏六府，以應刻數焉。衛氣者，出其悍氣之慓疾，而先行於四末分肉皮膚之間，而不休者也，晝日行於陽，夜行於陰」。

《內經・靈樞・五邪篇》「邪在肝，則兩脇中痛，寒中，惡血在內，行善掣節，時腳腫，取之行間，以引脇下，補三里以溫胃中，取血脈以散惡血，取耳間青脈，以去其掣」。

1-3 欲解與陰得陽則解（8~13）

參考1-21、3-3、3-15

8.欲自解者，必當先煩，乃有汗而解。何以知之？脈浮，故知汗出解也。

9.病六、七日，**手足三部脈皆至，大煩，而口噤不能言，其人躁擾者，必欲解也**。

10.若脈和，其人大煩，目重瞼，內際黃者，此欲解也。

11.問曰：脈病欲知愈未愈者，何以別之？答曰：寸口、關上、尺中三處，大小、浮沉、遲數同等，雖有寒熱不解者，**此脈陰陽爲和平，雖劇當愈**。

12.病有發熱惡寒者，發於陽也；無熱惡寒者，發於陰也，發於陽者，七日愈；發於陰者，六日愈；以陽數七，陰數六故也。

13.問曰：凡病欲知何時得，何時愈？答曰：假令夜半得病者，明日日中愈，日中得病者，夜半愈。何以言之？日中得病，夜半愈者，以陽得陰則解也；夜半得病，明日日中愈者，以陰得陽則解也。

《內經－三部九候論》：「人有三部，部有三候，以決死生，以處百病，以調虛實，而除邪疾。三部九候必先度其形之肥瘦，以調其氣之虛實，實則瀉之，虛則補之。必先去其血脈，而後調之，無問其病，以平爲期。」頭部的顏面動脈爲上部，手部的肱動脈爲中部，足部的股動脈爲下部，三部運輸分散到所屬的部位，三部中各有三部合之爲九候。九個部位的脈動「皆至」、「脈陰陽爲和平，雖劇當愈」，此二條條文就是要告知學者基本的診脈觀念。

「九候之脈，皆沉細懸絕者爲陰，主冬，故以夜半死。盛躁喘數者爲陽，主夏，故以日中死。是故寒熱病者，以平旦死。熱中及熱病者，以日中死。病風者，以日夕死。病水者，以夜半死。其脈乍疏乍數乍遲乍疾者，日乘四季死。」

「日中得病，夜半愈者，以陽得陰則解也；夜半得病，明日日中愈者，以陰得陽則解」，時下我們還是有「守夜」的習慣，一如「夜半鐘聲到客船」，聖誕夜、除夕夜午夜時分是很浪漫的；但對重病者而言，在半夜其腦下垂體前葉分泌的生長激素與褪黑激素等無法正常運作，如果夜半不眠將造成體更虛、氣更弱；半夜過後再過雞鳴時分，腦下垂體前葉分泌的副腎皮質荷爾蒙素可以開始增加分泌的話，漸漸地就會恢復健康。

小博士解說

條文13.「夜半得病者，明日日中愈，日中得病者，夜半愈，以陰得陽則解也。」與《內經・素問・藏氣法時論》接軌。

1. 十二時辰的第一個時辰為子時「夜半」，夜11時至凌晨1時。張繼《楓橋夜泊》：「姑蘇城外寒山寺，夜半鐘聲到客船。」
2. 十二時辰中的第二個時辰為丑時「雞鳴」，夜半過後的1時~3時。《詩經、風雨》：「風雨如晦，雞鳴不已。」
3. 十二時辰中的第七個時辰為午時「日中」，即11時~13時。《易、系辭下》：「日中為市，致天下之民，聚天下之貨，交易而退，各得其所。」

《內經．素問．藏氣法時論》

五臟	病況	五臟欲	治療要領
肝	平旦（上午）慧，下晡（傍晚）甚，夜半（半夜）靜	欲散	急食辛以散之，用辛補之，酸瀉之
心	日中（中午）慧，夜半（半夜）甚，平旦（上午）靜	欲耎	急食鹹以耎之，用鹹補之，甘瀉之
脾	日昳（下午，以未時為主）慧，日出（清晨）甚，下晡（傍晚）靜	欲緩	急食甘以緩之，用甘補之，苦瀉之
肺	下晡（傍晚）慧，日中（中午）甚，夜半（半夜）靜	欲收	急食酸以收之，用酸補之，辛瀉之
腎	夜半（半夜）慧，四季（辰、戌、丑、未四個時辰）甚，下晡（傍晚）靜	欲堅	急食苦以堅之，用苦補之，鹹瀉之

十二時辰的通俗名稱與十二經脈關係

時辰	時間	通俗名稱	十二經脈	欲解時辰
子時	23:00~1:00	半夜	肺經脈	太陰
丑時	1:00~3:00	雞鳴	大腸經脈	
寅時	3:00~5:00	平旦	胃經脈	少陽
卯時	5:00~7:00	日出	脾經脈	
辰時	7:00~9:00	食時	心經脈	
巳時	9:00~11:00	隅中	小腸經脈	太陽
午時	11:00~13:00	日中	膀胱經脈	
未時	13:00~15:00	日昳	腎經脈	
申時	15:00~17:00	晡時	心包經脈	陽明
酉時	17:00~19:00	日入	三焦經脈	
戌時	19:00~21:00	黃昏	膽經脈	
亥時	21:00~23:00	人定	肝經脈	太陰

註：少陰與厥陰欲解時辰橫跨在 23:00~5:00 的時段，沒有個別的欲解時辰。

1-4 針足陽明，使經不傳則愈（14~15）

14.太陽病，頭痛至七日已上自愈者，以行其經盡故也。若欲作再經者，**鍼足陽明**，使經不傳則愈。

15.風家表解而不了了者，十二日愈。

「針足陽明，使經不傳則愈」也是經典治則。學理上，「先刺風府、風池，再與桂枝湯」是用於服湯方之前，「針足陽明，使經不傳則愈」則是用於服湯方之後，這是前者行其滯，後者補其虛的觀念。臨床上，可以兩者一起針刺，也可以先刺前者，起針之後再針後者；病症嚴重者，可以先瀉足陽明，再補足厥陰，例如：慢性胃腸潰瘍，可服用半夏瀉心湯、黃連湯、小建中湯、小柴胡湯、柴胡桂枝湯、大柴胡湯等，先刺足三里3~5針，瀉之20~30分鐘，再補行間、太衝3針左右。觀念上，記得《內經靈樞－論疾診尺篇》「審其尺之緩急小大滑濇，肉之堅脆，而病形定矣」及「耳間青脈起者掣痛」；「尺」不只是前臂之尺膚，放之全身皆準確，診法一樣。

針砭腳部穴道，可以在極短時間內促進腳部靜脈循環，**立即改善胸腔與頭面疾病**。腳趾末端與腳趾背側靜脈延伸成爲腳背側靜脈，再與來自腳底之趾靜脈合流，形成兩腳背靜脈弓與腳背靜脈網。腳背側靜脈弓與靜脈網內側部的血流，集流成腳內側邊緣靜脈（腎經脈爲主），即形成**大隱靜脈**；足厥陰經脈的行間、太衝穴與足少陰經脈的太溪、照海穴都在大隱靜脈循環區域內。

腳背側靜脈弓與靜脈網外側部血液，在外側邊緣（膀胱經脈爲主）則形成**小隱靜脈**。足太陽經脈的承山、委中穴，足陽明經脈的足三里、上巨虛穴，膽經脈的外丘、光明穴都在小隱靜脈循環區內，從大隱靜脈與小隱靜脈延伸成深層的血液迂迴路，流入腹股溝與腹股溝淋巴結合區合流。

小腿外側上半部浮現青筋，多消化功能失調或消化器官有疾病，**小腿上半段是胃經脈的穴道，多屬胃的問題（足三里、上巨虛、下巨虛、條口、豐隆），小腿外側下半部有靜脈曲張，多屬消化附屬器官的問題，下半段是膽經脈的穴道，多屬膽的問題（光明、懸鍾、外丘、陽交）**。

小博士解說

青筋血絡浮現是病症的表徵，「必先去其血脈而後調之，無問其病，以平為期。」診治疾病之後，再度脈診與望診檢視其復原狀況，治療前的脈象會隨治療效果改善。

太陽穴區域青筋靜脈多者，多情緒不穩、緊張兮兮；相對的，關脈或緊、或弦、或弱小無力，多有消化不良現象；如果足三里穴區又浮現青筋、靜脈曲張，可針刺此穴區的青筋靜脈，以及依症服藥，都具保健肝膽、腸胃良效，脈象與病症會大大改善。

胃經脈腹部及腳部診治要穴

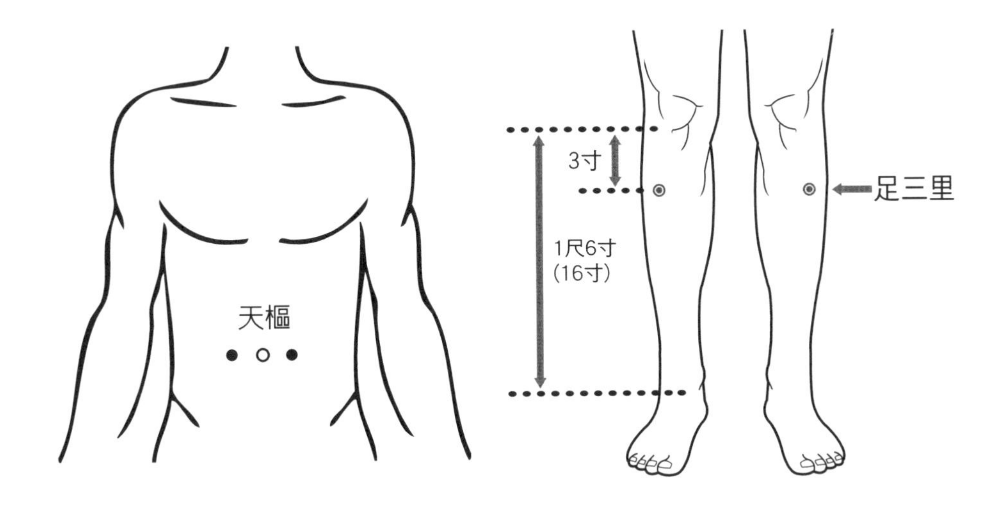

腹診與腳部診治的虛實辯證

腹診診治	腳部診治	辯證虛實	代表湯方
右天樞	右側足三里	虛證	小建中湯
	左側足三里	虛證多、實證少	半夏瀉心湯
左天樞	左側足三里	實證	小承氣湯
	右側足三里	實證多、虛證少	大黃黃連瀉心湯

+ 知識補充站

胃經脈足三里、上巨虛、下巨虛等穴區，右側較塌陷或腫脹，多虛症，宜針灸、按摩同側足三里等穴區，配合服用小建中湯、半夏瀉心湯、黃連湯、小柴胡湯等。反之，左側反應較不良或痛感強烈，多實症，宜針灸、按摩左側足三里等穴區，配合服用大黃黃連瀉心湯、小承氣湯、大柴胡湯、小陷胸湯。臨床上，如無法辨識左、右側足三里穴區的塌陷或腫脹，可以增加腹診左、右天樞，以助辯證。

1-5 不可與桂枝湯（16~18）

16.桂枝本爲解肌，若其人**脈浮緊、發熱、汗不出者，不可與也**。常須識此，勿令誤也。（此條文所敘症狀是爲麻黃湯證，非桂枝湯證。）

17.若酒客病，不可與桂枝湯，得之則嘔，以**酒客不喜甘故也**。（酒後的胃腸偏熱性，不必暖胃益腸、養護黏膜相關淋巴組織。）

18.凡服桂枝湯吐者，**其後必吐膿血也**。（胃腸的黏膜相關淋巴組織並不需要養護，因消化道功能已產生一定程度之障礙，甚至有治療輕度發炎之必要。）

「不可與桂枝湯」，最主要是服藥後不要配合啜熱稀粥，因爲胃腸無法接受熱稀粥的治療，甚至熱稀粥會致使病症惡化。除非是桂枝湯證，否則平常喝粥都會溢胃酸者，何況是「不可與桂枝湯」的病症，熱稀粥會促使胃酸更加分泌或破壞胃腸的生體作業。桂枝湯之所以服後要啜熱稀粥，主要在暖胃益腸、養護黏膜相關淋巴組織；相形之下，麻黃湯對呼吸道方面的黏膜相關淋巴組織較有助益，但在養護胃腸方面就不如桂枝湯；是以，只要與桂枝湯一樣覆取令微似汗，服用後無需再啜熱稀粥。

服用桂枝湯後，要喝比藥湯份量更多的熱稀粥，再覆取令微似汗，「溫覆令一時（2小時）多」致「遍身　微似有汗」，但不可令「如水淋漓」；熱稀粥的熱度溫暖胃腸與體軀，稀粥則易於吸收，不致造成胃腸負擔。熱稀粥太早喝，會比藥水更早進入十二指腸，藥效會打折扣；喝藥後稍待片刻，胃的蠕動開始加速，先接受藥水後，再接受熱稀粥，胃腸將受桂枝湯的五味雜陳（少了鹹味）（的刺激，胃黏膜會因而甦醒。

桂枝湯證是胃腸蠕動遲緩、消化吸收不良，而引起其他若有若無的病狀，如條文5.「病人藏（臟）無他病，時（常）發熱自汗出而不愈」、6.「病常自汗出」與4.「發熱汗出」；從以上條文可歸納出，桂枝湯不是感冒藥，是養胃腸（榮衛）的第一方。素來胃腸虛弱的人，多有3.「嗇嗇惡寒，淅淅惡風，翕翕發熱」而「鼻鳴」（如慢性鼻竇炎）、「乾嘔」（如慢性胃腸炎）等症狀；因此，即使是科學中藥，服用桂枝湯還是要配合注意事項，尤其是飲食禁忌。只要有以上症狀，依輕重在24~72小時內配合；消化道中，唯一24~72小時蠕動一次的就是大腸，最少在24小時內禁食生冷、黏滑、肉麵、五辛、酒酪、臭惡等物，嚴重者則要72小時，讓整個消化道淨空之後，才可再恢復一般正常飲食。

小博士解說

《傷寒論》中共有10方要配合喝熱稀粥，若病重者一日一夜服，正常服法是一服汗出病痊癒後停服，嚴重不汗出才「小促期間」，半日許令三服盡，即半天內喝完三升（600~900毫升）藥水，再加熱稀粥四~五升（800~1500毫升），半天的時間，大量的溫熱水分促進整體消化道生體運作，以養護黏膜相關淋巴組織，進而改善症狀。

要配合喝熱稀粥與溫覆之湯方（湯方服後啜熱稀粥與溫覆取微似汗）

湯方	條文	臨症症狀
桂枝湯	3	嗇嗇惡寒，淅淅惡風，翕翕發熱，鼻鳴乾
桂枝加附子湯	19	汗漏不止，惡風小便難，四肢微急難以屈伸
桂枝去芍藥湯	36	脈促，胸滿
桂枝去芍藥加附子湯	36	脈促，胸滿微惡寒
桂枝加厚朴杏仁湯	37	微喘，喘家(輕症或重症，初起皆有效)
桂枝新加湯	64	身疼痛，脈沉遲
桂枝去桂加茯苓白朮湯	75	頭項強痛，心下滿微痛，翕翕發熱，無汗，小便不利
桂枝加芍藥湯	255	腹滿時痛
桂枝加桂湯	379	必發奔豚，氣從少腹上衝心
桂枝加葛根湯	395	項背強几几，汗出惡風(394.項背強几几)

+ 知識補充站

《傷寒論》中共有10方要配合「服後啜熱稀粥與溫覆取微似汗」的步驟，主要是為強化肝門靜脈系統循環與肝臟生體作業，這兩個步驟十分重要，不但可以改善病況，同時調整不良生活習慣；例如，長期服用阿斯匹林的人，如果不搭配腸胃藥，有可能因阿斯匹林擴張血管的作用，而傷及黏膜相關淋巴組織，嚴重者甚至出血、便血或吐血，不可不提防。

1-6 發汗，遂漏不止（19~28）

19.太陽病，發汗，遂漏不止，其人惡風，小便難，**四肢微急，難以屈伸者，桂枝加附子湯主之。**

20.服桂枝湯，**大汗出後，大煩渴不解，脈洪大者，白虎加人參湯**主之。

21.太陽病，三日，**發汗不解，蒸蒸發熱者，屬胃也，調胃承氣湯**主之。

22.太陽病，發汗後，大汗出，胃中乾，煩躁不得眠，**欲得飲水者，少少與飲之，令胃氣和則愈**。若脈浮，小便不利，**微熱消渴者，五苓散**主之。

23.中風發熱，六、七日不解而煩，有表裏證，渴欲飲水，水入則吐者，名曰水逆，五苓散主之。

24.太陽病，**小便利者，以飲水多，必心下悸；小便少者，必苦裏急**也。

25.**發汗後，飲水多必喘**，以水灌之亦喘。

26.發汗後，不可更行桂枝湯。**汗出而喘**，無大熱者，可與**麻黃杏仁甘草石膏湯**。

27.下後，不可更行桂枝湯。若**汗出而喘**，無大熱者，可與**麻黃杏仁甘草石膏湯**。

28.太陽中風，下利嘔逆，表解者，乃可攻之，其人　汗出，發作有時，**頭痛，心下痞鞕滿，引脅下痛**，乾嘔，短氣，汗出不惡寒者，此表解裏未和也，**十棗湯**主之。

條文22.「欲得飲水者，少少與飲之，令胃氣和則愈」、307.「渴欲飲水，少少與之愈」、295.「半夏散及湯」與296.苦酒湯之服法「少少嚥之」，都是大益黏膜相關淋巴組織，也助益唾液腺及其他消化腺體的分泌。「食不厭精」最養益生體運作，口苦就是飲食習慣或睡眠品質出了問題，根本之道要改善生活習慣，《傷寒論》藥方都有防治慢性生活習慣病的功效。

209.陽明病，但頭眩不惡寒，故能食而欬，其人咽必痛；若不欬者，咽不痛。頭（目）眩與咽痛（乾）同見於陽明病之「胃家實」。

206.陽明中風，脈弦、浮大而短氣，腹部滿，脇下及心痛，久按之氣不通，鼻乾，不得汗，嗜臥，一身及目悉黃，小便難，有潮熱，時時噦，耳前後腫，刺之小差。外不解，病過十日，脈續浮者，與小柴胡湯。（小柴胡湯見於太陽病之「脈浮」。）

小博士解說

條文28.十棗湯煮服法「芫花、甘遂、大戟、大棗，各別搗為散。用水300毫升，先煮大棗肥者十枚，取160毫升，去滓，納藥末，強人每服1克，羸人0.5克，溫服之，平旦服。若下少病不除者，明日更服，加半錢，得快下利後，糜粥自養。」

條文28.十棗湯糜粥自養、4.桂枝湯啜熱稀粥、45.三物白散服之不下利，進熱粥一盃，利過不止進冷粥一盃，此三方與粥的搭配，是《傷寒論》的精髓之一。

現代人對粥越來越陌生，從熱稀粥而糜粥到熱粥與冷粥，看來都是粥，是稀與稠、熱與冷之別；中藥組成中也有多數歸類為食物，可是一如《本草備要》所言，「甘草」通行十二經，解百藥毒，但「中滿證忌之」，如腎臟功能不良者最忌諱長期大量服用甘草，《傷寒論》96.甘草瀉心湯治痞滿，以炙甘草為君，97.生薑瀉心湯也治痞滿，但以炙甘草為臣；總而言之，用方與粥之搭配，是仲景費盡苦思，學者不可不銘記於心。

桂枝湯 / 桂枝加附子湯 / 四逆加人參湯之辯證

條文	湯方	組成	主要症狀辯證
3	桂枝湯	桂枝、炙甘草、生薑、紅棗、芍藥	身痛不休
19	桂枝加附子湯	桂枝、炙甘草、生薑、紅棗、附子、芍藥	四肢微急，難以屈伸
36	桂枝去芍藥加附子湯	桂枝、炙甘草、生薑、紅棗、附子	脈促，胸滿，微惡寒
404	桂枝附子湯	桂枝、炙甘草、生薑、紅棗、附子	身體疼煩，不能自轉側
404	白朮附子湯	白朮、炙甘草、生薑、紅棗、附子	身體疼煩，不能自轉側，大便硬
405	甘草附子湯	白朮、炙甘草、桂枝、附子	骨節疼煩，掣痛不得屈伸，近之則痛劇
418	四逆加人參湯	炙甘草、乾薑、附子、人參	四肢拘急，手足厥冷，脈微而後

+ 知識補充站

條文404.桂枝附子湯，「初服覺身痺，半日許再服，三服都盡，其人如冒狀」，所有的附子湯方，即使是炙過的炮附子，都含有微量的烏頭鹼，有強化心臟功能與止痛效果。

《傷寒論》應用最珍貴的是「服藥後」的注意事項，從現代醫學角度觀之，116個湯方幾乎都是食療藥方，對急性發炎、癌症、必要手術之症是不足的，但在不少疾病病發之前，與手術及消炎之後「防範」預後惡化，以及「治療」慢性疾病，效果近乎神奇；如何認知與選用，從「服藥」注意事項著手更有卓效。

1-7 外證未解，不可下也，下之為逆（29~38）

29.太陽病，外證未解，不可下也，下之爲逆。**欲解外者，宜桂枝湯**。

30.太陽病，先發汗不解，而復下之，脈浮者不愈，浮爲在外，而反下之，故令不愈。今脈浮，故知在外，**當須解外則愈，宜枝桂湯**。

31.**本發汗而復下之，此爲逆也**。若先發汗，治不爲逆。本先下之，而反汗之爲逆；若先下之，治不爲逆。

32.太陽病，下之，其脈促，不結胸者，此爲欲解也。**脈浮者必結胸，脈緊者必咽痛，脈弦者必兩脅拘急，脈細數者頭痛未止，脈沉緊者必欲嘔，脈沉滑者協熱利，脈浮滑者必下血**。

33.太陽病，二、三日，不能臥，但欲起，心下必結，脈微弱者，此本有寒分也。反下之，若**利止，必作結胸；未止者**，四日復下之，此作**協熱利**也。

34.太陽病，外證未除，而數下之，遂協熱而利，利下不止，心下痞鞕，**表裏不解者，桂枝人參湯**主之。

35.太陽病，桂枝證，醫反下之，利遂不止，脈促者，表未解也。**喘而汗出者，葛根黃芩黃連湯**主之。

36.太陽病，下之後，**脈促胸滿者，桂枝去芍藥湯**主之。若**微惡寒者，去芍藥方中加附子湯**主之。

37.太陽病下之，**微喘者，表未解故也，桂枝加厚朴杏仁湯**主之。**喘家作，桂枝湯加厚朴、杏仁佳**。

38.太陽病，下之後，其**氣上衝者，可與桂枝湯**。方用前法，若**不上衝者，不可與之**。

《傷寒論》應用常被忽略的是「禁食生冷、黏滑、肉麵、五辛、酒酪、臭惡等物」，然而，此飲食禁忌對黏膜下相關淋巴組織功能狀況之影響至鉅，若能遵循禁忌，恢復期相對縮短；恢復一到三天後，即可回歸正常食飲。飲食受視覺、嗅覺、味覺，甚至聽覺影響。嗅覺受十二對腦神經的第一對腦神經控制，由下視丘與腦下垂體完全操控，桂枝湯證族群與麻黃湯證族群，其治療即針對胃腸較弱，無法正常運作，導致自律神經輕度失調者，是以特別要配合禁忌，才能發揮療效，也促使消化道即早恢復正常。

因此，桂枝湯證族群幾乎都與桂枝湯服法一樣，桂枝湯加芍藥、桂枝湯加附子，需喝大量熱稀粥，仰臥覆取令微似汗，再配合禁忌，不因芍藥性微寒，附子性大熱而改變；麻黃湯證族群加大青龍湯、葛根湯、葛根加半夏湯等，則不必喝大量熱稀粥；同樣地，大病瘥後服枳實梔子豉湯也類似麻黃湯證族，要覆取令微似汗，最重要的是要仰臥覆薄被一時（2~3 小時），讓養護肝臟與肝門靜脈循環的效果更顯著；至於大病初癒的人，即使不喝枳實梔子豉湯也需要「覆取令微似汗」，療效更佳。

桂枝人參湯 / 葛根黃芩黃連湯的比較

湯方	組成	煮服法
桂枝人參湯	桂枝、甘草炙、白朮、人參、乾薑	以水九升，先煮四味，取五升；內桂，更煮取三升，去滓，溫服一升，日再，夜一服。
葛根黃芩黃連湯	葛根、黃芩、黃連、甘草	以水 800 毫升，先煮葛根，減至 600 毫升，納入諸藥，煮取 200 毫升，去滓，分溫再服。

桂枝湯 / 葛根黃芩黃連湯 / 桂枝加厚朴杏仁湯等的症狀比較

湯方	下之後症狀	重點辯證
枝桂湯	（1）脈浮者不愈、（2）氣上衝者	呼吸不順
桂枝人參湯	心下痞鞕	腹部不舒服
葛根黃芩黃連湯	脈促	呼吸不順，腹部不舒服
桂枝去芍藥湯	脈促，胸滿	呼吸不順，腹部不舒服
桂枝加厚朴杏仁湯	微惡寒	呼吸不順，腹部不舒服
桂枝去芍藥加附子湯	（1）微喘、（2）喘家作	呼吸不順

+ 知識補充站

《傷寒論》不全然因服用下藥而下之，即使不是大黃類的藥方，只要對症，都具「下之」效果；孩童感冒發燒、咳嗽、便秘，服小青龍湯對症者，就可能出現下利現象；真武湯、五苓散皆有利小便，但如沒對症下藥則可能造成便秘，因此，條文307.厥陰病，渴欲飲水者，少少與之愈。22.大汗出，胃中乾，煩躁不得眠，欲得飲水者，少少與飲之，令胃氣和則愈。「少少與之愈」就是口渴了不要大口喝水，少少含嚥之，最益口腔唾液分泌。至於桂枝甘草湯、乾薑附子湯的頓服，則是針對食道括約肌乏力或滯礙之症。

1-8 胸有寒與熱入因作結胸（39~47）

39.病如桂枝證，頭不痛，項不強，**寸脈微浮**，胸中痞鞕，氣上衝咽喉不得息者，此爲**胸有寒**也，當吐之，宜**瓜蒂散**。

40.**病發於陽**而反下之，**熱入因作結胸**。**病發於陰**而反下之，**因作痞**。所以成結胸者，以下之太早故也。

41.太陽病，**脈浮而動數**，浮則爲風，數則爲熱，動則爲痛，數則爲虛，頭痛發熱，微盜汗出，而反惡寒者，表未解也。醫反下之，動數變遲，膈內巨痛，**胃中空虛**，客氣動膈，短氣躁煩，**心中懊憹**，陽氣內陷，**心下因鞕**，則爲結胸，**大陷胸湯**主之。**若不結胸**，但頭汗出，餘處無汗，劑頸而還，小便不利，**身必發黃**。

42.太陽病，重發汗而復下之，不大便五、六日，舌上燥而渴，日晡所，小有潮熱，從**心下至少腹**，**鞕滿而痛**，**不可近者**，**大陷胸湯**主之。

43.小結胸，**病正在心下**，**按之則痛**，**脈浮滑者**，**小陷胸湯**主之。

44.傷寒六、七日，**結胸熱實**，**脈沉而緊**，**心下痛**，**按之石鞕者**，**大陷胸湯**主之。

45.**寒實結胸**，**無熱證者**，**與三物小陷胸湯**、**白散**亦可服。

46.傷寒十餘日，**熱結在裏**，復往來寒熱者，與**大柴胡湯**。但結胸無大熱者，此爲**水結在胸脅**也，但頭微汗出者，大陷胸湯主之。

47.**結胸者**，**項亦強如柔痙狀**，下之則和，宜**大陷胸丸**。

「**大陷胸丸**」是用杏仁的油脂與大黃、芒硝、葶藶子一起做如彈丸，分別搗甘遂末一錢、蜂蜜二合，水二升煮取一升，睡前**連藥渣溫熱頓服之**，很快地全部入胃，睡覺時助益腸道蠕動，一宿乃下，忌食生冷、黏滑、肉麵、五辛、酒腥、臭惡等物，讓胃腸通暢。

大陷胸湯比大陷胸丸重用芒硝，大陷胸湯是「溫服一升，得快利止後服」，主要是白天服用，大陷胸丸是「藥加蜂蜜與水煮取一升，溫熱頓服之，一宿乃下」，主要是睡前服用。

現代科學中藥的大陷胸湯、大陷胸丸都不太可能「得快利止後服」、「一宿乃下」，因爲所含的藥物劑量比原方比例少很多，但對調節腦部壓力與整頓消化道功能是值得肯定的。

大陷胸丸針對有「項強」的症狀，多屬延腦方面問題；大陷胸湯、小陷胸湯與大陷胸丸都治療「結胸」——胸悶或胸痛等症狀；小陷胸湯侷限於食道與胃，及腦神經等功能問題，大陷胸湯則擴及迷走神經，含括整個消化道的運作，但仍是侷限在胸　下與心下的器官。

小博士解說

大陷胸湯、大陷胸丸都要掌握「得快利，止後服」，及「如不下，更服」的機制；是以，大陷胸湯以「急症與大病」為多；療程較長如初期高血壓、糖尿病者頸項不舒服，則白天醒來服用葛根湯、桂枝加葛根湯、栝蔞桂枝湯，以活絡全身脈管；晚上則宜服大承氣湯或大陷胸湯，以疏通腸道血脈瘀滯。

大陷胸丸 / 大陷胸湯 / 小陷胸湯比較

湯方	組成	煮服法	主治症狀
大陷胸丸	大黃、葶藶子、芒硝、杏仁、甘遂、蜂蜜	合研，以杏仁之脂來做藥丸，取如彈丸一枚。別擣甘遂末一錢、加蜂蜜二合，煮服。溫頓服之，一宿乃下。	47.結胸者，項亦強如柔痙狀，下之則和
大陷胸湯	大黃、芒硝、甘遂	先煮大黃，去渣，加芒硝煮一、兩沸，再加甘遂末，溫服，得快利止後服。	41. 胃中空虛，心中懊憹 42. 不大便五、六日，舌上燥渴，日晡所，小有潮熱。從心下至上腹，鞕滿而痛，不可近者 44. 脈沉而緊 46. 水結在胸脇，頭微汗出 98. 心下滿而鞕痛為結胸（如滿而不痛為痞，用半夏瀉心湯）
小陷胸湯	黃連、栝蔞實、半夏	水六升煮栝蔞實成三升，去渣，加黃連、半夏成二升，去渣，分溫三服。	43. 小結胸，病正在心下，按之則痛，脈浮滑者（痰熱塞胸）

✚ 知識補充站

大陷胸丸與大陷胸湯的主治症狀是不同的；然，對慢性生活習慣病患者而言，兩者都是「合宜」幫助清理腸胃的良藥。大陷胸丸的製作方法，最後是以水二升與蜂蜜二合煮成一升，因此「下」的力量比大陷胸湯緩和，以此為例，當藥方服用困難時，都可以加蜂蜜，尤其是對拒絕吃藥的患者。

大陷胸湯（組成：大黃、芒硝、甘遂，相關條文：41.、42.、44.、46.、98.）與調胃承氣散（組成：大黃、芒硝、甘草，相關條文：21.、62.、122.、147.、148.、234.、236.、368.）、大陷胸丸（組成：大黃、芒硝、甘遂、葶藶子、杏仁、蜂蜜，相關條文：47.)，都有「下之則和」療效。

1-9 結胸與藏結（48~53）

48.**結胸證，其脈浮大者，不可下，下之則死。**

49.**結胸證悉具，煩躁者亦死。**

50.問曰：病有結胸，有藏結，其狀何如？答曰：按之痛，**寸脈浮，關脈沉，名曰結胸**也。何謂藏結？答曰：如結胸狀，飲食如故，時時下利，**寸脈浮，關脈小細沉緊，名曰藏結**。舌上白胎滑者，難治。

51.病脅下素有痞，連在臍旁，**痛引少腹入陰筋者，此名藏結，死。**

52.藏結無陽證，不往來寒熱，其人反靜，**舌上胎滑者，不可攻**也。

53.病在陽，應以汗解之，反以冷水潠之，若灌之，其熱被卻不得去，彌更益煩，肉上粟起，**意欲飲水，反不渴者，服文蛤散；若不差者，與五苓散**。身熱皮粟不解，欲引衣自覆者，若水以潠之、洗之，益令熱被卻不得出，當汗而不汗則煩。假令汗出已，**腹中痛，與芍藥三兩**，如上法。

結胸惡化成臟結，最代表性的疾病就是腹部腫瘤中的心窩部腫瘤。心窩部的腫瘤，以肝左葉、胃、胰臟及大腸（橫結腸）等部位或器官爲多。正常情況下，肝臟多可以在劍突骨下觸及，肝硬化者則會肝右葉萎縮而左葉腫大；逐漸腫大者，可在心窩部觸知腫大的肝左葉，甚至因爲肝左葉腫瘤性病變而形成心窩部腫瘤、進行性胃癌、肝病、橫行結腸癌等，還有胰囊胞、假性胰囊胞也會形成心窩部腫瘤，這都是可以觸得的腫瘤。

結胸是胸緊、胸悶、胸部不舒服之症狀：

1.胃中空虛，心中懊惱，心下因硬。（42.大陷胸湯）

2.病正在心下，按之則痛，脈浮滑。（44.小陷胸湯）

3.結胸，項強。（47.大陷胸丸）

4.結胸證，其脈浮大者，不可下，下之則死。（48.）

5.結胸證悉具，煩躁者亦死。（49.）

胸悶與腹脹，是臟器生病的前兆，輕微者是一般性循環功能不良，嚴重者可能漸漸形成腫瘤；申論之，腹部腫瘤必有相關臟器的問題，可能是造成腹脹主要原因之一。臟結的病狀是：

1.如結胸狀，飲食如故，時時下利，寸脈浮，關脈小細沉緊，舌上白胎滑者，不可攻也，下之則死。（50.、52.）

2. 下素有痞，連在臍旁，痛引少腹入陰筋者，死。（51.）

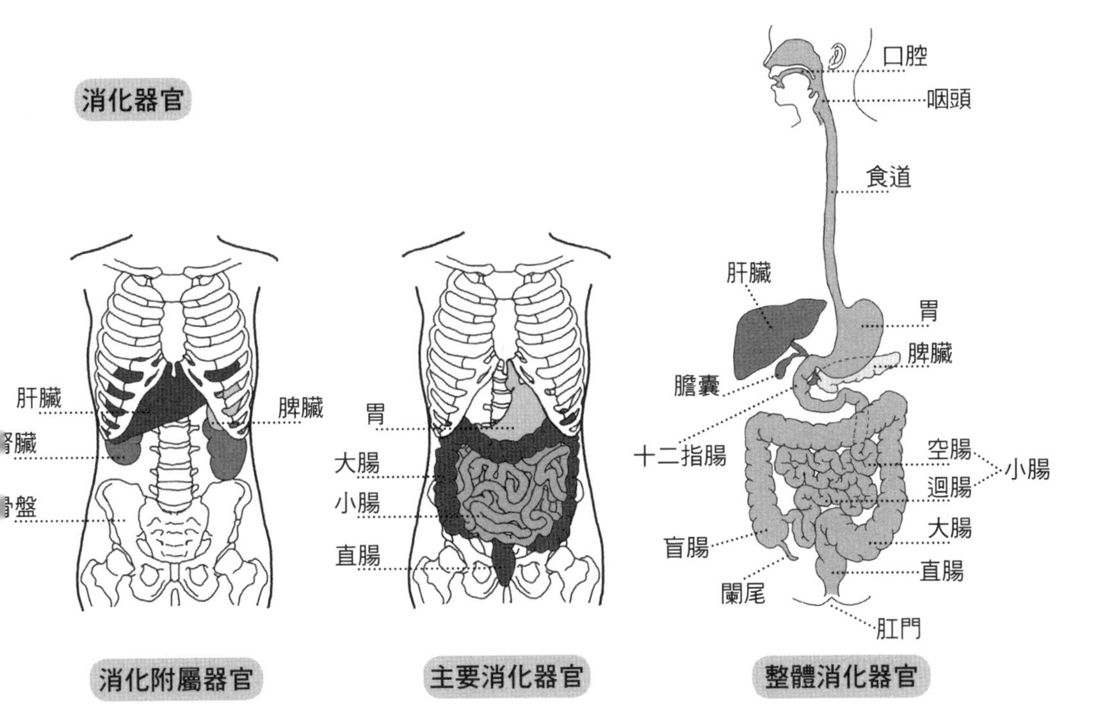

腹部腫瘤常見部位

腹部腫瘤部位	主要病源臟器	可能病因及產生的癌變
右季肋部腫瘤	肝臟、膽囊、胰臟頭部、肝彎曲部	急性肝炎、慢性肝炎、脂肪肝、膽囊腫大、膽結石、代謝性疾病（如糖尿病）、血液急性腫瘤、肝囊胞、肝血管腫瘤、肝細胞腫瘤、肝良性腫瘤、肝病、膽囊癌、膽管癌、胰頭部癌、右結腸癌
心窩部腫瘤	肝臟左葉、胃、胰臟、大腸（橫結腸）	肝腫瘤性病變、進行性肝癌、胃內癌、胰臟癌、橫結腸癌、胰囊胞、假性胰囊胞腫瘤
左季肋部腫瘤	脾臟、胃、左結腸、胰臟尾	脾臟腫瘤、胃癌、胰臟癌、左結腸癌
中腹部腫瘤	胃、橫結腸、腎臟到腹部大動脈	代償性腎肥大、腎囊胞、腎細胞癌、腹部大動脈瘤
下腔部腫瘤	卵巢、子宮、膀胱、升結腸（右）、降結腸（左）、乙狀結腸、盲腸	卵巢腫大、卵巢癌、子宮肌瘤、子宮癌、大腸癌、膀胱癌

1-10 脈浮麻黃湯、脈沉四逆湯（54~65）

54.太陽病，或已發熱，或未發熱，必惡寒、體痛、嘔逆，**脈陰陽俱緊**者，名曰**傷寒**。

55.太陽病，頭痛發熱，身疼腰痛，骨節疼痛，惡風無汗而喘者，**麻黃湯**主之。

56.傷寒一日，太陽受之，**脈若靜**者，爲不傳；頗欲吐，若躁煩，**脈數急**者，爲傳也。

57.傷寒二、三日，陽明、少陽證不見者，爲不傳也。

58.脈浮者，病在表，可發汗，宜**麻黃湯**。**脈浮而數**者，可發汗，宜**麻黃湯**。

59.太陽病，外證未解，**脈浮弱者，當以汗解，宜桂枝湯**。

60.傷寒發汗已解，半日許復煩，**脈浮數**者，可更發汗，宜**桂枝湯**。

61.發汗病不解，反惡寒者，虛故也，**芍藥甘草附子湯**主之。

62.發汗後惡寒者，虛故也。不惡寒但熱者，實也，當和胃氣，與**調胃承氣湯**。

63.脈浮緊者，法當身疼痛，宜以**汗解**之。假令**尺中遲者，不可發汗**。何以知之然，以榮氣不足、血少故也。

64.**發汗後，身疼痛，脈沉遲者，桂枝加芍藥生薑各一兩，人參三兩，新加湯**主之。

65.病發熱、**頭痛，脈反沉**，若不差，身體疼痛，**當溫其裏，宜四逆湯**。

一、與麻黃湯相關的條文，共有八條：55、58、84、86、137、206、231、347。

二、與四逆湯相關的條文，共有十三條：65、212、247、249、251、268、272、337、338、341、368、415、416。

歸納這二十一條條文，再聚焦於58.「脈浮」、65.「脈反沉」，瀏覽現代醫學敘及心臟與脈動的關係，脈診脈動兩項：(1)脈管的尺寸大小、(2)脈動的速度快慢，以診察心臟的基本結構與功能。

條文 55. 與 65. 的疼痛病症極其類似，但是 55.「頭痛身疼腰痛—麻黃湯」、65.「頭痛身體疼痛—四逆湯」，辯證關鍵在於：脈浮用麻黃湯，脈沉用四逆湯。

《傷寒論》教諭如何從近似的脈象與病症之間，辯證何者爲本？何者爲末？選擇正確的診斷與治療。508.「上工望而知之，中工問而知之，下工脈而知之」，診治過程望診、問診比脈診重要，但是，經過望診與問診，症狀仍混淆不清，此時脈診就非常重要；420. 提到「疾病至急，倉卒尋按，要者難得。」因此，501.「脈病人不病，名曰行尸，人病脈不病，名曰內虛。」斟酌輕重，存乎一心。

小博士解說

脈浮與脈沉，在現代心臟內科學的病理意義不大，然就《傷寒論》而言，脈浮、脈沉即心臟有力、無力的表現；脈浮心臟有力，服用麻黃湯來發汗排邪，脈沉心臟無力，所以服用四逆湯以溫裡回陽。

脈象浮與沉呈現極端對比：

479.寸口脈，**浮為在表，沉為在裏，數為在府，遲為在藏。**

489.**諸陽浮數為乘府，諸陰遲濇為乘藏。**

脈象與診治步驟

中風與傷寒

條文	脈象	病況
3	陽浮而陰弱	太陽中風
54	陰陽俱緊	太陽傷寒

病情惡化與否

條文	脈象	病況
56	靜（不躁）	病不傳
56	數急（不靜似躁）	病傳

治療原則

條文	脈象	病況
63	浮緊	汗解（麻黃湯）
63	尺中遲	不可發汗（四逆湯）

脈象與治方的應用觀念

條文	脈象	病況	治方	脈象相關條文
58	浮	病在表	麻黃湯	254. 脈浮可發汗 304. 陽微陰浮為欲愈 344. 微浮為欲愈 479. 浮微在表 515. 浮為人愧
58	浮數	病在表	麻黃湯	489. 浮數為乘府 492. 浮數，能食不大便，名曰陽結 529. 浮為風為熱，數為虛為寒，風虛相搏，灑淅惡寒 530. 脈浮數，若有痛處飲食如常，蓄積有膿
59	浮弱	外證未解	桂枝湯	493. 陽脈浮，陰脈弱，血虛筋急，脈沉榮氣微，脈浮而汗出如流珠，衛氣衰
60	浮數	汗解復煩	桂枝湯	329. 寸脈反浮數，尺中自濇者，必圊膿血
64	沉遲	汗後身疼	桂枝新加湯	
65	沉	頭痛身疼	四逆湯	479. 寸口脈，浮為在表，沉為在裏，數為在府，遲為在藏。假令脈遲，此為在藏也

1-11 大渴白虎加人參湯，煩渴五苓散（66~69）

66.傷寒，若吐、若下後，七、八日不解，熱結在裏，表裏俱熱，時時惡風，大渴，舌上乾燥而煩，欲飲水數升者，**白虎加人參湯**主之。

67.發汗已，**脈浮數**，煩渴者，**五苓散**主之。

68.傷寒，汗出而渴者，**五苓散**主之；不渴者，**茯苓甘草湯**主之。

69.**脈浮數者**，法當汗出而愈。若下之，身重、心悸者，不可發汗，當自汗出乃解。所以然者，**尺中脈微**，此裏虛，須表裏實，津液自和，便自汗出愈。

於《傷寒論》，「粥」與「暖水」組合是絕妙「和」法：

條文4. 和414. 桂枝湯服一升，片刻再喝熱稀粥一升餘（甚至二升、三升）以助藥力。45. 三物白散（桔梗、巴豆、貝母）桔梗3分、巴豆去皮心，熬黑研如脂1分、貝母3分，上二味爲散，內巴豆，更於臼中杵之，以白飲和服，強人每服半錢匕，羸者減之，病在膈上必吐，在膈下必利。不利，進熱粥一盅；利過不止，進冷粥一盅。

條文22. 和23. 五苓散，白開水和服方寸匕，日三服，多飲暖水，汗出愈；69. 脈浮數，尺中脈微。寸口脈分寸、關、尺，肺經脈太淵、經渠、尺澤。脈浮數是初持脈、寸口脈見浮數脈，寸關尺分別觸診尺部脈微，脈浮數以自汗出而愈，或桂枝湯或啜熱稀粥，或溫覆取微似汗，或一或二三，脈浮數尺中脈微裏虛則安；70. 小建中湯、71. 炙甘草湯、445.「問曰：人病有宿食，何以別之？」師曰：「寸口脈浮而大，按之反濇，尺中亦微而濇，故知有宿食，當下之，宜大承氣湯」；491. 寸口脈微名曰陽不足，尺脈弱名曰陰不足；517. 凡脈大浮數動滑，此名陽也，脈沉濇弱弦微，此名陰也。

脈浮數：

58.**脈浮者**，病在表，可發汗，宜**麻黃湯**。**脈浮而數**者，**可發汗**，宜**麻黃湯**。

60.傷寒發汗已解，半日許復煩，**脈浮數**者，可更發汗，宜**桂枝湯**。

67.發汗已，**脈浮數**，煩渴者，**五苓散**主之。

69.**脈浮數者**，法當汗出而愈。若下之，身重、心悸者，不可發汗，當自汗出乃解。所以然者，**尺中脈微**，此裏虛，須表裏實，津液自和，便自汗出愈。

492.問曰：「脈有陽結、陰結者，何以別之？」答曰：「其脈浮而數，能食，不大便者，此爲實，名曰陽結也，期十七日當劇；其脈沉而遲，不能食，身體重，大便反鞕，名曰陰結也，期十四日當劇。」

529.脈浮而數，浮爲風，數爲虛，風爲熱，虛爲寒，風虛相博，則灑淅惡寒也。

550.少陰負趺陽者，爲順也。

小博士解說

69.寸口脈浮數而尺中脈浮微，因橈動脈分配輸送血液到腕部，經過橈骨頭、大菱形骨、舟狀骨，成為掌動脈，至此，血量調節力減弱，橈動脈血管鬆弛狀態多於收縮，致使橈骨頭近端的橈動脈，隨橈骨頭凹陷而陷下；因橈動脈屬於肌肉型動脈，健康狀況良好者，橈動脈的中膜平滑肌展現的脈動緩和有力；反之，體內臟腑若有病狀，亦會在此特殊結構之脈管出現相關脈象。

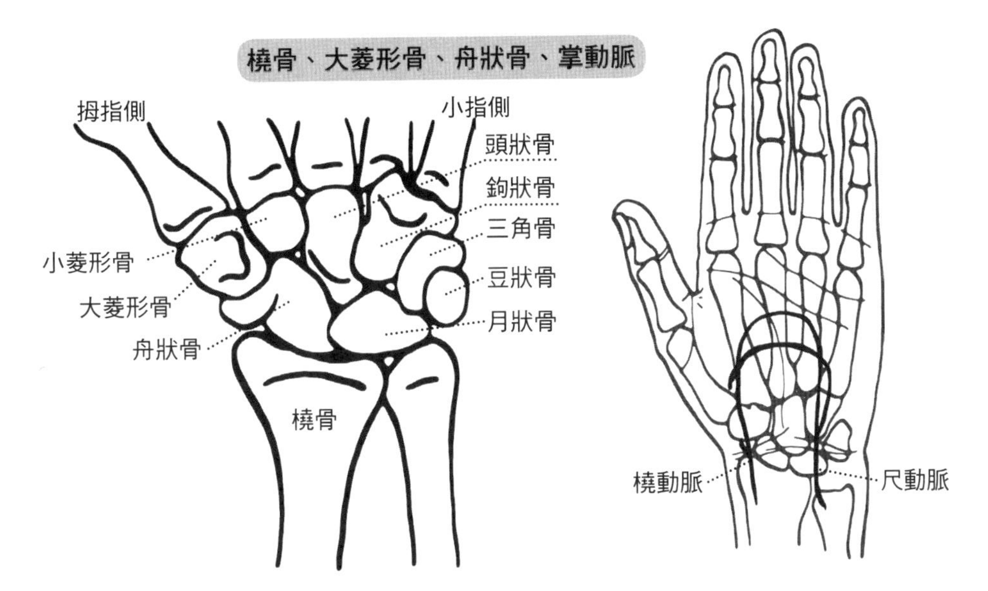

白虎加人參湯與五苓散的相關條文

湯方	煮服法及相關條文
白虎加人參湯 組成：石膏、知母、粳米、甘草、人參	水煮米熟湯成去渣，溫服一升，日三服。 20. 大煩渴不解，脈洪大 112. 口燥渴，心煩，背微惡寒 142. 渴欲飲水，無表證 165. 渴欲飲水，口乾舌燥
五苓散 組成：豬苓、澤瀉、白朮、茯苓、桂枝	五味搗為散，更於臼中杵之，以白飲（白開水）和服方寸匕，日三服，多飲暖水，汗出愈。 22. 脈浮，小便不利，微熱消渴 23. 渴欲飲水，水入則吐 413. 熱多欲飲水

✚ 知識補充站

條文20.脈洪大服用白虎加人參湯，484.立夏得洪大脈是其本位，67.五苓散脈浮數。脈洪大必是浮脈，浮脈不一定脈洪大。渴欲飲水，症狀初期是五苓散，嚴重者是白虎加人參湯；五苓散是一年四季常用藥，白虎加人參湯是夏季常備藥方。

兩者皆是治療夏天中暑要方，白虎加人參湯以胃家實之陽明病為主，五苓散以太陽病脈浮、頭項強為主。兩者出現在太陽篇，比較其功效主治，皆是口渴欲飲水，白虎加人參湯針對口腔與情緒方面，症狀多偏熱；五苓散則針對頭痛、小便問題，症狀多偏寒。

1-12 心中悸小建中湯，心動悸炙甘草湯（70~76）

70.傷寒二、三日，**心中悸而煩者，小建中湯**主之。

71.傷寒**脈結代，心動悸，炙甘草湯**主之。

72.未持脈時，病人叉手自冒心，師因教試令欬而不欬者，此必**兩耳聾無聞（失神）**也，所以然者，以**重發汗，虛，故**如此。

73.發汗過多，其人叉手自冒心，**心下悸，欲得按者，桂枝甘草湯**主之。（失神）

74.發汗後，其人**臍下悸**者，欲作**奔豚，茯苓桂枝甘草大棗湯**主之。（失魂）

75.服桂枝湯，或下之，仍**頭項強痛**，翕翕發熱，無汗，**心下滿，微痛**，小便不利者，**桂枝湯去桂加茯苓白朮湯**主之。

76.傷寒若吐若下後，**心下逆滿**，氣上衝胸，**起則頭眩，脈沉緊**，發汗則動經（落魄），**身爲振振搖者，茯苓桂枝白朮甘草湯**主之。

脈結代，來去時一止，心臟的彈性動脈，條文69、70、71皆有心悸，爲整體肝門靜脈與下腔靜脈影響心臟的跳動，445.則沒有心悸，純屬下腔靜脈與下腸間膜靜脈循環滯礙，69.尺中脈微或445.尺中亦微而濇，除了脈象相似之外，病證相去甚遠。

條文70~76的六方湯藥中，小建中湯與炙甘草湯二方的藥味道較濃郁，也補養熱量。小建中湯是「心中悸而煩」，炙甘草湯是「心動悸」，前者是心悸與煩躁，只是肝門靜脈的營養回流心臟不足而已，後者則是心臟缺乏充分的營養以支持正常跳動，才會有「動悸」。

小建中湯（桂枝湯加芍藥、麥芽），是膽囊、胰臟、十二指腸間的生體作業，炙甘草湯去芍藥，乃要去其苦、酸、微寒，加富含優質蛋白質的阿膠，與含有脂肪的麻子仁（脾胃大腸之藥——甘、平滑利、緩脾潤胃）、麥門冬（甘微苦寒，清心除煩、滋陰養肺）、人參，再加甘、苦、大寒的生地來平和其他藥材，並有助「消瘀血，通經脈」，更重要的是以清酒七升與水八升來煮藥，炙甘草湯又名後脈湯，就是養益心臟，助益血脈循環，至於條文276.通脈四逆湯是四逆湯加倍乾薑，治脈微欲絕，服之脈出者愈。

71.脈結代、518.脈來緩時一止復來者，名曰結；脈來數時一止復來者，名曰促。陽盛則促，陰盛則結，此皆病脈、519.脈按之來緩，時一止復來者，名曰結；又脈來動而中止，更來小數，中有還者反動，名曰結陰也。脈來動而中止，不能自還，因而復動者，名曰代，陰也，得此脈者必難治。

《傷寒論》所言的結脈、代脈就是間歇脈，持續的正常韻律脈動下，出現一時的疏離休止現象，心臟的期外收縮（高頻率）與心臟傳導阻斷（短頻率）是主要原因。科技進步的今日，寸口橈動脈的診斷還是最方便，診斷脈動調律（Rhythm）的韻律（Cadence），可以快速了解疾病的變化。

小建中湯與炙甘草湯的異同

湯方	小建中湯	炙甘草湯
組成	桂枝湯加芍藥、麥芽	桂枝湯去掉芍藥，加麻子仁、麥門冬、生地、人參、阿膠、清酒
陰陽虛實	胃陽虛	心陰虛
主要症狀	心中悸而煩	脈結代，心動悸
藥方特點	加重芍藥與麥芽	去掉芍藥，加阿膠與清酒
症狀特點	心悸而煩躁	心悸而不煩躁
治療重點	改善消化系統	改善循環系統

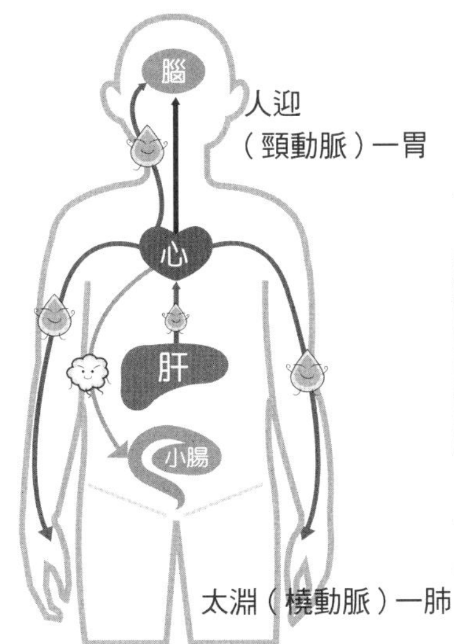

《內經 · 素問 · 陰陽別論》：
人迎（頸動脈）、太淵（橈動脈）

穴道	血管	陰陽	診察
人迎	頸動脈	三陽在頭	頭部與心臟的循環狀況
太淵	橈動脈	三陰在手	五臟六腑的血液循環情形

心臟供應頸動脈、橈動脈血液的多寡，反應臟腑的血液流量。

✚ 知識補充站

炙甘草湯治療寸口脈（橈動脈）結代，由於橈動脈來自頸動脈與鎖骨下動脈，因此，頸部人迎脈（頸動脈）不和順，寸口脈才會結代。相對地，小建中湯則治療消化系統造成的心中悸煩而脈不結代。

小建中湯70.與229.腹中急痛不差與小柴胡湯，230.胸中有熱，胃中有邪氣，腹中痛能嘔吐，黃連湯。98.心下滿而不痛此為痞，柴胡不中與之，宜半夏瀉心湯。《傷寒論》從桂枝湯開始，與脈緊的由淺而深，由簡而繁，就是希望學者好記、好用。

1-13 胸中窒梔子豉湯，臥起不安梔子厚朴湯（77~83）

77.發汗後，若下之而煩熱，胸中窒者，梔子豉湯主之。

78.下利後更煩，按之心下濡者，爲虛煩也，宜梔子豉湯。

79.發汗吐下後，**虛煩不得眠，若劇者，必反覆顚倒，心中懊憹，梔子豉湯**主之。若少氣者，梔子甘草豉湯主之。若**嘔者，梔子生薑豉湯**主之。

80.傷寒下後，**心煩、腹滿，臥起不安者，梔子厚朴湯**主之。

81.傷寒，醫以丸藥大下之，**身熱不去，微煩者，梔子乾薑湯**主之。

82.傷寒五、六日，大下之後，身熱不去，**心中結痛者，未欲解也，梔子豉湯**主之。

83.凡用**梔子湯**，病人舊微溏者，不可與服之。

胸悶、胸痛與心臟病的胸痛大不同，食道性嚥下困難分成兩種，一是含器質病變的機械性閉塞與機能障礙，嚥下時胸骨後方有食物堵塞與壅滯感，時而疼痛。機械性閉塞有食道癌、逆流性食道炎、食道潰瘍、食道憩室、食道異物等。機能的障礙是食道機能亢進或減弱；瀰漫性食道痙攣會造成食道機能亢進，多併見胸痛；食道弛緩不全症（Achalasia）是賁門痙攣與下部食道擴約肌弛緩。另外，從食道外部來的壓迫，有甲狀腺腫瘤、縱膈腫瘤、肺腫瘤、主動脈瘤、血管路徑異常等。

另外，緊張時，因再三的嚥下唾液，使得唾液量減少，也會造成咽頭喉頭部不舒服或有堵塞感，通常會伴見食物逆流；很多緊張忙碌的人，以爲胃食道逆流只是胃酸問題，實際上，賁門痙攣症的另一層意義是老化的開始。《難經》七門從唇之飛門到肛門之魄門，賁門與幽門爲中間橋樑，賁門是食道與胃之門的門卡，是食慾與消化的標準，幽門是胃與十二指腸的門卡，是消化與吸收的標準，胃食道逆流與幽門桿菌，分別是造成胃潰瘍與十二指腸潰瘍的元凶。

食道長25公分，分三部狹窄，從氣管與脊椎之間起始，在胸部縱膈內下行，通過心臟後方，越過橫膈膜到腹部入胃：

1.氣管的後側＝頸部食道（橫紋肌）

2.氣管分歧部＝胸部食道（平滑肌）

3.食道裂孔部＝腹部食道

食道與其他消化道不同的是少了漿膜（扁平上皮黏膜層、黏膜筋板、黏膜下層、筋層等），因此食道癌預後不良，特別容易轉移。條文39.~47.、77.~83.，幾乎都是食道方面的疾病，只是疾病程度不同、藥方分類不一樣。

食道炎、食道潰瘍（不包括逆流性食道炎），因爲食道黏膜發炎，胸部有灼熱感，胸部痞硬或積滯、阻塞、嘈雜等感覺，如果引起嚴重食道潰瘍，會出現明顯的胸部灼熱或寒冷，甚至胸部塞住、痞硬。

人體消化系統

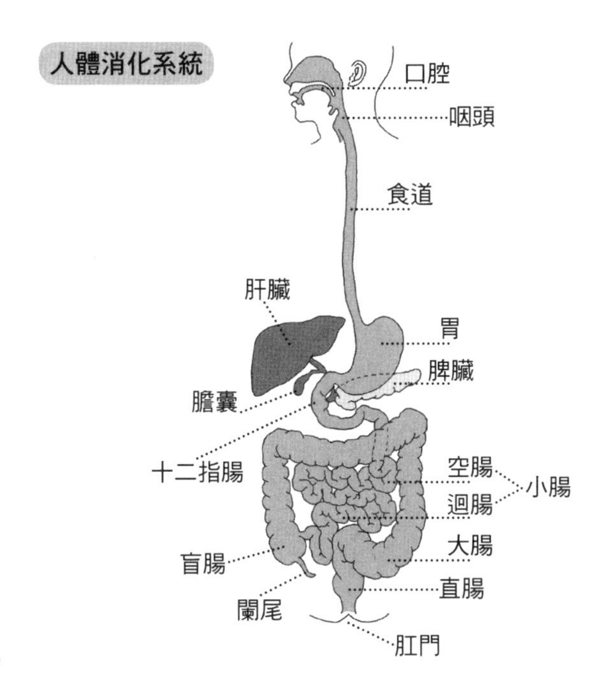

胸痛六方

湯方	相關條文	胸部症狀	病理
瓜蒂散	39.	胸中痞硬	食道的運作功能與結構有些障礙
梔子豉湯	77.	胸中窒者	食道的運作功能與結構有些障礙
大陷胸湯	41.、44.、46.、98.	結胸熱實	下腸間膜靜脈循環不良影響主動脈運作
小陷胸湯	43.、45.	小結胸 寒實結胸，無熱證	上腸間膜靜脈循環不良影響主動脈運作
小柴胡湯	231.	胸脇滿痛	肝門靜脈循環較虛弱影響氣管運作
調胃承氣湯	234.	胸中痛	肝門靜脈循環稍滯礙影響氣管運作

✚ 知識補充站

消化道從口腔到肛門是一管作業，全長約7公尺，表面積約500㎡：

1.上部消化道：食道、胃、十二指腸。

2.下部消化道：空腸、迴腸、大腸。

加上周邊的臟器協同作業，來進行消化性排泄。

1-14 脈浮緊身痛衄麻黃湯，頭痛衄桂枝湯（84~87）

84.太陽病，脈浮緊，無汗，發熱，身疼痛，八、九日不解。表證仍在，此當發其汗。服藥已，微除，其人發煩、目瞑，劇者**必衄**，衄乃解。所以然者，陽氣重故也，**麻黃湯**主之。

85.太陽病，脈浮緊，發熱，身無汗，**自衄**者愈。

86.傷寒，**脈浮緊，不發汗**，因**致衄**者，**麻黃湯**主之。

87.傷寒，不大便六、七日，頭痛有熱者，與**承氣湯**。其小便清者，知不在裏，仍在表也，當須發汗。若頭痛者，必衄，宜**桂枝湯**。

麻黃湯不必喝熱稀粥，但是與桂枝湯一樣要覆取令微似汗，令「全身漐漐微似有汗」，即緩緩地出汗，桂枝湯與麻黃湯都是溫服之，不似半夏散及湯之少少含嚥之，或似調胃承氣湯之少少溫服之，也不是桂枝甘草湯與乾薑附子湯之頓服之，而是稍微大口，稍快地溫熱喝下，讓胃腸溫熱以促進蠕動；桂枝湯加熱稀粥，暖胃益腸養護黏膜下相關淋巴組織，並養益消化道的副交感神經。

麻黃湯的麻黃與杏仁，養護胃腸方面大不如桂枝湯，相形之下，則對心肺方面的交感神經助益較大，再加上覆取令微似汗，雖然不必喝熱稀粥，可是「發汗」的效力比桂枝湯還強；不過，兩湯方的覆取令微似汗的「覆取」是仰臥蓋薄被，仰臥之下，肝臟的血液量會隨之加大，肝臟的上升（上緣由立姿的6、7肋升高到第4肋骨）、下降（下緣比立姿降約4~12公分），更益肝門靜脈的循環，「溫覆令一時多」，不只是運動交感神經促進發汗，更有養益肝臟及肝門靜脈循環。

桂枝湯藥效開宗明義就是和諧營氣、衛氣，營氣行於經脈內，衛氣行於經脈外，有如動脈運送營養，靜脈資源回收，都是「氣」；十二經脈循行中，「橫膈膜」是胸腔臟器與腹腔臟器的境界，肝經脈屬肝絡膽之後上「橫膈膜」屬肺，桂枝湯主治「鼻鳴」（呼吸系統出問題）與「乾嘔」（消化系統出狀況），從經脈循環路徑來看，呼吸方面的肺經脈，從腹腔上行，通過橫膈膜才屬於肺，再經過上臂，終止於大拇指與食指；肝經脈起於大拇趾叢毛之際，上行……，復從肝別貫「橫膈膜」上注肺。肝經脈屬丑時辰（1:00am~3:00am），肺經脈屬寅時辰（3:00am~5:00am），鼻鳴就是鼻腔不順暢，鼻腔的鼻液，每天分泌約100毫升，大部分會蒸發掉，有感染或空氣過度汙濁才會有鼻涕產生，鼻涕產生之前，多會出現「鼻腔異樣」，鼻鳴就是其中一項。

小博士解說

胸痛與肢節疼痛，可以分為兩種：動脈的疼痛是越動越痛，靜脈的疼痛是越動越不痛。因為動脈要運送血液到所屬的部位，堵住了，生體會嘗試通過，動它、過不了就更疼痛。反之，靜脈要運回心臟，堵住疼痛的時候，動它，可以使它通過而減少疼痛，甚至不痛，前者要休息為主，如晚上疼痛，睡眠就不痛；後者要多動為主，如醒來疼痛，動一動又不痛了。

《傷寒論》的柴胡加龍骨牡蠣湯與柴胡桂枝湯，都治療肝經脈的腰痛，差異就是一針對實症，一是虛症；實症是越動越痛，虛症則是動一動，痛感會舒緩。

柴胡加龍骨牡蠣湯 / 柴胡桂枝湯的比較

湯方	組成	服法
柴胡加龍骨牡蠣湯	柴胡、龍骨、黃芩、生薑、鉛丹、人參、桂枝、茯苓、半夏、大黃、牡蠣、大棗	以水八升，煮取四升，內大黃，切如碁子，更煮一、兩沸，去滓，溫服一升
柴胡桂枝湯	柴胡、桂枝、半夏、人參、黃芩、芍藥、甘草、生薑、大棗	以水七升，煮取三升，去滓，溫服一升

經脈與調理湯方

經脈	調理湯方
肝經脈	柴胡加龍骨牡蠣湯、柴胡桂枝湯
腎經脈	真武湯、五苓散、八味腎氣丸
胃經脈	大承氣湯、小柴胡湯、黃連湯、四逆散、柴胡桂枝湯、半夏瀉心湯

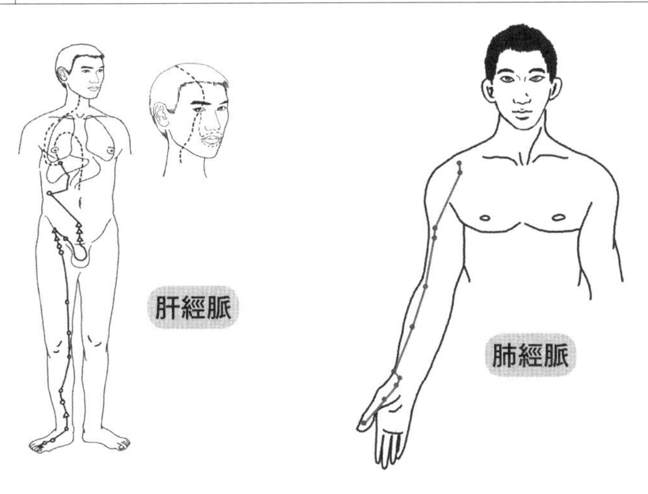

✚ 知識補充站

臨床上，腰痛現象以肝臟和腎臟問題為多，《傷寒論》中關於針灸，只提及肝經脈、腎經脈與胃經脈三經脈。肝臟方面的腰痛，宜服用柴胡加龍骨牡蠣湯、柴胡桂枝湯；腎臟方面的腰痛，宜服用真武湯、五苓散、八味腎氣丸，這就對症了；胃經脈的腰痛或兼腹痛，則用大承氣湯、小柴胡湯、黃連湯、四逆散、柴胡桂枝湯、半夏瀉心湯等。

1-15 熱結膀胱，其人如狂桃核承氣湯（88~91）

88.太陽病不解熱結膀胱，其人如狂，血自下，下者愈。其外不解者，尙未可攻，當先解其外；外解已，但**少腹急結者，乃可攻之，宜桃核承氣湯**。

89.太陽病六、七日，表證仍在，脈微而沉，反不結胸，其人發狂者，以熱在下焦，少腹當鞕滿，而小便自利者，下血乃愈。所以然者，以**太陽隨經瘀熱在裏故也，宜下之以抵當湯**。

90.太陽病，身黃，脈沉結，少腹鞕滿，小便不利者，爲無血也。小便自利，**其人如狂者，血證諦，屬抵當湯**。

91.傷寒有熱，少腹滿，應小便不利，今反利者，爲有**血也，當下之，宜抵當丸**。

「抵當丸」也是以水一升煮一藥丸成七合服之；一般丹、膏、丸、散，給人的感覺就是和著開水服用，大部分藥丸都是和著蜂蜜製成，而抵當丸是靠桃仁的油脂來製成藥丸，再加水與蜂蜜煮成藥湯飲用。時下服用生藥製成的藥粉或科學中藥，就可以斟酌加水煮後來服用，必要時得加適量蜂蜜，增加口感易於服下，對藥效不至於有影響。相對之下，理中丸是人參、白朮、炙甘草、乾薑四味等量以蜜製爲丸，如雞蛋大，則以沸湯數合和一丸溫服之，白天三、四次，晚上兩次。

肝臟在仰臥位狀態、深吸氣時，橫膈膜與肝臟會往下方移動，正中線可下移4~8公分，在右鎖骨中線部位更大達6~12公分。相對的，最大呼氣時可以向上方移動到第四肋骨的右乳頭上緣、左乳頭下緣；立位或坐位時，因爲重力關係，肝臟位置在較下方，其下緣沿著右肋骨弓，正常的位置是在右胸廓的第7~11肋骨的深處，上緣在第5~6肋骨間，下緣在右鎖骨中線上的肋骨弓下緣數公分處。

肝鐮狀間膜將肝臟分成左、右兩葉，膽囊（長7~10公分）在肝臟臟側面的膽囊窩，淺陷凹在左右肝葉的交界上，膽囊極爲接近十二指腸，膽囊底在鎖骨中線上的第9肋骨的尖端，肝鐮狀間膜與左、右肝冠狀間膜還負責懸吊肝臟。

因爲肝、膽的結構，加上與橫膈膜的肝鐮狀間膜、肝冠狀間膜的關係，人在躺臥時，肝與膽的循環會影響橫膈膜及胸腔的生體作業，肝臟功能不良半夜容易咳嗽，甚至睡不著；反之，白天的活動優質且量足，能養護橫膈膜，也有助改善肝膽的結構與功能。肝臟的狀況是肝門靜脈的總結表現，小腹硬滿，常是肝門靜脈與下腔靜脈糾纏不清的症狀表現。

大陷胸丸、抵當丸、理中丸都要煮開水來化成湯汁服用，大陷胸丸一宿即下，抵當丸對症服用之下血。抵當丸、抵當湯、桃核承氣湯都具有「熱結膀胱，其人如狂」以之下大腸瘀血的療效。

抵當湯與抵當丸之比較

藥方	組成	煮服法	相關條文
抵當湯	水蛭三十個、蝱蟲三十個、桃仁二十枚、大黃三兩	水五升，煮取三升，去滓，溫服一升。不下者更服。	90. 太陽病，身黃，脈沉結，少腹鞕滿，小便不利者，為無血也。小便自利，其人如狂者，血證諦，屬抵當湯。
抵當丸	水蛭二十個、蝱蟲二十個、桃核二十五個、大黃三兩	搗篩為四丸（並未用蜂蜜和丸），以水一升，煮一丸，取七合服之，晬時（一天一夜）當下血，若不下者更服。	91. 傷寒有熱，少腹滿，應小便不利，今反利者，為有血也，當下之，宜抵當丸。

左腹與小腹壓診比較

瘀滯部分	壓之疼痛穴區	適用湯方
降結腸、乙狀結腸	左天樞、左大橫	大承氣湯、大陷胸丸
膀胱、直腸	關元、中極	抵當丸、抵當湯、桃核承氣湯

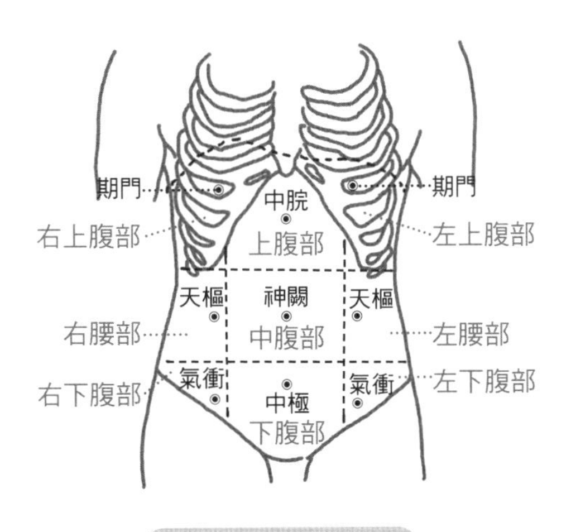

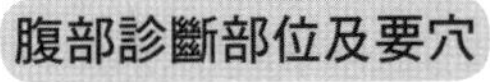
腹部診斷部位及要穴

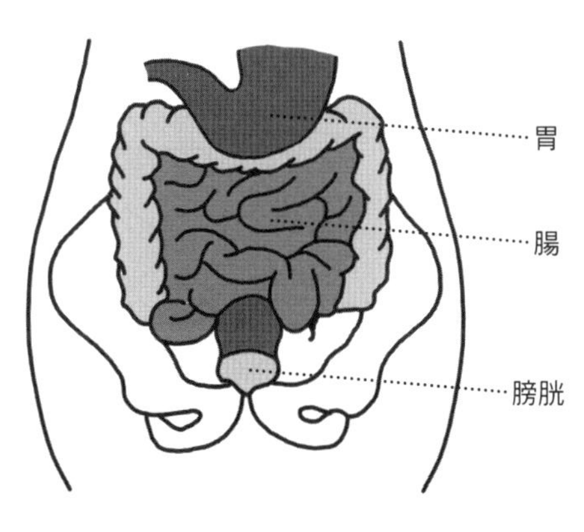

腹部診斷主要對應器官

1-16 解表桂枝湯，攻痞大黃黃連瀉心湯（92~95）

92.傷寒大下後，復發汗，心下痞，惡寒者，表未解也，不可攻痞，當先解表，表解乃可攻痞。**解表宜桂枝湯，攻痞宜大黃黃連瀉心湯**。

93.脈浮而緊，而復下之，緊反入裏，則作痞，按之自濡，但氣痞耳。

94.心下痞，按之濡，**其脈關上浮者，大黃黃連瀉心湯主之**。

95.心下痞，**而復惡寒汗出者，附子瀉心湯主之**。

條文96~98是「心中痞鞕而滿（心下痞，按之較僵硬）」，此乃因腹直肌終止區與腹外斜肌起始區呈現緊張狀態，造成橫膈膜吸氣運作功能不良。條文92.~95.是「氣痞（心下痞，按之濡）」，腹直肌終止區與腹外斜肌起始區並未呈現緊張狀態，橫膈膜的吸氣運作功能也正常。

瀉心湯症候群相關條文中，條文92.~95.偏慢性胃炎，條文96.~98.則偏屬急性胃炎。爲了緩解胃痛及停止嘔吐，改善無法進食（食不下）及噁心嘔吐等，西藥多以制酸劑、保護黏膜藥等處方對症治療；如果是病毒性感染的急性胃炎，嘔吐與腹痛劇烈，一定要西醫急診，特別是高齡老人與孩童；病毒性胃腸炎，除了胃蠕動不良，腸道蠕動也一定不良，嘔吐可能造成脫水，最危險的是劇烈嘔吐時，一旦嘔吐物誤入氣管，可能導致窒息，危及生命；因此，任何嚴重的胃腸炎，都要多補充水分，醫院點滴治療是一樣道理。古人說下利之症要多吃喝，是有三分道理，不同於輕症，其處理方法幾乎是相反的，暫時不進食讓胃安靜休息半天，症狀反而大有改善。

上腹部不舒服，是胃蠕動運動虛弱（胃一分鐘蠕動3~12下），食物停滯在胃中，無法正常向十二指腸排出所造成的。《傷寒論》以「痞鞕」論述，《金匱要略》以「腹滿寒疝宿食病」與「嘔吐噦下利病」解說病狀。關於「痞」，初期先呈現「心下痞，按之濡，關脈浮」，屬大黃黃連瀉心湯證，如果又兼有惡寒汗出的症狀，比起只有汗出更不舒服者，要先服用桂枝湯；若惡寒症狀嚴重者，則服用附子瀉心湯。（參考條文40.）

胃中氣體壅滯，造成腹部脹滿，就是「心下痞」；時下最常見的就屬過敏性消化道症候群，學業工作的煩惱，人際關係的困擾，精神壓力等等的影響，導致自律神經失調，引起大小腸機能障礙，常出現腹瀉、便秘，腹脹、腹滿也隨之出現，久而久之，造成胃蠕動功能低下，伴見慢性胃炎、胃潰瘍，也可能是胃癌的肇因。

小博士解說

口腔黏膜與鼻腔黏膜的結構與功能大不相同，針對口腔黏膜、食道黏膜、胃黏膜，大黃黃連瀉心湯的養護效果很好；由於鼻腔黏膜與口腔黏膜都有黏膜下相關淋巴組織，平時即要善為養護，小青龍湯是代表。蘭花需要用心呵護、灌溉，才能開好花長好葉。大黃黃連瀉心湯，以二升熱滾開水沖泡大黃片、黃連片，漬取藥汁（藥渣可以視狀況再沖泡幾次），藥汁入口味道不會太重，然而溫熱少量頻服之下，氣味入口後上薰鼻腔則刺激口腔與鼻腔的黏膜，必要時先含在口中再緩緩嚥下，即有解心下痞之效。

治氣痞藥方

相關條文	藥方	組成	煮服法
94. 心下痞，按之濡，其脈關上浮者	大黃黃連瀉心湯	大黃、黃連	以麻沸湯（沸水）二升漬之，須臾絞去渣。
95. 心下痞，而復惡寒汗出者	附子瀉心湯	附子（別煮取汁）、大黃、黃連、黃芩	切三味，以麻沸湯（沸水）二升漬之，須臾絞去渣，再加附子汁。

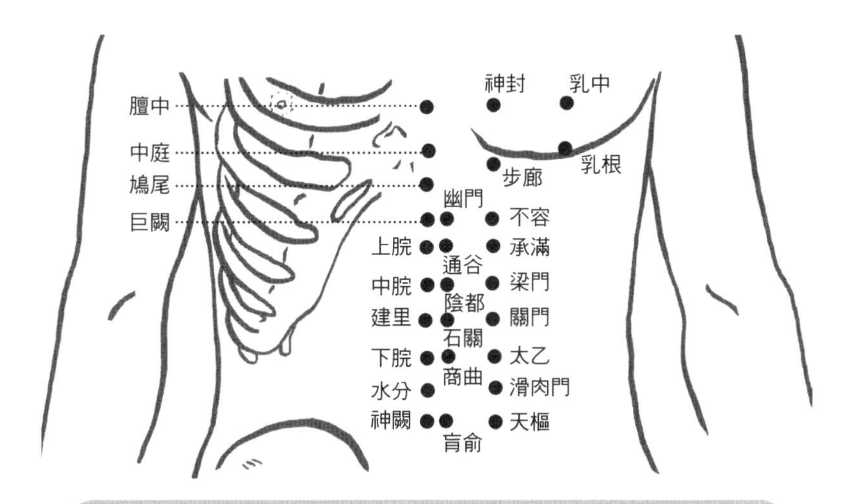

腹診心下痞十五要穴：

歧骨即劍突骨，神闕即肚臍，不容到天樞屬胃經脈，鳩尾到神闕屬任脈；十五穴每穴上下之間相隔一寸，心下痞乃從鳩尾開始往周圍呈漣漪狀散開，面積越大越硬，病症越嚴重。

+ 知識補充站

麻沸湯可說是沖茶的始祖，茶杯中的茶葉以熱開水快沖後，取出茶汁喝飲，這種喝茶的方式，就是《傷寒論》中大黃黃連瀉心湯、附子瀉心湯的煮服法，關鍵就是「麻沸湯」。麻沸湯的「麻」是因為熱滾開水的高溫燙到嘴唇，所以感到微微發麻的感覺，這種稍帶麻痺的感覺，可以激活口腔黏膜、口腔唾液腺、口咽與舌咽的淋巴小節。麻沸湯的「沸」是一方面取其滾沸的熱開水來燙藥片，另一方面讓藥汁進入口腔以後，漸漸地達到溫潤生體、沸騰生命氣息的效應。

1-17 胃中虛甘草瀉心湯，胃中不和生薑瀉心湯（96~97）

96.傷寒中風，醫反下之，其人下利，日數十行，穀不化，腹中雷鳴，心中痞鞕而滿，乾嘔，心煩不得安。醫見心下痞，謂病不盡，復下之，其痞益甚，此非結熱，但以**胃中虛，客氣上逆，故使鞕也，甘草瀉心湯**主之。

97.傷寒汗出，解之後，胃中不和，心下痞鞕，乾噫食臭，脅下有水氣，**腹中雷鳴，下利者，生薑瀉心湯**主之。

胃中虛與胃中不和症狀很難界定清楚，胃中虛宜服甘草瀉心湯，藥方帶有補養作用，胃中不和宜服生薑瀉心湯，藥方則有養護之意，胃中虛用藥有桂枝甘草湯、乾薑附子湯、半夏散及湯、苦酒湯、理中丸；胃中不和幾乎與之重疊，都是要對症下藥。

條文96.胃中虛與97.胃中不和，都是消化道症狀，生理運作不能把胃視爲獨立個體，應該和消化道爲一條管道，從唇齒口腔到肛門是一貫作業。《難經》扁鵲以七門解說，唇爲飛門，齒爲戶門，口腔與食道爲吸門，食道與胃爲賁門，胃與小腸爲幽門，大腸與小腸爲闌門，肛門爲魄門。消化道不舒服之初，幾乎都是從胃開始有感覺，但絕大多數不是胃本身的問題；即使幽門桿菌是胃病與胃癌的主兇，然不可否認，生活習慣不良與抗壓力不足才是罪魁禍首。在日本，胃癌是嚴重的消化道疾病，比起美國與法國的胃癌人口比例，如天壤之別，並非日本人衛生習慣不良，而是紓壓管道不暢，加上生活態度過度嚴謹所造成。因此，胃中虛要補養之，胃中不和要調理之，虛補實瀉，是《傷寒論》的經典治則。

消化道由黏膜層、肌肉層、漿膜層三層構成，黏膜層的表面覆蓋著上皮細胞，內部有分泌消化液與黏膜液的腺體，黏膜又分爲黏膜肌板與黏膜下層。

肌肉層由沿著消化道行走的縱肌層與卷繞消化道的輪肌層，共同負責消化道的運動；胃則加了斜肌層，成爲三層。

漿膜層在消化道最外層，覆蓋並保護消化道；因爲食道沒有漿膜，食物進入食道之後，全體消化道即開始蠕動。健康者，七門作業和諧；反之，七門也隨之出現狀況。

小博士解說

消化道氣體來源是嚥下的空氣、血液中移轉的空氣（20%）、消化道內細菌腐敗發酵作用產生的氣體（10%），其他是胃液中的鹽酸與胰液中重碳酸鈉的化學反應產生的氣體。消化道氣體產生過剩與排泄量低下，都會造成身體不舒服。

1.氣體產量過剩：多實症，以助消化、排泄為主

(1)嚥下空氣量過剩：神經症、呑氣症(肝脾彎曲症候群)、歇斯底里性鼓脹。

(2)腸內氣體產生過剩：纖維質及糖質攝食過量、吸收不良，腸內菌叢變化產生氣體過剩。

2.氣體排泄量低下：多虛症，以助吸收、排泄為主

(1)吸收障礙：腸黏膜的炎症、循環障礙、換氣障礙。

(2)排泄障礙：腸閉塞、腸道運動低下、腸麻痺。

心下痞怕冷之湯方範例

症狀	適用湯方
心下痞，先汗出而怕冷	先服用桂枝湯， 再服用大黃黃連瀉心湯或生薑瀉心湯
心下痞，先怕冷而汗出	附子瀉心湯或甘草瀉心湯
胸悶腹脹，四肢、頸項不怕冷	飯前服用桂枝湯， 飯後服用大黃黃連瀉心湯或生薑瀉心湯
胸悶腹脹，四肢或頸項常怕冷	三餐前服用附子瀉心湯或甘草瀉心湯

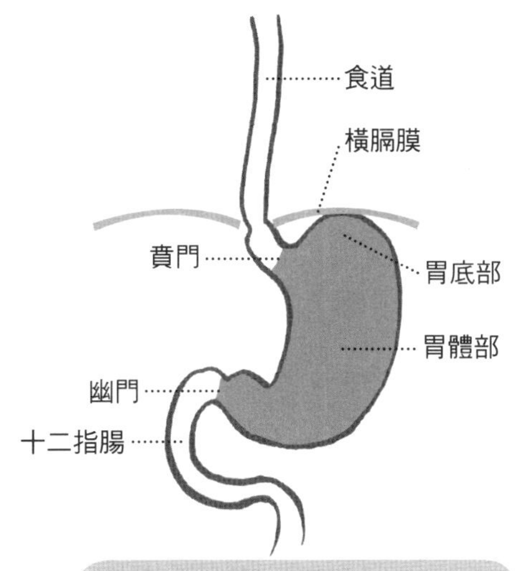

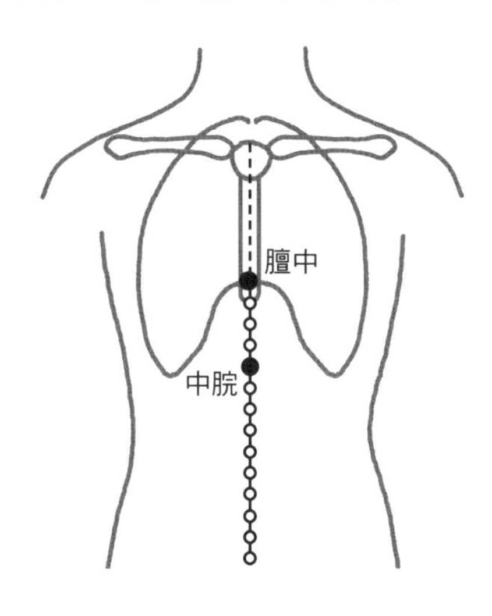

食道與胃：
心下痞，簡易按診食道與胃，膻中穴比中脘穴不舒服，偏食道問題；中脘穴比膻中穴不舒服，偏胃的問題。

膻中穴、中脘穴：
膻中穴在兩乳之間，中脘穴在肚臍上四寸。

＋ 知識補充站

消化道通常有200毫升左右的氣體存在，其中99%是氮、氧、二氧化碳、氫氣及甲烷等。消化道內的氣體產生量與排泄量是平衡的，如果這平衡關係崩解，就會造成腹脹。消化道內的空氣70%來自口腔，其他是來自胃腸的黏膜或細菌產生，這些空氣有10%從口腔或肛門排出，90%還是要經過消化、吸收之後，透過心臟、肺臟，再從呼吸道（鼻腔）排出。所以虛證（體虛氣弱）的人如果胸悶腹脹，適合附子瀉心湯與甘草瀉心湯，實證（體臭、易怒）的人如果胸悶腹脹，適合大黃黃連瀉心湯與生薑瀉心湯。

1-18 心下滿而鞕痛大陷胸湯，滿而不痛半夏瀉心湯（98~99）

98.傷寒五、六日，嘔而發熱者，柴胡湯證具，而以他藥下之，柴胡證仍在者，復與柴胡湯。此雖已下之不為逆，必蒸蒸而振，卻發熱、汗出而解。**若心下滿而鞕痛者**，此為結胸也，**大陷胸湯**主之。**但滿而不痛者**，此為痞，柴胡不中與之，**宜半夏瀉心湯**。

99.本以下之，**故心下痞，與瀉心湯。痞不解**，其人渴而口燥煩，小便不利者，**五苓散主之。**

《傷寒論》望診之外，配合腹診是必要的，尤其是急性病更該配合診斷。

43.小結胸，**病正在心下，按之則痛**，小陷胸湯。

44.結胸熱實，**心下痛，按之石鞕者**，大陷胸湯。(軍硝遂)

73.**心下悸，欲得按者**，桂枝甘草湯。

74,**臍下悸者…欲作奔豚**，茯苓桂枝甘草大棗湯。

75,**心下滿，微痛**，桂枝湯去桂加茯苓白朮湯。

78.下利後更**煩，按之心下濡者**，宜梔子豉湯。

94.**心下痞，按之濡**，大黃黃連瀉心湯主之。

95.**心下痞**，復惡寒汗出，附子瀉心湯主之。

96.**腹中雷鳴，心中痞鞕而滿**…甘草瀉心湯主之。

97.**心下痞鞕，乾噫食臭，脅下有水氣，腹中雷鳴下利者**，生薑瀉心湯主之。

101.**心下痞鞕，噫氣不除者**，旋覆代赭石湯主之。

114.**心中有水氣**，發熱不渴，小青龍湯主之。

151.**心下鞕，雖能食，以小承氣湯，少少與微和之**，令小安。

206.**腹部滿，脅下及心痛，久按之氣不通**，鼻乾、嗜臥，一身及目悉黃，小柴胡湯。

217.**腹中痛，或脅下痞鞕，或心下悸**，小柴胡湯主之。

220.**頸項強，脅下滿**，手足溫而渴者，小柴胡湯主之。

222.**脇下鞕滿，不大便而嘔，可與小柴胡湯。**

226.**胸脅滿微結，小便不利**，心煩，柴胡桂枝乾薑湯。

231.**胸滿脅痛者，與小柴胡湯**。脈但浮者，與麻黃湯。

232.**心中痞鞕，嘔吐而下利者，大柴胡湯主之。**

235.**胸脅滿而嘔，日晡所發潮熱**，先小柴胡湯解外，後柴胡加芒硝湯。

242.**邪氣因入，與正氣相搏，結於脅下，小柴胡湯主之。**

252.**腹脹滿者，厚朴生薑半夏甘草人參湯主之。**

253.**腹滿痛，急下之，宜大承氣湯。腹滿不減，減不足言，當下之，宜大承氣湯。**

312.**小腹滿，按之痛者，此冷結在膀胱關元。（宜針灸關元）**

從以上25條條文98.「心下滿而鞕痛」與「滿而不痛」、99.「心下痞，痞不解」，肯定腹診是非常重要且必要的，對初診的重病患者尤其重要。醫生可以從按之作臨床體驗，石硬、濡、痛，甚至氣不通的感覺是非常微妙的；按之，痛會跑來跑去，是橫膈膜呼吸問題多；按之，痛點固定是消化道方面問題多。

腎經脈腹部要穴

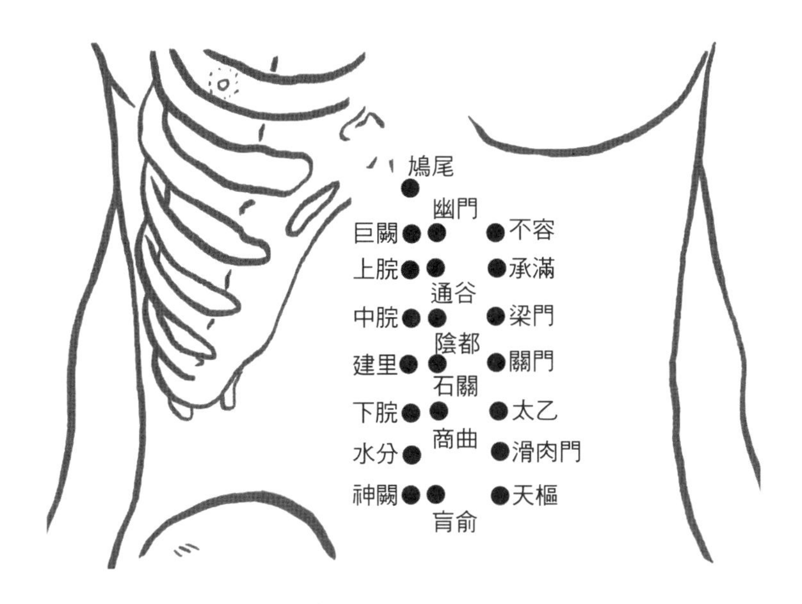

心下滿痛腹診（腎經脈腹部要穴）
按之滿而鞕痛服大陷胸湯，按之滿而不痛服半夏瀉心湯。

✚ 知識補充站

主動脈入腹部，先在劍突與臍部的中間分左、右腎動脈，然後到肚臍再分成左、右髂動脈，所以，**劍突到臍部之間觸診腹部的拍動，是診察腫瘤的重要線索**，特別是臍部周邊到其上部4~5公分的上腹部，很大比例的**腹部主動脈瘤與腎動脈下的動脈瘤在此部位可以觸知。**

主動脈炎症候群，腹部聽診不可或缺，尤其是高齡者與高血壓患者更加必要，這類患者的腹部及髂動脈異常的機率大；心下滿而鞕痛，反應下降主動脈或下腔靜脈循環不良，心下滿而不痛或痞，則反應肝門靜脈循環不良。

1-19 理中湯理中焦，利在下焦赤石脂禹餘糧湯（100~102）

100.傷寒服湯藥，下利不止，心下痞鞕，服瀉心湯已，復以他藥下之，利不止，醫以理中與之，利益甚。理中者理中焦，此**利在下焦，赤石脂禹餘糧湯主之**。復利不止者，當利其小便。

101.傷寒發汗，若吐，若下，解後，**心下痞鞕，噫氣不除者，旋覆代赭石湯主之**。

102.傷寒大吐、大下之，極虛，復極汗出者，以其人外氣怫鬱。復與之水，以發其汗，**因得噦，所以然者，胃中冷故也**。

《難經－扁鵲》「七門：唇爲飛門，齒爲戶門，會厭爲吸門（食道入口），胃爲賁門（食道與胃之間），太倉下口爲幽門（胃與十二指腸之間），大腸小腸會爲闌門（迴腸與升結腸之間），下極爲魄門。」

六經病症中，消化器官方面，從陽明病「胃家實，脈大」到太陰病「腹滿而吐，食不下，時而腹痛，若下之，必胸下結鞕，自利益甚」，以至厥陰病「消渴，氣上撞心，心中疼熱，飢而不欲食，食則吐蚘，下之利不止」，示意食物從消化到吸收、到排泄三階段過程中，每個環節若有問題，其病情發展之狀況。

小博士解說

腸肝循環是膽經脈路徑的部分表現，生活上與飲食關係最密切，少量多餐多變化才是妙；整體腸肝循環中有關膽汁的循環，幾乎是友其士之仁者，肝臟與膽的關係則互為事其大夫之賢者，反此者，容易肝腸寸斷。

當膽囊接受從肝臟來的膽汁，就負責其貯留與濃縮的生體機能，《傷寒論》的瀉心湯族群中，甘草瀉心湯、生薑瀉心湯、半夏瀉心湯、旋覆代赭石湯等四方，以及柴胡湯族群中的小柴胡湯、柴胡桂枝湯、柴胡加芒硝湯等三方，煮法都強調煮半去渣，再煮半，即具有濃縮特質，幾乎與膽囊的生體運作相似。這些藥汁進入腸胃道後，與膽囊有同氣相求的共鳴，此七方能直接觸及膽囊的濃縮作業。

另外，大青龍湯與大承氣湯，一太陽與一陽明，與屬少陽的前七方，也是左鄰右舍；大青龍湯水九公升煮麻黃七公升，再加藥煮成三公升，去渣。大承氣湯一斗煮厚朴、枳實五公升，去渣內大黃煮二公升，去渣，內芒硝微火一兩沸。麻黃是輕抬之藥，厚朴、枳實則是重墜之藥，為使其藥效充分發揮，煮法也因此有所差異，前者煮至成藥再去渣，後者先煮一半就去渣，再煮。相較於前七方是針對濃縮作業起反應，此二方則是對貯留作業的感應較大，當然對濃縮作業的效益還是具有影響力，畢竟在化學食品氾濫之環境下，食用加有中藥的藥膳，比起化學食品，不但安全性相對高，同時更具有養生醫療效果。

心下痞適用湯方範例

心下痞	相關條文	主要辨症	適用湯方
心下痞不鞕	92. 心下痞，惡寒者	表未解，先解表	桂枝湯
		表解乃可攻痞	大黃黃連瀉心湯
	93. 按之自濡，但氣痞耳	脈浮緊，復下之，心下濡	半夏瀉心湯
	94. 心下痞，按之濡	關脈上浮	大黃黃連瀉心湯
	95. 心下痞，而復惡寒汗出者	惡寒汗出	附子瀉心湯
心下痞鞕	96. 胃中虛，客氣上逆，故使鞕也	非結熱，胃中虛	甘草瀉心湯
	97. 胃中不和，脅下有水氣，腹中雷鳴下利者	胃中不和	生薑瀉心湯
	98. 嘔而發熱者，柴胡證仍在者，復與柴胡湯	心下滿而鞕痛，此為結胸	大陷胸湯
		心下滿而不痛，此為痞	半夏瀉心湯
噫氣不除	99. 痞不解，其人渴而口燥煩，小便不利者	心下痞	瀉心湯
		痞不解，渴而口燥煩，小便不利	五苓散
	100. 利在下焦	不痞、利不止、小便不利	赤石脂禹餘糧湯
	101. 心下痞鞕，噫氣不除者	心下痞鞕、噫氣不除	旋覆代赭石湯
	102. 因得噦，所以然者，胃中冷故也	噦	理中湯

+ 知識補充站

肝膽相照是互相照顧，工（人）欲善其事（生活、生命），必先利其器（肝膽）。春生夏長宜吐納，肝靜脈回下腔靜脈再回心臟，秋收冬藏宜下暢，肝臟分泌膽汁，先將膽汁貯藏於膽囊，再分泌入十二指腸，最後從小腸末端回收入肝門靜脈回肝臟，部分從肝臟由肝靜脈回心臟，部分在肝臟內運作。所以，人要過彩色人生，要先養護肝膽。

1-20 心下悸、頭眩身瞤動真武湯（103~106）

103.太陽中風，**脈浮緊**，發熱惡寒，身疼痛，**不汗出而煩躁者，大青龍湯主之**。若脈微弱，汗出惡風者，不可服，服之則厥逆，筋惕肉　，此爲逆也。

104.傷寒，**脈浮緩**，身不疼但重，乍有輕時，**無少陰證者，大青龍湯發之**。

105.脈浮而緊，浮則爲風，緊則爲寒，風則傷衛，寒則傷榮。榮衛俱病，骨節煩疼，當發其汗而不可下也。

106.太陽病發汗，汗出不解，其人仍發熱，心下悸，**頭眩身瞤動，振振欲擗地者，眞武湯主之**。

只要是乏尿或無尿，發病之前多有生活品質低下之通病，不是過度勞累，就是飲食不當；調整生活步調，早睡、早上運動、少量多餐多變化是保健三大法寶。以自體免疫疾病方面患者爲例，若是上呼吸道出現類似感冒者，症狀明顯適合人參敗毒散，不明顯就柴胡桂枝湯；下泌尿道排泄不順暢者，症狀急則宜眞武湯，症狀若有若無則腎氣丸。

男人怕腎虧（性功能障礙）、怕雄風不現（如男性生殖器官不舉、早洩），由於外生殖器官的肌肉，如球海綿體肌，其表現與攝護腺及排尿關係甚爲密切，對一般人而言，很難辨識是性功能障礙，還是泌尿方面的問題。再者，短時間內大量喝水，尤其冰冷啤酒、西瓜汁、椰子汁，確實會影響下體的循環，當外生殖器官的血液循環不良，很容易發生勃起障礙；加上購買利尿劑方便，甚至有人服用成習，利尿劑確實可以消一時的浮腫與腫脹，讓人感覺較輕鬆，但是利尿劑可能損傷重要組織的灌流也不容輕忽。除了腎衰竭等腎臟疾病外，腎臟具有排除過剩的水與鈉的功能，以保持正常的細胞外液量。浮腫的時候，不管細胞外液量是否增加，腎臟繼續貯留水分與鈉，此情況下，從血管內到間質的體液移動造成血漿量減少，組織的灌流低下，相對的就啓動了代償作用；腎臟水分與鈉貯留造成的浮腫，以心衰竭、肝硬化及腎病（Mephroen）症候群三種爲多。

《傷寒論》中，皮表體液蓄留多的話，小青龍湯專治「表證不解」、「小腹脹滿而呼吸不順暢」，主要功效是促進肺臟的肺靜脈循環；通常早上晨起時臉稍浮腫，雙手也浮腫，握拳不方便，活動20~30分鐘後就消腫的人，長期缺乏有氧運動是主因。發育中的孩童，適合早上服用小青龍湯科學中藥粉三公克，可以縮短臉部及雙手浮腫的時間。實證上，不少父母用之見效，嘖嘖稱奇，但，小青龍湯終究還是藥，方中的麻黃、乾薑……等對血液並非長期有益，培養運動習慣才是根本之道，用小青龍湯消腫利尿，畢竟只是權宜之計。

小博士解說

西醫病理學上，浮腫基本上只有兩個原因，全身浮腫的主要原因，是腎對鈉及水的貯留，是宜用五苓散、豬苓湯、真武湯；局部浮腫，是淋巴管無法將微血管過濾的體液從間質部分回到血管內而出現閉塞，此閉塞現象，就會引起浮腫。

大青龍湯與真武湯的異同

湯方	大青龍湯	真武湯
組成	麻黃、桂枝、炙甘草、杏仁、生薑、大棗、石膏	茯苓、芍藥、白朮、生薑、炮附子
煮服法	水九升先煮麻黃成七升，去上沫，內諸藥煮取三升，去渣，溫服一升，取微似汗，汗出多者，溫粉撲之	水八升，煮取三升，去滓，溫服七合，日三服。
症狀	無少陰證，身不疼但重，乍有輕時	心下悸，頭眩身瞤動
望診、脈診	眼神定有精神，脈浮緩或浮緊	眼神不定或倦，脈浮細沉或弦遲
觸按診	（1）左液門、中渚陷 （2）風府、風池較僵硬 （3）崑崙比太溪陷	（1）右液門、中渚陷 （2）風府、風池也塌陷 （3）太溪比崑崙陷

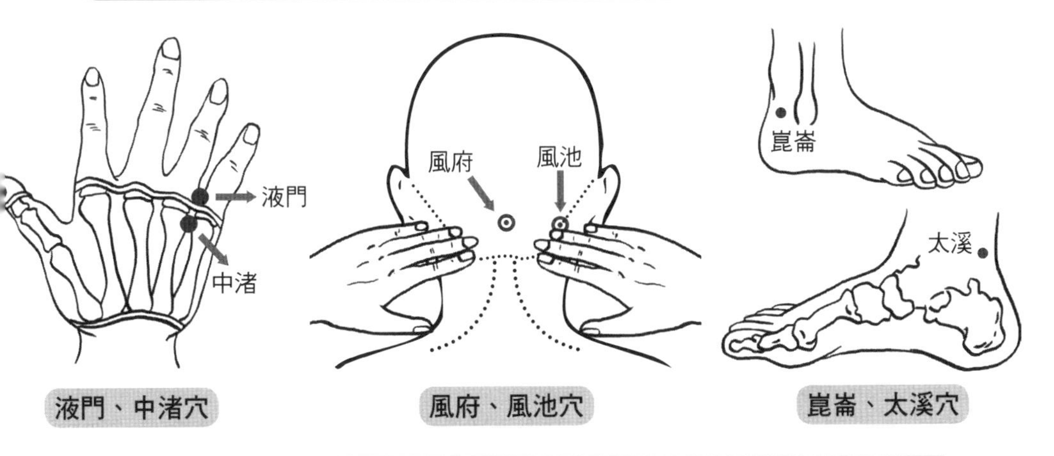

液門、中渚穴　風府、風池穴　崑崙、太溪穴

＋ 知識補充站

中國人「男怕戴帽子，女怕穿鞋子」，男人一旦頭大臉腫就是腎臟開始出現問題，是水分、體液、鈉的問題，女人一旦腳腫沉重，就是心臟開始出現問題，是淋巴、血液循環的問題。

臨床上，液門、中渚取代風府、風池，左液門較陷，針左液門、中渚瀉之；右液門、中渚較陷，針右液門、中渚補之，方便又效果快速，病人接受度很大。在經脈系統上，風府屬督脈，風池屬膽經脈，液門、中渚屬三焦經脈，在頸臂神經叢分布區域中，它們互相影響，左液門、中渚反應「太陽之為病，脈浮，頸項強痛」，右液門、中渚則是反應「少陰之為病，脈微細但欲寐」。

1-21 不能得小汗出，身必癢桂枝麻黃各半湯（107~111）

107.太陽病二日，反躁。反熨其背而大汗出，大熱入胃，胃中水竭，躁煩，必發譫語，十餘日，振慄，自下利者，此爲欲解也。故其汗從腰以下不得汗，欲小便不得，反嘔，欲失溲，**足下惡風**，大便硬，小便當數而反不數，及多，**大便已，頭卓然而痛，其人足心必熱**，穀氣下流故也。

108.服桂枝湯，大汗出，**脈洪大**者，與**桂枝湯**如前法。若形似瘧，一日再發者，汗出必解，宜**桂枝二麻黃一湯**。

109.太陽病，得之八、九日，如瘧狀，發熱惡寒，熱多寒少，其人不嘔，清便欲自可，一日二、三度發，**脈微緩**者，爲欲愈也；**脈微而惡寒者**，此陰陽俱虛，不可更發汗、更下、更吐也；面色反有熱色者，未欲解也。以其不能得小汗出，**身必癢，宜桂枝麻黃各半湯**。

110.**脈浮而遲**，面熱赤而戰惕者，六、七日當汗出而解，反發熱者差遲，遲爲無陽，不能作汗，**其身必癢也**。

111.太陽病，發熱惡寒，熱多寒少，**脈微弱**者，此無陽也。不可發汗，宜**桂枝二越婢一湯**。

桂枝麻黃各半湯是「陽證」用方，青龍湯類對增強免疫力貢獻很大，人都習於過勞，也對老化無奈，附子強心腎，有益於紓解過勞及減緩老化，比麻黃好用，且較適合長期服用。麻黃即使是一包科學中藥，只要不對證，幾乎立即有心悸反應；前列腺肥大的患者，服用麻黃類藥方可能造成尿閉，有心臟及高血壓患者，麻黃類的湯藥還是愼用爲宜。

青龍湯類對發育中的孩童，有增強免疫力的效果，服用科學中藥就有相當效果。桂枝麻黃各半湯對經常眼紅、身癢的孩童，可以調整其過敏性體質。桂枝二麻黃一湯對冷熱失調的孩童，有調理改善體質的效果。桂枝二越婢一湯則對身體悶熱、煩躁不安，有舒壓鎭靜之效。

眞武湯與四逆湯的日常運用，四逆湯類適合衰退症狀多的老弱族群；眞武湯是「陰證」用方，即使高燒，體溫高過攝氏39度，只要臉色、唇色、舌色寒氣重，手腳末端冰冷、畏寒、脈弱無力、尿色淡……等，都適合服用眞武湯。臨床上，可能出現高燒39度以上，脈跳動一分鐘120下以上，甚至舌苔微黃，只要口不渴，沒有食慾，臉色沒有溫病、熱病的現象，如果又有下利、頻便而稀的水便，多數屬眞武湯證，筆者長期使用湯方，對證當然要精準，在教學上，一再囑咐科學中藥眞武湯的附子不要超過0.5公克（一回），1~2小時服一次，依據臉色變化情形來加減調整，觀察注意附子的副作用是必要的。即使科學中藥被認爲藥效較慢較緩，但是附子類的四逆湯、眞武湯等，其振興心腎功能的作用是不容輕視的。

小博士解說

在免疫與新陳代謝方面，真武湯對支氣管、肺泡黏膜組織的新陳代謝作用較明顯，白虎湯則對消化器官的食道、胃、小腸、大腸的黏膜組織的新陳代謝較具療效。**真武湯有助改善慢性閉塞肺臟疾病（COPD），白虎湯有益於控制初期糖尿病**，含桂枝、麻黃的青龍湯類屬陽，黃連、黃芩的瀉心湯類屬陰，在臨床上施用藥劑這亦是一大指引。

桂枝二麻黃一湯 / 桂枝麻黃各半湯 / 桂枝二越婢一湯比較

湯方	組成	煮服法	主要症狀
桂枝二麻黃一湯	桂枝、芍藥、生薑、甘草、大棗、麻黃、杏仁	水五升，先煮麻黃一、二沸，去上沫，納諸藥，煮取二升，去滓，溫服一升，日再服	大汗出，脈洪大者，與桂枝湯如前法。若形似瘧，一日再發者，汗出必解
桂枝麻黃各半湯	桂枝、芍藥、生薑、炙甘草、大棗、麻黃、杏仁	水五升，先煮麻黃一、二沸，去上沫，納諸藥，煮取一升八合，去滓，溫服六合	面色反有熱色者，未欲解也。以其不能得小汗出，身必癢
桂枝二越婢一湯	桂枝、芍藥、生薑、炙甘草、大棗、麻黃、石膏	水五升，煮麻黃一、二沸，去上沫，內諸藥，煮取二升，去滓，溫服一升	發熱惡寒，熱多寒少，脈微弱

麻黃湯的效果與對象

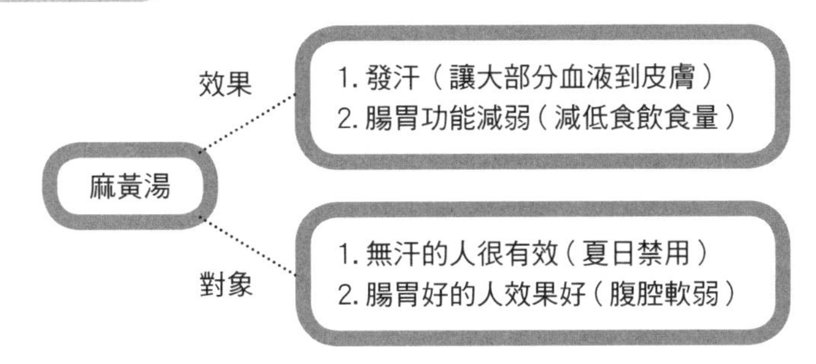

✚ 知識補充站

桂枝麻黃各半湯、柴胡桂枝湯、小柴胡湯、半夏瀉心湯、真武湯，隨著四季變化及生活工作狀況於其間加減，活動量少，藥方變化不大，反之，活動量大者藥方變化就隨之加大。

1-22 心中有水氣小青龍湯，煩躁茯苓四逆湯（112~117）

112.傷寒，無大熱，**口燥渴**，心煩，**背微惡寒者，白虎加人參湯主之**。

113.傷寒表不解，**心下有水氣**，乾嘔發熱而欬，**或渴**、或利、或噎、或小便不利，少腹滿，或喘者，**小青龍湯主之**。

114.傷寒，心中有水氣，欬而微喘，發熱不渴，**小青龍湯主之**。服湯已，**渴者，此寒去欲解也**。

115.下之後，復發汗，必振寒，脈微細，所以然者，以內外俱虛故也。

116.下之後，復發汗，晝日煩燥，不得眠，夜而安靜，不嘔不渴，無表證，脈沉微，**身無大熱者，乾薑附子湯主之**。

117.發汗，若下之，病仍不解，**煩躁者，茯苓四逆湯主之**。

乾薑附子湯與桂枝甘草湯大量頓服，主要在治療精神情緒不和諧，單單從乾薑、附子、桂枝、甘草等四味藥的藥性與功能，絕對看不出它們可以改善自律神經失調的狀況，但是，當焦點放在煮服法時，乾薑附子湯與桂枝甘草湯大量頓服，它們對咽喉、上食道括約肌、迷走神經等都極具養護功能，讀者要了解並相信仲景處方的原意，以現代的生理學與病理學來看，也有很多謀合之處。

73.發汗過多，其人叉手自冒心，心下悸，欲得按者，桂枝甘草湯主之。

116.下之後，復發汗，晝日煩燥不得眠，夜而安靜，不嘔不渴，無表證，脈沉微，身無大熱者，乾薑附子湯主之。

兩方皆是水三升煮一升「頓服」，頓有立即的意思，頓服一升就是馬上將一升藥水儘快喝下，當藥水大口進入口腔時，口腔黏膜、唾液腺（尤其是促動負責分泌70%唾液的下頜下腺，進而激活所屬的第九對腦神經舌咽神經）也在此際，波及鼻腔黏膜，令鼻腔與鼻竇（額竇、蝶竇、篩竇、上頜竇）也受連鎖傳遞；心下悸或晝日煩躁不安，多是一時的症狀，桂枝甘草湯之甘甜，或乾薑附子湯之辛辣，都可以透過「頓服」而帶動以上組織及神經，進而作一系列相關機制的微調，例如肚子餓了，吃了就不餓，口渴了，喝了就不渴；如果不是預期的停止心下悸，或仍覺煩躁，飲不止渴，或飢不欲食，則要變化服法，改以含嚥或頻服，或改用其他「止後服」的藥方，才可以紓緩症狀。

小博士解說

乾薑附子湯與桂枝甘草湯大量頓服，藥液數秒內入胃，動及食道三個狹窄處，與橫膈膜及下食道括約肌，影響橫膈膜的吸氣運作，帶動呼吸器官，改善鼻腔黏膜。屬溫熱藥性的乾薑附子湯與桂枝甘草湯，它們進入胃腸後，發揮溫補作用，會改善消化道的黏膜結構與生體作業，最重要的是「大量頓服」，如同剎那按摩食道三個狹窄處，這是《傷寒論》中立方的妙處。

小青龍湯藥味加減之適症

症狀變化	去藥	加藥	臨症用藥運用
渴	半夏	栝蔞仁三兩	理中丸：腹滿去白朮加附子，腹中痛去白朮加人參 四逆散：腹中痛加附子
微利	麻黃	附子一枚	
噎	麻黃	茯苓四兩	小柴胡湯：心下悸，小便不利，去黃芩加茯苓 理中丸：心悸加茯苓 四逆散：小便不利加茯苓
小便不利，少腹滿	麻黃	杏仁	
喘	麻黃	芫花（如雞蛋熱熬全赤色）	

小青龍湯 / 茯苓四逆湯比較

湯方	組成	煮服法	主治
小青龍湯	麻黃、桂枝、白芍、甘草、乾薑、細辛、半夏、五味子	水 1500 毫升先煮麻黃，減 200 毫升，去上沫，內諸藥，煮取 300 毫升，去滓，溫服 100 毫升	風寒客表、水飲內停、惡寒發熱、無汗、咳嗽、喘息、痰多而稀、苔潤滑、不渴飲、脈浮緊者。治痰飲咳喘或身體疼重，肢面浮腫者。
茯苓四逆湯	茯苓、人參、附子、炙甘草、乾薑	水 900 毫升，煮取 450 毫升，去滓，溫服 150 毫升，日三服	傷寒，發汗或下後，病仍不解，煩躁者。

✚ 知識補充站

小青龍湯主治咳而微喘，科學中藥小青龍湯是孩童發育中增強免疫力的良方。

心下有水氣是橫膈膜之下，腹腔有水氣，下三分之一食道循環功能不良，肝門靜脈與下腔循環不良，多見於嗜飲冰冷寒涼的孩童。

心中有水氣是橫膈膜之上，胸腔有水氣，上三分之二食道循環功能不良，上腔靜脈回流不良，多見於缺乏運動的孩童。

1-23 自愈，欲解，汗出而解，下之而解，調胃承氣湯（118~122）

118.太陽病，先下而不愈，因復發汗，以此表裏俱虛，其人因致冒，冒家汗出自愈。所以然者，汗出表和故也，得裏未和，然後復下之。

119.凡病，若發汗、若吐、若下、若亡血、若亡津液，**陰陽自和者，必自愈**。

120.問曰：病有戰而汗出，因得解者，何也？答曰：脈浮而緊，按之反芤，此為本虛，故當戰而汗出也。其人本虛，是以發戰；以脈浮，故當汗出而解也。若脈浮而數，按之不芤，此人本不虛，若欲自解，但汗出耳，不發戰也。 問曰：病有不戰而汗出解者，何也？答曰：脈大而浮，故知不戰汗出而解也。問曰：病有不戰、不汗出而解者，何也？答曰：其脈自微，此以曾發汗、若吐、若下、若亡血，以內無津液，**此陽陰自和必自愈，故不戰、不汗出而解也**。

121.問曰：傷寒三日，脈浮數而微，病人自涼和者，何也？答曰：此為欲解也，解以夜半。脈浮而解者，濈然汗出也；脈數而解者，必能食也；**脈微而解者，必大汗出也**。

122.太陽病未解，脈陰陽俱停，必先振慄，汗出而解。但陽脈微者，先汗出而解；**但陰脈微者，下之而解。若欲下之，宜調胃承氣湯**。

陰陽自和的人，頭不歪眼不斜。頭歪眼斜的人，多陰陽不和，多伴見頭顱骨的枕骨與頸骨歪斜，更嚴重的是隱藏著腦心血管問題。如果經常出現吞嚥障礙，又頭歪眼斜，不論是咳嗽、打嗝、多嘆氣，甚至嘔吐，最可能的問題就是動脈硬化現象在惡化中，其中最多的病例就是右鎖骨下動脈起始處異常，造成動脈性壓迫食道，形成狹窄。因為上了年紀的動脈硬化，除了漸進性之外，還有可能是全身性的硬化，只是部位不同而已。

口腔黏膜常出現問題，除了免疫問題之外，更要注意的是全身性的機能老化，除了相關的腦神經之外，胸腔的動脈，如食道與橫膈膜的動脈，也可能一併在病化中，不可掉以輕心。

陰陽不和會影響下部食道擴約肌（LES）的結構與機能，當LES壓低於正常值，腹壓會上升，造成胃食道逆流；只要食道體部無法正常蠕動性收縮，就會出現LES擴張而鬆弛，除了產生胃食道逆流之外，還會出現胸悶、心下痞悶等症狀，所以，於《傷寒論》中關於心下痞悶，三黃瀉心湯、半夏瀉心湯、甘草瀉心湯、生薑瀉心湯、調胃承氣湯、理中湯等，參合臨床其他症狀，各有不同的對症。胃黏膜具有防禦力，消化力強的胃液（鹽酸）存在胃裡面，胃黏膜不會受傷，可是，食道的重層扁平上皮的防禦機制弱，長時間接觸胃液的話，會傷害食道的黏膜上皮，造成食道炎，出現胸口灼熱的感覺；如形成瀰漫性潰瘍，就會造成逆行性食道炎，一出現胸口灼熱，適宜大黃甘草湯或小半夏湯、小半夏加茯苓湯等，稍嚴重就要瀉心湯群。

小博士解說

吞嚥困難不是食道性的問題，就是口腔咽頭性的問題。常見的問題有五類：①食道網病變（咽喉以上食道部位）、②逆流性食道炎潰瘍、③食道癌、④瀰漫性食道痙攣及⑤自體免疫疾病，造成食道炎或賁門痙攣症。

食道三狹窄部調理藥方與穴道

食道三狹窄部	代表湯方	診治穴道
食道入口部 （切齒起算 15 公分）	（1）甘草湯 （2）甘草桔梗湯	足三里 天突
主動脈交叉部到氣管分歧部 （切齒起算 25 公分）	（1）甘草乾薑湯 （2）半夏散及湯 （3）苦酒湯	肺俞 紫宮
食道裂孔部 （切齒起算 38 公分）	（1）麻黃升麻湯 （2）調胃承氣湯	肝俞 中庭

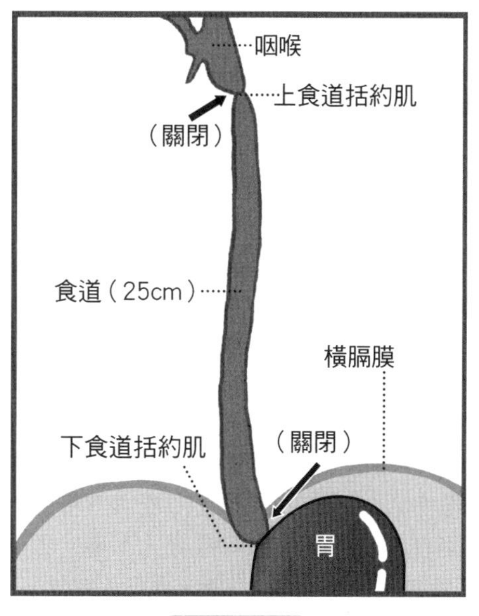

食道結構圖

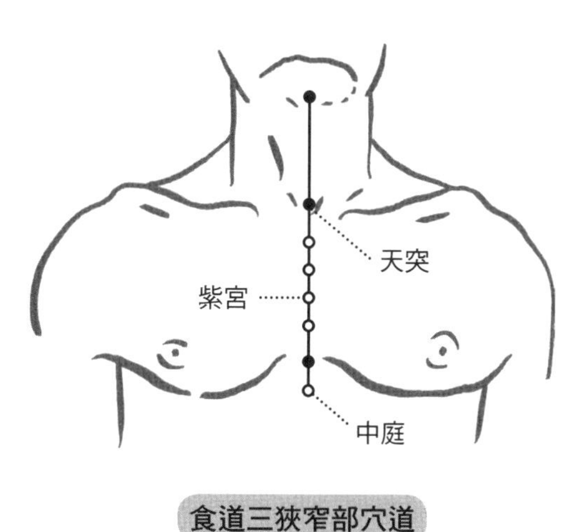

食道三狹窄部穴道

+ 知識補充站

食道有三個生理上的狹窄部位：

1. 上部：食道入口
2. 中部：主動脈交叉部到氣管分歧部
3. 下部：食道裂孔的橫膈膜通入口

這三處是異物容易停留的部位，也是癌症好發的部位。

1-24 肝乘脾名曰縱刺期門，肝乘肺名曰橫刺期門（123~124）

123.傷寒，**腹滿譫語，寸口脈浮而緊**，此肝乘脾也，名曰縱。刺期門。
124.傷寒發熱，嗇嗇惡寒，**大渴欲飲水，其腹必滿**。自汗出，小便利，其病欲解，此肝乘肺也，名曰橫。刺期門。

肝乘脾，觀念上，就是消化系統的問題；肝臟負責肝門靜脈收集營養，脾臟負責破壞老紅血球成爲膽紅素，提供給肝臟製造膽汁，肝則分泌膽汁入膽囊，膽囊將之濃縮並貯藏之，食飲之際，十二指腸開始消化吸收時，膽囊的膽汁、胰臟的胰液會進入十二指腸，膽汁經腸肝循環，於迴盲腸部分吸收回歸肝門靜脈再回肝臟；簡而言之，腸肝循環不順暢，就會造成脾臟方面的生體作業障礙。

刺期門穴，於「縱」的症狀，多刺左期門，對脾臟、胰臟、脾靜脈與左腎靜脈的側副循行路等都有改善的作用，尤其症狀剛出現的時候，條文 123. 肝乘脾「腹滿譫語」與「寸口脈浮而緊」是兩個重點，尤其是「譫語」，必是消化道問題已趨嚴重，影響及大腦作業，才會造成譫語。另外，條文 239.「婦人中風……譫語者，此爲熱入血室」，則是腦下垂體與子宮、卵巢之間循環有障礙，而造成譫語。

譫語是神志不清、胡言亂語，常由高熱引起，諸如謬妄（《內經－氣交變大論》）。狂語是邪熱亢盛。錯語是神志清醒。鄭聲是神志昏沉，重語無力，語聲低微，不相接續，心氣內積。

《傷寒論》所言期門穴區，此部位有肋間內肌、肋間外肌與橫膈膜，觸診其虛實也一樣，「獨陷下」是指肌質鬆垮塌陷的程度；期門穴在乳下第五、六肋骨縫間，胸大肌覆蓋於胸壁上部，含蓋了胸骨外側的第七肋軟骨，腹外斜肌覆蓋於胸腔，起始於第五到十二肋骨，因此，期門穴區的觸診包括了胸大肌與腹外斜肌的活動情形，獨陷下也是隨著症狀發展日漸形成的。

第十一對腦神經副神經負責斜方肌與胸鎖乳突肌的生體作業，斜方肌分布的範圍內除有風府、風池穴之外，還包括大椎、大杼、肺俞、肝俞等穴，大椎在第七頸椎與第一胸椎之間，大杼、肺俞、肝俞分別在第一、三、九胸椎旁寸半處；因此，比較風府、風池、大椎、大杼、肺俞、肝俞等穴的狀況，等於就是診察腦部（風府、風池）、胸部（大椎、大杼、肺俞）、腹部（肝俞），加上巨闕與期門穴。

小博士解說

秦國張儀（逝世於西元前310年）主張連橫，秦國聯合幾個諸侯國對抗其他諸侯國。公孫衍、蘇秦則主張合縱，齊國聯合幾個國力較弱的國家對付一個國力較強的國家，最後連橫勝過合縱，併吞其他諸侯國，統一了全國。

仲景取肝乘肺曰連橫，逆勢而上；蘇秦取肝乘脾曰合縱，縱貫天下，順勢而下。歷史是成為王，敗為寇，生命則是好死不如歹活。

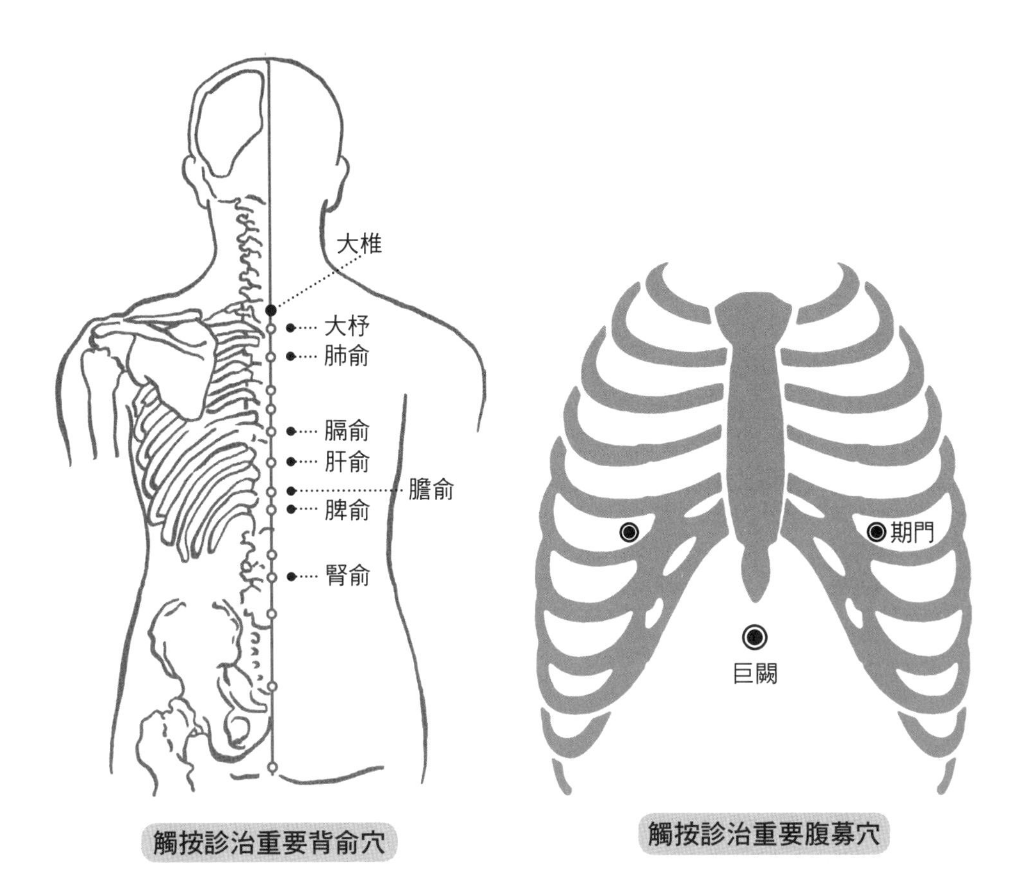

觸按診治重要背俞穴

觸按診治重要腹募穴

✚ 知識補充站

《傷寒論》所提的針灸穴道，在望診、觸按診上也提供可靠的臨床價值，如果肝俞、巨闕、期門狀況較差，飲食消化方面要加強調理；如果大椎、大杼、肺俞，則是呼吸及活動方面要加強；如果是風府、風池，則生活起居、作息、飲食、睡眠方面都要重新調整，最好能夠作時間印章（Chronodex），完整地記錄與規劃生活細節，從中做調整、改善。

脈不可不診，條文501.「人病脈不病，名曰內虛，以無穀神，雖困無害」，如果生活調理、營養均衡，病情就可以大大改善，不必針、灸、砭、藥；又如同「脈病人不病，名曰行屍」、552.「陰脈不至，腎氣微，少精血，奔氣促迫，上入胸膈，宗氣反聚，血結心下，陽氣退下，熱歸陰股，與陰相動，令身不仁，此為尸厥。」這些病狀都是時下過勞族群的寫照，很多人撐到死還不知道自己已病入膏肓，猶如行屍走肉而不自覺。

1-25 太陽病欲解時，上班時間（125）

125.太陽病欲解時，從巳至未上。（9:00am~3:00pm）

太陽經欲解時辰爲9:00am~3:00pm（巳、午、未）**，以順氣一日分爲四時，此正當是夏長，是人長志氣最精采的時分**，同時這也是生氣蓬勃及對抗危險的時分，身體、心理、物質各方面都要動起來，同時這也是汗、屎、尿最多的時段，尤其是汗。在每個人綻放生命活力的同時，都需要腎上腺皮質素來共同作業；所有內分泌激素，因日、夜、歲、性別、年齡、體質不同一定會有差異，腎上腺皮質素作用於交感神經，能使心跳加速並維持其正常運作，使人活得有活力，活得更精彩。

頭部時鐘（SCN）有下視丘腦下垂體門脈，腹部時鐘（肝與消化道）有肝門脈循環，肝經脈上行至額，與督脈會於巔，就是兩者的溝通路徑；人爲了生存，基本上或必需性的生理機能，非得靠時鐘機轉運作不可。是以，時鐘遺傳因子（clock）的生理作用（Non-clock funtion）就負責維護生體正常運作的功能；時鐘遺傳因子異常，是「頭部時鐘」的食慾調節出了問題，影響睡眠或相互影響，或者是「腹部時鐘」管控脂質、血糖的機制出了問題，或者飲食方面出狀況，它們雖各自爲政，但又互相牽連，既是拮抗又是協調的互動關係。

六經欲解時辰，「頭部時鐘」感應人的生體作業，就是順氣一日分爲四時來感應天地運作，晨春、午夏、夕秋、夜冬，少陽是寅、卯、辰（3:00am~9:00am），是起床活動的時刻，厥陰是丑、寅、卯（1:00am~7:00am），與少陽重疊兩個時辰，是睡睡醒醒的時辰。少陽之爲病，口苦、咽乾、目眩，是膽汁循環有問題，腸肝循環有狀況；厥陰之爲病，消渴、氣上衝心、心中疼熱、飢不欲食、食則吐蚘、下之利不止，則是肝臟與膽囊及胰臟之間的運作有問題。

太陽欲解時分巳、午、未（9:00am~3:00pm），是大多數人上班和活動的時段，這時段人是否精采，就看少陽寅、卯、辰（3:00am~9:00am）與厥陰丑、寅、卯（1:00am~7:00am）之生體總體表現是否優質？少陽與厥陰時辰是人的睡眠與早餐的時辰，此時間睡眠品質與早餐的營養攝取越優質，太陽欲解時分巳、午、未（9:00am~3:00pm）的活動自然精采，多屬有成就的快樂人。

反之，巳、午、未（9:00am~3:00pm）黯淡無光者，少陽寅、卯、辰（3:00am~9:00am）與厥陰丑、寅、卯（1:00am~7:00am）難免問題重重，多不如意、喜怨嘆。總而言之，人體陰陽所屬的欲解時分，與在該時段之身心作業及生活態樣，有互爲牽連影響的效應；什麼時段該做什麼事，是有其軌跡可循，長期違反生理機能，逆向而行，終究是要賠上健康。

小博士解說

腹部時鐘即中樞時鐘（SCN），是以交感神經為神經傳達中心，並以副腎皮質荷爾蒙為中心的液性因子，透過時間訊號傳達到末梢組織，寒暖冷熱等環境因子，以及睡眠、覺醒韻律，全在SCN控制中；但是，肝、消化器官等末梢時間則不受SCN影響，只對血液中的成分回應。

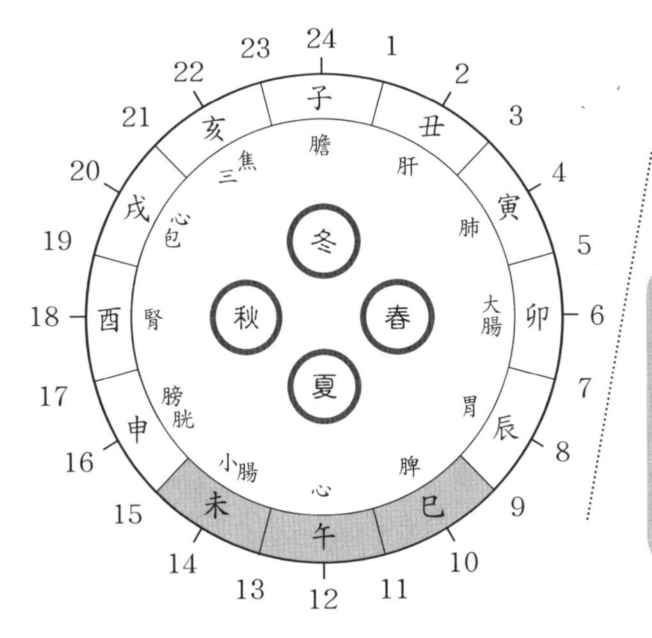

太陽病欲解時，從巳到未
（9:00am~pm03:00）

太陽欲解時辰（巳、午、未）是人最精采的時間，也是大多數人上班時間。從少陽時分到陽明時分，太陽時分是橋樑，少陽的整備時間有備而來，兩陽合明的陽明休息時間，必然輕鬆愉快。

對照六經始末條文，陰陽兩者不同的是三陽部分，兩者相同的是三陰部分

	開始（之為病）	結束（欲解時辰）
太陽	脈浮，頭項強痛而惡寒	從巳至未上
陽明	胃家實	從申至戌上
少陽	口苦、咽乾、目眩	從寅至辰上
太陰	腹滿而吐，食不下，自利益甚，時腹自痛，若下之，必胸下結鞕	從亥至丑上
少陰	脈微細，但欲寐	從子至寅上
厥陰	消渴，氣上撞心，心中疼熱，飢而不欲食，食則吐蚘，下之利不止	從丑至卯上

＋ 知識補充站

《傷寒論》論及六經欲解時辰，是少陽、太陽、陽明、太陰各六小時，合之二十四小時，屬於少陰與厥陰的各自六小時，與太陰及少陽重疊，是以少陰與太陰關係密切，厥陰與少陽關係密切；至於少陰與厥陰的交接關係，分別是少陰（子、丑、寅11:00pm~5:00am）、厥陰（丑、寅、卯1:00am~7:00am），丑時1:00am~3:00am是雞鳴時辰，寅時3:00am~5:00am是日出時辰，寅、丑時辰是一般人起床時間，年紀大者多早起，大多在寅時，年紀輕者多晚起，大多在卯時（5:00am~7:00am），甚至到辰時（7:00am~9:00am）才起床。

第2章

陽明病、少陽病

ɸ陽明病（條文 126~213），126. 陽明之為病，胃家實也。

ɸ少陽病（條文 214~244），214. 少陽之為病，口苦、咽乾、目眩。

陽明病泛指消化器官—食道、胃、小腸、大腸……等方面的疾病，少陽病則屬消化附屬器官—肝臟、膽囊、胰臟……等的疾病。

少陽病的主要活動時辰是上午 3 點 ~9 點（寅、卯、辰時辰），是太陽東昇的時候，所有的新陳代謝系統幾乎都在這段時間開始加速作業，提供人們更好的腦力、活力，活出更好的生活品質。《內經 · 順氣一日分為四時篇》要每個人都要活出春生、夏長、秋收、冬藏的二十四小時時序。

陽明病的主要活動時辰是下午 3 點 ~9 點（申、酉、戌時辰），太陽西下的時候，是人們工作結束後休息的時段，所有的消化系統最適合在這段時間保養；如果這段時間還工作不停，將傷損生命力，破壞生活品質，《傷寒論》六經病的分野與欲解時辰的區隔，雖然模糊，然，逐條經文去紮根，再三品味，都能活用於現實生活上。

2-1 陽明之為病（126~131）

126.陽明之爲病，**胃家實**是也。

127.傷寒三日，**陽明脈大**。

128.本太陽初得病時，發其汗，**汗先出不徹**，因轉屬陽明也。

129.陽明病，若**能食**，名中風；**不能食**，名中寒。

130.問曰：陽明病外證云何？答曰：**身熱汗自出**，不惡寒反惡熱也。

131.問曰：病有得之一日，不發熱而惡寒者，何也？答曰：雖得之一日，惡寒將自罷，即**自汗出而惡熱**也。

脾胃主四肢，四肢活動量大則脾胃健康；反之，脾胃出問題，四肢活動量必減少。上肢六手經脈，寫實胸腔心肺功能與上肢活動度。下肢足六經脈，寫實腹腔的消化、排泄、生殖等功能與下肢活動度。胸腔或腹腔循環不良，會胸悶、腹脹，相對地，上肢與下肢出現不靈活或不舒服，多胸腔與腹腔的體液積滯不通，《傷寒論》從條文 3. 桂枝湯的鼻鳴、乾嘔，到條文 470. 當歸四逆湯的腸鳴，幾乎含蓋胸水與腹水的前兆。

胸悶與腹脹，是臟器生病的前兆，輕者循環功能不良，嚴重可能形成腫瘤，腹部腫瘤是造成腹脹的主因之一，多伴有其他相關臟器的疾病。

腹脹是腹腔內的腹壁或後腹壁的容積快速地（太陰病、厥陰病）或慢慢地（陽明病、少陽病）脹滿，可能是間歇性腹部脹滿，也可能持續性腹部脹滿。腹腔內容積增加，是因爲腹部方面異常氣體貯留（鼓脹）及液體貯留（腹水），亦可能是大型腫瘤性病變及妊娠子宮變大造成。腹腔外容積增加，最常見的是肥胖併見腹壁脂肪沉澱。

胃中虛與胃中不和是生活習慣不良造成，多是飲食不當造成，長時間睡眠不足的人最爲常見。中藥可以改善胃腸狀況，但要配合調整生活習慣才能根治，否則胃潰瘍、胃出血、胃癌的機率相對提高；幽門桿菌是造成胃炎的主要病因，但是生活習慣不良，更是滋生幽門桿菌的好機會。

小博士解說

腹部診斷最重要的是「觸肝」，心臟功能不全（衰竭），觸摸肝臟表面，如**肝下緣呈平滑狀則表示鈍化（末期才會僵硬）**；通常從**右脇肋部到右鎖骨正中線上較容易觸取**；嚴重三尖瓣逆流時，收縮期血逆流至下腔靜脈與肝靜脈，觸診**肝臟拍動（Liver pulsation）**可知有無腹水、脾腫大或其他腫瘤等現象。在高齡化社會，罹患腹部主動脈瘤者占人口1~2%，65歲以上因主動脈瘤破裂致死者占2%，其中約半數緊急送醫，致死率仍達30~60%。肝硬化狀況，肝門靜脈與下腔靜脈連絡的側副血行，通常在肚臍上方及周圍出現的機率很大，所以，臨床上輔助以**腹部診斷是很重要的**。

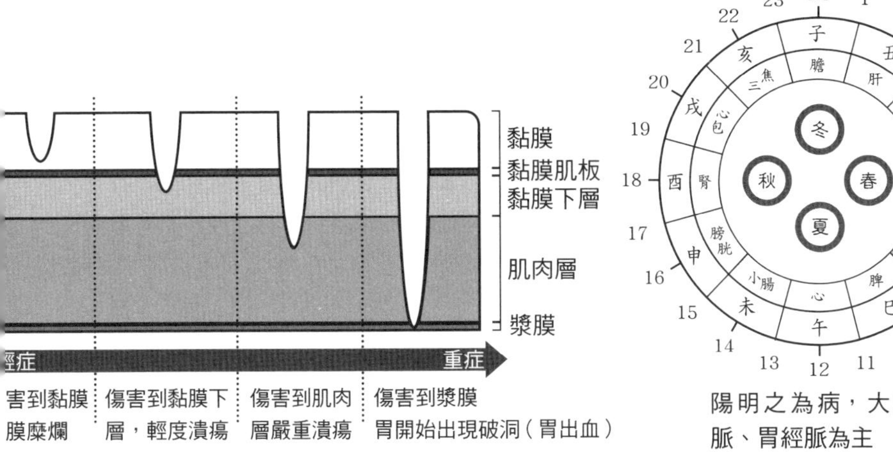

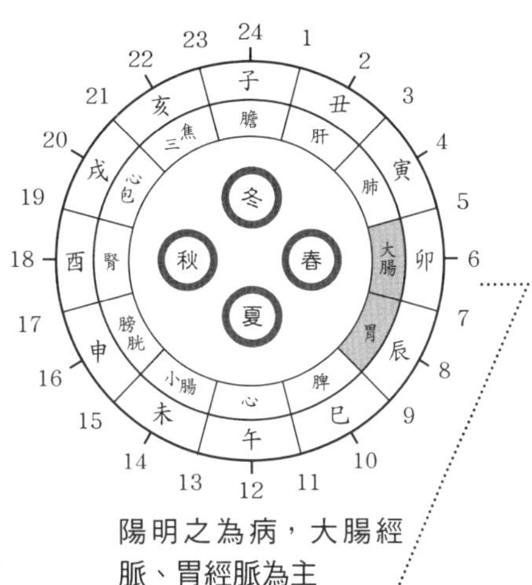

消化道黏膜的傷害與診治

傷害程度	輕度傷害	中度傷害	重度傷害
病名	下食道括約肌 胃底發炎	逆流性食道炎 輕度胃潰瘍	重度胃潰瘍 胃出血
病症	心下悶或疼痛	胸口悶熱疼痛 或胃部不舒服	腹部劇痛 或大便出血
腹診穴道	中脘穴疼痛	中脘穴疼痛、 璇璣穴更疼痛	中脘穴疼痛、 下脘穴與天樞穴更痛
針灸穴道	足三里	足三里、曲池穴	足三里、曲池穴、 太衝穴
調理藥方	桂枝湯、大黃黃連瀉心湯、附子瀉心湯	半夏瀉心湯、生薑瀉心湯、甘草瀉心湯	小建中湯、小柴胡湯、黃連湯
生活要項	飲食禁忌如桂枝湯	飲食禁忌如桂枝湯、 早睡不能熬夜	飲食禁忌如桂枝湯、 早睡不能熬夜、 停止工作，好好休息

✚ 知識補充站

《標準消化器病學》（日本醫學書院，2009年出版）提到，胃潰瘍、十二指腸潰瘍的臨床症狀─消化性潰瘍的自覺症狀中，疼痛是頻率最高的，一般以心窩部疼痛為多（心下痞─建議服用小承氣湯、甘草瀉心湯，心下硬痛─建議服用大承氣湯、大柴胡湯），從疝痛、刺痛、悶痛、鈍痛各種狀況都可能發生；十二指腸潰瘍多出現於空腹時或夜間疼痛（建議服用附子粳米湯、小建中湯），飲食之後多會較輕快；胃潰瘍多出現於飲食後疼痛（建議服用半夏瀉心湯、小柴胡湯），其他症狀為噁心、嘔吐，腹部脹滿感、吐血、泥便……，除心窩部壓痛以外，其他牽連性疼痛的機序多不清楚，胃潰瘍壓痛點常是第10至12胸椎突起左右兩旁3公分處（膽俞、脾俞、胃俞）。

2-2 陽明居中，主土也，萬物所歸（132~135）

132.問曰：惡寒何故自罷？答曰：陽明居中，主土也，萬物所歸，無所復傳，始雖**惡寒，二日即止**，此爲陽明病也。

133.問曰：何緣得陽明病？答曰：太陽病若發汗、若下、若利小便，此**亡津液，胃中乾燥**，因轉屬陽明。**不更衣**、**內實**、**大便難**者，此名陽明也。

134.問曰：病有太陽陽明，有正陽陽明，有少陽陽明，何謂也？答曰：太陽陽明者，**脾約**是也；正陽陽明者，**胃家實**是也；少陽陽明者，發汗、利小便已，胃中燥，煩實，**大便難**是也。

135.陽明病，**脈浮而緊**者，必潮熱發作有時。**但浮**者，必盜汗出。

若發汗（活動量大或天熱）、若下（吃喝不當）、若利小便（喝飲不當），此亡津液，胃中乾燥，轉屬陽明。不更衣（不大便）、內實、大便難者，此名陽明。脈浮而緊者，必潮熱發作有時。但浮（而不緊）者，必盜汗出。

飲食所含營養影響生體作業，養益人體內約 190 億條微血管。微血管在肝臟裡負責血液解毒，肺臟的微血管在肺泡裡負責氣體交換；微血管受很多因素影響，如鈣離子影響肌肉收縮、血液凝固與神經傳導，再加上甲狀腺激素影響鈣與磷的平衡。

另外，細胞內液的鉀與外液的氯、鈉等都會影響微血管的新生；良好的微血管新生，讓人健康快樂，不好的微血管新生如微腫瘤、肥胖脂肪等，都會讓人生病，甚至死亡；不論是胸腔的疾病或腹腔的疾病，都與微血管的新生息息相關，微血管是動脈到靜脈的交通管道，當三者之間的循環不良時，就會出現體液滲出或者形成淋巴液，現代醫學可以檢查出它們的差異，給予適當的治療。在此之前，《傷寒論》的六經病辯證論治，是可以防範於未然。

小博士解說

條文133.論述「不更衣」，換句話說就是不大便，從此延伸出的相關條文：

1.不更衣：134.「太陽陽明者，脾約是也」、146.「…大便則鞕，其脾為約，麻仁丸主之」，麻仁丸改善輕度便秘。古時候，大便登廁有更換衣服的習慣，「不更衣」表示排便困難未大便，所以不必更衣。

2.內實：134.「正陽陽明者，胃家實是也」，與145.151.的小承氣湯、147.148.的調胃承氣湯，都可改善一般便秘。

3.大便難：149.150.151.的大承氣湯，改善嚴重便秘。

臨床上，高齡者38℃以下的微微發燒，如果肺是基礎疾病者，晚上還會出現盜汗現象，需一直更換汗濕的衣物(更衣)，保持乾爽，以防著涼。

胸膜液、腹膜液體液分析

胸腹區積水	漏出液	滲出液
外觀	透明、黃褐色	混濁、血性、膿性、乳糜性
比重	< 1.015	> 1.017
蛋白濃度	< 2.5g/dl	> 4.0 g/dl
血清、腹水蛋白濃度差	> 1.1g/dl	< 1.1g/dl
總蛋白質	小於血清之 50%	大於血清之 50%
葡萄糖	大約等於血清值	略小於血清值
紅血球	很少	常大於 10000/ul
白血球	< 1000/ul	> 1000/ul
Rivalta 試驗	陰性	陽性
腹水 LDH/ 血清 LDH 比	< 0.6	> 0.6
纖維蛋白析出	少	多
細胞成分	少	多（多核白血球、淋巴球）
原因	1. 肝門脈壓、體液靜壓亢進 2. 血漿膠質滲透壓低下（低蛋白血症） 3. 腎絲球體過濾量減少 4. 下腔靜脈壓亢進	1. 炎症及膿瘍造成血管滲透壓亢進 2. 微血管通透性增加 3. 淋巴再吸收減少（常見感染與腫瘤）
胸水	鬱血性心臟衰竭 肝硬化 腎病症候群 低蛋白血症	肺結核 細菌性、病毒性肺炎 氣管、淋巴、肺部惡性腫瘤、紅斑性狼瘡
腹水	鬱血性心臟衰竭 肝硬化 腎病症候群 低蛋白血症	細菌性腹膜炎 惡性腫瘤 胰臟炎 創傷

✚ 知識補充站

Rivalta試驗是漿液黏蛋白定性實驗，漿液粘蛋白是多醣和蛋白質形成的複合物。積液試驗陽性（+）為滲出液，陰性（-）為漏出液，用於鑑別胸水及腹水是否炎症的常規檢查：

1.滲出液可分為感染性、非感染性，有時可見於惡性腫瘤。

2.漏出液屬非炎症性，肇因多為血漿膠體滲透壓降低，血管內壓力增高，淋巴管阻塞等。

2-3 脈遲桂枝湯，脈浮麻黃湯（136~141）

136.陽明病，**脈遲，汗出多**，微惡寒者，表未解也，**可發汗**，宜桂枝湯。

137.陽明病，**脈浮，無汗而喘**者，**發汗則愈**，宜麻黃湯。

138.陽脈**微而汗出少者，爲自和**也；汗出多者，爲太過。陽脈實，因發其汗，出多者，亦爲太過。太過者，爲陽絕於裏，亡津液，大便因鞕也。

139.陽明病法多汗，反無汗，其**身如蟲行皮中狀者，此以久虛故**也。

140.陽明病，初欲食，小便反不利，大便自調，其人骨節疼，翕翕如有熱狀，奄然發狂，**濈然汗出而解者，此水不勝穀氣，與汗共併，脈緊則愈。**

141.傷寒發熱無汗，**嘔不能食，而反汗出濈濈然者，是轉屬陽明**也。

仲景用方中桂枝湯是最具代表性的，除了煮服法與禁忌領軍全書116藥方之外，條文3.、92.、136.要整合在一起解讀，3.表證用桂枝湯；92.表證裡證兼具要解表；136.是表未解，證狀幾乎全是裏證。

陽明病必要條件是胃家實（胃蠕動有問題），脈遲多見裏病，汗出多見於表病，條文136.中，雖然脈遲，卻出現汗出多，最重要的是「微惡寒」，只要稍微惡寒，即爲表不解，剛開始感冒，或是流汗多要感冒的時候，就是條文136.的表現，桂枝湯的服飲啜熱稀粥，溫覆取微似汗，是從保健胃腸、肝臟、橫膈膜下手而見效。

條文136.重點是不拘泥「脈象」的「陽浮而陰弱」或「遲」，都用桂枝湯，仲景屬意「固根本」與「皮之不存，毛將安附焉」，就是「固表」與「護裏」一樣重要，尤其是啜熱稀粥與溫覆取微似汗，因此，條文38.太陽病，下之後氣上衝者與桂枝湯。

條文109.桂麻各半湯強調「脈微緩者，爲欲愈也」與「脈微而惡寒者，此陰陽俱虛，不可更發汗、更下、更吐也；面色反有熱色者，未欲解也。」桂麻各半湯不是「發汗」是使其「小汗出」，大青龍湯、麻黃湯、桂枝湯服後都有「溫覆取微似汗」—「溫覆令一時許，遍身漐漐，微似有汗者益佳，不可令如水流漓」（漐漐：小雨不輟）。桂枝湯不同於麻黃湯是溫服一升之後，須臾，啜熱稀粥一升餘，大青龍湯、麻黃湯等則不需要啜熱稀粥。

小博士解說

肝乘肺之橫行，條文3.、92.、136.是提綱，103.、109.是挈領，大青龍湯兼治103.「發熱、惡寒、不汗出」等症狀。條文103.、104.，身疼痛或身不疼但重，都要大青龍湯發之；針灸曲池可取代期門，脈浮緊則「補之」以發汗，脈浮緩則「瀉之」以發汗，比較左右曲池之「獨陷下」（《內經・三部九候論》七診之一），並配合《內經・論疾診尺論》，診治效果更彰顯。

陽明病之桂枝湯與麻黃湯比較

條文	湯方	脈象	重點	主要症狀	皮表症狀	呼吸症狀
136	桂枝湯	脈遲	右關脈遲	汗出多，微惡寒，可發汗	汗多，微惡寒	不喘
137	麻黃湯	脈浮	右關脈浮	無汗而喘，發汗則愈	無汗，不惡寒	會喘

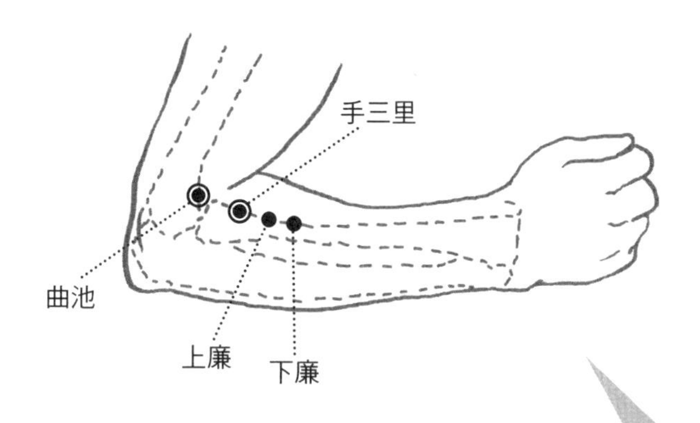

按診肘部肱橈肌的穴區，診察結實與冷熱：（1）手三里反應胃的消化機能；（2）上廉反應大腸的排泄功能；（3）下廉反應小腸的吸收狀況。

肘部穴道肌肉陷下的診治

肌肉陷下區	曲池—手三里	手三里—上廉	上廉—下廉	曲池—手三里—上廉—下廉
消化道機能	胃的消化機能	大腸的排泄功能	小腸的吸收狀況	整體消化道機能
針灸穴道	足三里	足三里、上巨虛	上巨虛、下巨虛	足三里、上巨虛、下巨虛
調理藥方	瀉心湯群	承氣湯群	小建中湯 理中湯	瀉心湯群、承氣湯群 小建中湯、理中湯

＋ 知識補充站

曲池、手三里、上廉、下廉各間隔2寸，曲池到下廉間隔6寸，曲池為曲肘的肘橫彎紋端。曲池到下廉之間肌膚越光澤亮麗有彈性，消化道功能越健康。反之，枯澀塌陷者，消化道方面的問題越大。

2-4 下之大承氣湯，發汗桂枝湯 （142~144）

142.傷寒**脈浮**，發熱無汗，其表不解，不可與白虎湯。渴欲飲水，無表證者，白虎加人參湯主之。

143.傷寒**脈浮滑**，此以表有熱，裏有寒，白虎湯主之。

144.病人煩熱，汗出則解，又如瘧狀，日晡所發熱者，屬陽明也。**脈實者**，宜下之；**脈浮虛者**，宜發汗。下之，與大承氣湯；發汗，宜桂枝湯。

「生米煮成熟飯」，於《傷寒論》中米熟湯成，去掉藥渣與米的寓意深遠，如同桂枝湯，重要的是「服法」，提綱挈領是「溫覆令二小時令取微似汗」，從此來看，「汗不出，乃服至二三劑」與「病重者，一日一夜服」，如何用藥，常是一盛二衰三而竭，徒然無功，將桂枝湯最重要的要領，用到白虎加人參湯與竹葉石膏湯眞是美妙無比。

白虎加人參湯是米與藥一起煮，知母性味較重，要與米一起煮。竹葉石膏湯先煮藥取藥汁後，再以藥汁煮米。兩者皆米熟湯成，主要是米的營養成分要與藥的性味完全融合，與桂枝湯「服後啜熱稀粥再溫覆取微似汗」比較，桂枝湯主要作用於消化道的黏膜下相關淋巴組織，白虎加人參湯與竹葉石膏湯則作用於改善消化道的整體生體作業功能，特別是消化道的相關腺體。

調胃承氣湯是少少溫服之（注意：小承氣湯是「少少與微和之，令小安」），沒有大承氣湯、小承氣湯的得下後與得汗後勿服的禁忌，如此，可確定調胃承氣湯養益食道與胃。科學中藥保有原方的精神，更有減少芒硝「利」（礙）胃的擔心，桃核承氣湯服後當微利，最重要是服法「先食溫服五合，日三服」，就是三餐前服用桃核承氣湯，本著桂枝湯服一升，服後喝熱稀粥一升餘，養護一本（管）消化道的本意是一樣的；三物白散（桔梗、巴豆、貝母）今人罕用，原方立意：①病在膈上必吐，在膈下必利。②不利，進熱粥一杯；利過不止，進冷粥一杯。

小博士解說

現代通便藥大致分兩類：

1.膨脹性通便藥：主要是由植物纖維所製造，在腸道中因吸收水分而膨脹，所以要喝充足的水，以加強刺激腸道，增加蠕動，通常要使用數天才見效。飲食方面多攝取富含膳食纖維類食物即可以取代之。

2.刺激性通便藥：因製劑不同而用法不同，肛用藥物要在早上使用，強力的製劑通常是有需要才用；藥力較弱的製劑，可使用一段時間來調節，使大便排泄規律化。通便藥物一般不宜長期使用，從生活習慣著手，例如加大活動或運動量、多攝取含膳食纖維的食物、多喝水……，多可以改善。中藥藥方較溫和方便安全，科學中藥使用期間可以較長，再配合針灸、按摩效果更好。

脈象反應的症狀與適症湯方

脈象	主要症狀	適症湯方	比較重點
浮	渴欲飲水，無表證	白虎加人參湯	無表熱
浮滑	表熱裏寒	白虎湯	有表熱
實	煩熱，汗出則解，又如瘧狀，日晡所發熱	大承氣湯	脈沉
浮虛	煩熱，汗出則解，又如瘧狀，日晡所發熱	桂枝湯	脈浮

白虎加人參湯與竹葉石膏湯的比較

湯方	組成	煮服法
白虎加人參湯	知母、粳米、石膏、甘草、人參	水 900 毫升，煮米熟湯成，去滓。溫服 200 毫升，一日三次分服
竹葉石膏湯	竹葉、石膏、半夏、麥冬、人參、炙甘草、粳米	水 900 毫升，煮取 600 毫升，去滓，納粳米，煮米熟，湯成，去米，溫服 200 毫升，日三服

✚ 知識補充站

台灣洗腎人口居高不下，近年來洗腎技術大有進步，存活率日益提高；再如日本，胃癌的罹患率是世界第一，胃癌手術病例也是世界之冠，可是存活率並不理想，這雖然與民族文化特性的關係最大，然而，患者的生活習慣與抗壓力不良，才是台灣洗腎與日本胃癌的共通因素。針對工作壓力大的人，白虎加人參湯可以緩解壓力，紓解焦慮、恐慌，進而配合調整生活習慣，生活習慣調整度高的人，就可以竹葉石膏湯取代白虎加人參湯；反之，生活習慣依舊不好的人，可以嘗試搭配烏梅丸介入治療。

2-5 其脾為約麻仁丸（145~155）

145.太陽病，若吐、若下，若發汗後，微煩，小便數，**大便因鞕者，與小承氣湯，和之愈。**

146.**趺陽脈浮而濇**，浮則胃氣強，濇則小便數，浮濇相摶，大便則鞕，其脾爲約，麻仁丸主之。

147.傷寒吐後，**腹脹滿者，與調胃承氣湯。**

148.陽明病，不吐不下，**心煩者，可與調胃承氣湯。**

149.陽明發熱汗多者，**急下之，宜大承氣湯。**

150.陽明病，下之，心中懊憹而煩，胃中有燥屎者，可攻。腹微滿，初頭鞕，後必溏，不可攻之。**若有燥屎者，宜大承氣湯。**

151.得病二、三日，**脈弱**，無太陽柴胡證，煩燥心下鞕，至四、五日，雖能食，以**小承氣湯，少少與微和之，令小安**。至六日，與承氣湯一升，若不大便六、七日，小便少者，雖不能食，但初頭鞕，後必溏，未定成鞕，攻之必溏。須**小便利，屎定鞕，乃可攻之，宜大承氣湯。**

152.陽明病，**脈遲**，雖汗出不惡寒者，其身必重，短氣，腹滿而喘，有潮熱者，此外欲解，可攻裏也；手足濈然汗出者，此大便已鞕也，大承氣湯主之。若汗多，微發熱惡寒者，外未解也，其熱不潮，未可與承氣湯。若腹大滿不通者，**可與小承氣湯，微和胃氣，勿令大泄下。**

153.陽明病，潮熱，大便微鞕者，可與大承氣湯；不鞕者，不可與之。若不大便六、七日，**恐有燥屎，欲知之法，少與小承氣湯，湯入腹中，轉矢氣者，此有燥屎也，乃可攻之；**若不轉矢氣者，此但初頭鞕，後必溏，不可攻之。攻之必脹滿，不能食也。**欲飲水者，與水則噦，其後發熱者，必大便復鞕而少也，以小承氣湯和之，不轉矢氣者，慎不可攻也。**

154.陽明病，**譫語**，發潮熱，脈滑而疾者，小承氣湯主之；因與承氣湯一升，腹中轉矢氣者，更服一升；若不轉矢氣者，勿更與之。明日又不大便，**脈反微濇者**，裏虛也，爲難治，不可更與承氣湯也。

155.傷寒若吐、若下後不解，不大便五、六日，上至十餘日，日晡所發潮熱，不惡寒，獨語如見鬼狀。若劇者，發則不識人，循衣摸床，惕而不安，微喘直視，**脈弦者生，濇者死。微者，但發熱、譫語者，大承氣湯主之**。若一服利，則止後服。

「麻子仁丸」用大黃、厚朴各十六兩爲君，麻仁十兩爲臣，枳實、芍藥各八兩爲佐，杏仁五兩爲使，以蜂蜜作丸如梧桐子大。麻仁與紫蘇子等分洗淨，果汁機打取汁，煮熟當茶啜服，也可取其汁加米煮粥，治婦女產後、老弱者大便不通及老人風痹。

桂枝湯的熱稀粥，十棗湯的糜粥自養，三物白散的熱粥與冷粥，以及白虎湯、竹葉石膏湯的米熟湯成，都是「米」與「藥」的協同作業。

任脈的中庭穴在第五胸椎，膻中穴在第四胸椎，食道25公分中，最重要的狹窄部位就在平第四、五胸椎處，前有氣管分歧部位，後有主動脈交叉部位，三者血液雖不相通，然其關係緊密。因此，《傷寒論》的防治疾病與養護生理機能運作，彌足珍貴。調胃承氣湯的芒硝劑量比桃核承氣湯多，大黃與炙甘草一樣重量；調胃承氣湯的大黃是去皮再酒浸，加上以蜂蜜炙製的甘草，因此調胃承氣湯有蜂蜜與酒，成了五味藥，桃核承氣湯則加蜂蜜成了六味藥，桃核含油脂，桂枝也含有油脂，所以取七升水煮二升半，煮沸去掉四升半，調胃承氣湯則是水三升煮取一升。

麻子仁丸與三承氣湯煮服法比較

藥方	組成	製法及煮法	服法	重要脈象	功效
麻子仁丸	麻仁、杏仁、芍藥、大黃、厚朴、枳實	蜜合丸，如桐子大	飲服十丸，日三服，漸加以和為度	146. 趺陽脈浮而濇	潤腸通便，行氣瀉熱
調胃承氣湯	大黃、芒硝、炙甘草	水 600 毫升煮 200 毫升去滓，內芒硝，更上火微煮令沸	少少溫服之	122.陰脈微者，下之而解。 236. 若自下利者，脈當微厥，今反和者，此為內實。	緩下熱結通便。屬緩瀉劑
小承氣湯	大黃、厚朴、枳實	水 800 毫升煮取 400 毫升去滓	分二次溫服。初服湯當更衣，不爾者盡飲之；若更衣者，勿服之。（因為汗出太多）	152. 脈遲 155. 脈微	輕下熱結通便。屬輕瀉劑
大承氣湯	大黃、厚朴、枳實、芒硝	水 900 毫升，先煮厚朴、枳實，取 500 毫升，去滓；納大黃，更煮取 200 毫升，去滓；內芒硝，更上微火一兩沸	分溫再服。得下，餘勿服。（因為排泄乾淨）	151. 脈弱 154. 脈滑而疾	峻下通便瀉熱，屬峻瀉劑

矢氣

矢氣	病理	躁屎	調理湯方
轉矢氣（放屁）	大便微鞕，腸中有氣轉動，時時放屁（輕微便秘）	有	大承氣湯或小承氣湯
不轉矢氣（不放屁）	大便初頭鞕，結尾溏，無氣轉動，不會放屁（輕微拉肚子）	無	調胃承氣湯或不治而愈

＋ 知識補充站

服用調胃承氣湯是「少少溫服之」，少量頻頻地溫熱服用；桃核承氣湯是「先食溫服五合，日三服」，是飯前服用，一天三次；麻子仁丸是小承氣湯加麻子仁、杏仁、芍藥，一天三次，溫開水服十丸，漸漸加重，以「和」（和暢、舒爽）為度，適合麻子仁丸的主要對象是老人與體弱者。

2-6 蜜煎導、土瓜根、豬膽汁 （156~157）

156.陽明病，本自汗出，醫更重發汗，病已差，尙微煩不了了者，此大便必鞕故也。以亡津液，胃中乾燥，故令大便鞕，當問其小便日幾行，若本小便日三、四行，今日再行，故知大便不久出。今爲小便數少，以**津液當還入胃中，故知不久必大便也**。

157.陽明病自汗出，若發汗，小便自利者，此爲**津液內竭。雖鞕不可攻之，**當須自欲大便，宜蜜煎導而通之，若土瓜根及大豬膽汁，皆可爲導。

大隱靜脈與小隱靜脈透過貫通肝靜脈與門靜脈時，此起彼落，若肝、脾、腎經脈盛，則膽、胃、膀胱經脈虛；如果尿道、陰道或肛門管等終末部感染時，下肢**鼠蹊部淋巴節多會腫大而疼痛**。

腳外側的淺淋巴管與小腿後外側的淋巴管結合，伴行**小隱靜脈，注入膝窩淋巴節**，膝窩淋巴節注入股靜脈伴行的淋巴管，再流入深鼠蹊淋巴節，刺足陽明可激活小隱靜脈循環；**大隱靜脈與淺鼠蹊淋巴節，彼此間的足陰經脈關係**，可以提高刺行間、太衝、太溪、照海穴區的療效；**小隱靜脈與深鼠蹊淋巴節的足陽經脈關係，**則促進刺足三里、上巨虛、外丘、承山、委中穴區的療效。

行間、照海穴區塌陷或腫脹，顯示大隱靜脈與淺淋巴節，有肝、脾、腎過勞傾向，淺淋巴節與腿內側的血絡都會發出警訊；按摩針刺行間、太衝、照海、太溪、大都、太白，促進肝、脾、腎相關經脈之氣血循環，其治療慢性生活習慣病效果很好；氣衝、足三里、上巨虛、下巨虛、外丘、承山、委中，則是小隱靜脈與深靜脈淋巴節的責任範圍，治療汗、尿、屎排泄障礙很有效。

《傷寒論》和《內經》，與現代生理解剖學接軌越妥當，臨症時越能整合運用古醫學與現代醫學；尺膚是橈動脈與尺動脈的轄區，手太陰、手厥陰、手少陰三經脈所屬，臨床診斷比治療用得多；同樣的，分布有胃經脈、膽經脈的小腿外側穴區，診斷與治療的實用性都很高。

小博士解說

將論疾診尺的診治要領施用到小腿外側的足三里、上巨虛、豐隆、條口、外丘、陽交、光明、陽輔、絕骨等穴區，其中屬於小隱靜脈回流心臟的區域，位於脛骨前肌、腓骨長肌、腓骨短肌、腓骨第三肌等肌肉群中；人的行走跑跳，決定於小腿的活動力大小，間接影響膽經脈與胃經脈所屬絡的臟腑結構與功能；換言之，這些穴區也反應了肝、膽、脾、胃的生理功能與本體結構的良莠。

然谷、太溪、照海、行間、太衝、三陰交、中封、地機、陰陵泉等穴區，屬於大隱靜脈回流心臟的區域，主要位於脛骨後肌，連帶著兼及腓腸肌、比目魚肌，與膀胱經脈關係密切。膀胱經脈主要分布在小腿後側，人體的活動與小腿前外側的肌肉群關係較密切，與脛骨前肌的生理機制較一致，所以，小腿的外側與後側的穴道群出現靜脈曲張的情形會比內側多。臨床診治上，如針灸，要屬分布於小腿部分之足三陽經脈（膽、胃、膀胱）相關部位最為常用且便利，病症嚴重者或是長期慢性痼疾，才視臨床狀況，用及小腿的足三陰經脈（肝、脾、腎）分布區域。

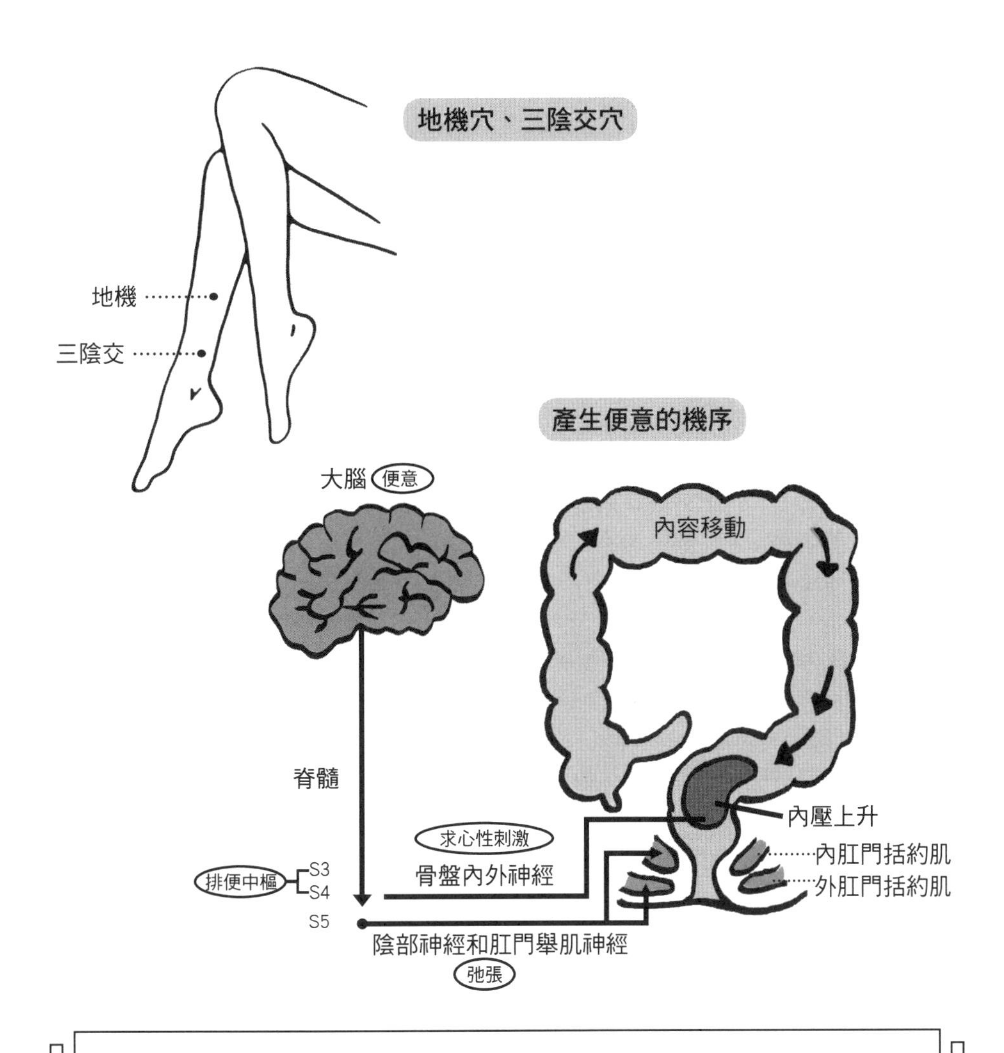

✚ 知識補充站

條文156.「津液當還入胃中，故知不久必大便也」，指消化道黏膜分泌液體順暢，大便通暢。

條文157.「津液內竭，雖　不可攻之」，指消化道黏膜分泌液體不良，大便不通暢。

蜜煎導方：蜜微火煎之，稍凝似飴狀，捻作挺子，令頭銳大如指，長二寸許，以內肛門中，欲大便乃去之，刺激肛門括約肌與直腸黏膜的活動。如現代用的浣腸塞劑。

豬膽汁方：豬膽汁加醋少許，灌入肛門進入直腸內，刺激直腸黏膜的活動，排出宿便。

土瓜根方：

1.採根搗汁，灌入肛門中，與豬膽汁方同義。

2.土瓜根削如挺，插入肛門中，刺激肛門括約肌的活動，改善直腸的蠕動。

2-7 躁屎，大承氣湯（158~161）

158.傷寒六、七日，目中不了了，睛不和，無表裏證，大便難，身微熱者，此爲實也，急下之宜大承氣湯。

159.病人小便不利，大便乍難乍易，時有微熱，喘冒不能臥者，有燥屎也，宜大承氣湯。

160.病人不大便五、六日，繞臍痛，煩躁，發作有時者，此有燥屎，故使不大便也。

161.大下後，六、七日不大便，煩不解，腹滿痛者，此有燥屎也，所以然者，本有宿食故也，宜大承氣湯。

大腸運動機制有分節運動與蠕動運動，分節運動靠輪狀肌與結腸的收縮，結腸是節狀隆起，大腸運動的機能分升結腸、橫結腸、降結腸，三者境界多輪狀收縮，特別是升結腸部分，分節運動與蠕動運動非常明顯，盲腸與升結腸部分進行逆蠕動，這裡是生物學的消化，是吸收水分的主要部位，降結腸端吸收水分並漸次將內容物固體化。橫結腸到乙狀結腸就會快速地強烈蠕動運動，這種胃腸反射，將結腸內容物送往直腸時會出現特別的大蠕動（胃實腸虛，腸實胃虛，虛虛實實之謂也），飲食後食物最初到盲腸約 4 小時，飲食後經過 72 小時，約有 25% 內容物仍然殘留在直腸，形成宿便（積屎）。

「目中不了了，睛不和」、**「煩躁」**是腦部的症狀，**「喘冒不能臥者」**、**「腹滿痛」**是胸腹部的症狀，多因消化道功能不良，才有宿食或燥屎，用大承氣湯、小承氣湯、調胃承氣湯、桃仁承氣湯、抵當湯、大陷胸湯等能解一時症狀與病痛，如不改善生活作息習慣，病症會再三反覆出現，甚至演變成肝臟或其他臟器的惡性腫瘤與病變，防治方法是妥善養護消化道。

小博士解說

「按診」非常重要，尤其是胸部與腹部，全書條文共分為七個段落：

1.第一段（31~39）：按診胸部膻中穴、中府穴、乳根穴
2.第二段（40~53）：按診胸部與腹部的膻中穴、巨闕穴、中脘穴
3.第三段（68~76）：按診胸部與腹部的膻中穴、巨闕穴、中脘穴、關元穴、中極穴
4.第四段（77~83）：按診胸部紫宮穴、膻中穴、中庭穴
5.第五段（88~102）：按診腹部中極穴、關元穴、石門穴、天樞穴
6.第六段（160~170）：按診胸部與腹部的膻中穴、鳩尾穴、巨闕穴、中脘穴、不容穴、關元穴、中極穴、氣衝穴、曲骨穴
7.第七段（430與462）：按診腹部中脘穴、關元穴、左天樞穴、右天樞穴

繞臍痛與腹滿痛的比較

<table>
<tr><td>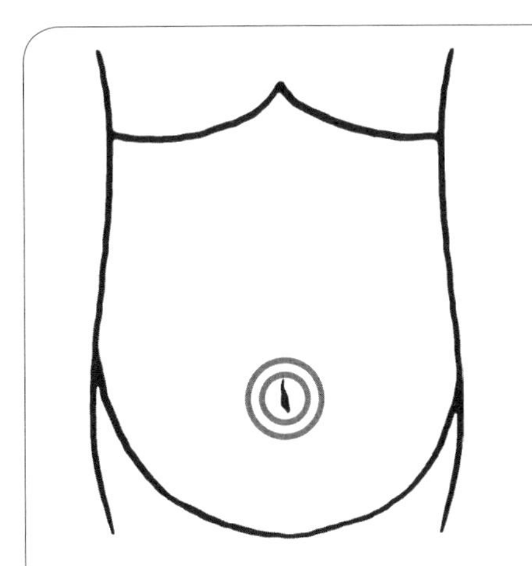</td><td>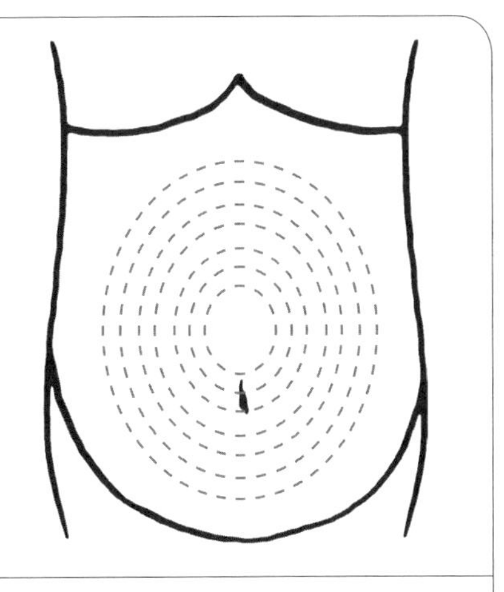</td></tr>
<tr><td>繞臍痛：
多為實證，多見於長期壓力過大、活動量不足、熬夜的人。精神方面傾向思慮過度，身體方面傾向腸胃不和，肝臟問題多於胃腸問題，宜大承氣湯、大柴胡湯，腹診多右不容與左天樞疼痛不堪。</td><td>腹滿痛：
多為虛證，多見於緊張焦慮、忙碌不堪的人，只要充分休息或生活愉悅，症狀多會改善，宜服用小建中湯、小柴胡湯，腹診多中脘與右天樞悶痛。</td></tr>
</table>

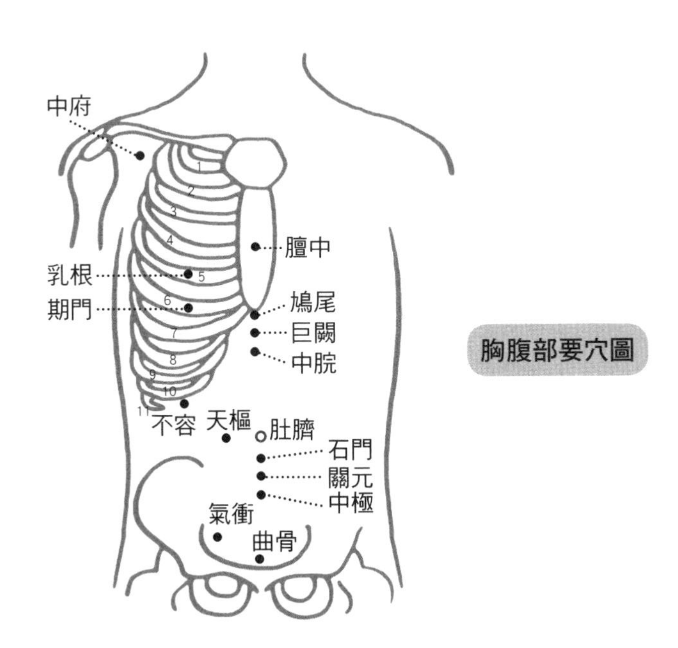

胸腹部要穴圖

2-8 懊憹梔子豉湯，胃中燥豬苓湯（162~165）

162.陽明病，下之，其外有熱，手足溫，不結胸，**心中懊憹，饑不能食，但頭汗出**者，梔子豉湯主之。

163.**傷寒嘔多，雖有陽明證，不可攻之**。

164.陽明中風，口苦咽乾，腹滿微喘，發熱惡寒，**脈浮而緊，若下之，則腹滿小便難**也。

165.陽明病，脈浮而緊，咽燥口苦，腹滿而喘，發熱汗出，不惡寒，反惡熱，身重。若**發汗則躁，心憒憒反 語；若加溫鍼，必怵惕煩躁不得眠；若下之，則胃中空虛，客氣動膈，心中懊憹**，舌上胎者，梔子豉湯主之。若渴欲飲水，口乾舌燥者，白虎加人參湯主之。若脈浮發熱，渴欲飲水，小便不利者，豬苓湯主之。陽明病，汗出多而渴者，不可與豬苓湯，以汗多胃中燥，豬苓湯復利其小便故也。

胃的運動機制，主要有①貯藏食物、②將食塊細碎與胃液混，和③將胃的內容物從幽門移向十二指腸。

胃蠕動波每分鐘 3 回的周波數（20 秒一次），接近胃、十二指腸移行部越強力快速，加上胃內容物從幽門部送往十二指腸時，幽門部與十二指腸有壓差，胃內容物與胃液混攪進行消化時，胃壁全體緊張，只內壓上升，胃內容物差幅動波移送十二指腸約 3~6 小時，胃、十二指腸在空腹時也不會停止運動，只是較緩慢，胃的作業與心臟輸送血液一樣是不眠不休的。

十二指腸與空腸負責消化與大部分的吸收，小腸運動則將腸內容物與消化液混合，接觸微絨毛的吸收同時送往結腸，此運動分三種：

1. 分節運動以輪狀肌的關節收縮，靠收縮輪與收縮輪間的運動，來混合攪拌食塊與消化液，十二指腸是一分鐘11~20回（3~6秒一次），回腸是一分鐘8~9回（6~8秒一次）。

2. 振盪運動是狹小的運動，主要是縱走肌定期反覆地收縮、弛緩，分節運動並不明顯，生理意義並不清晰。

3. 蠕動運動靠輪狀肌收縮，這是從口側到肛門側向的移動運動，並靠肛門側的腸內容物擴張部分的輪狀肌反射弛緩，反覆再三地進行前述腸的法則，一方面移送腸內容物，一方面完整地吸收營養。

小博士解說

導引按蹻，從呼吸導引血脈流動，到手腳的按扭蹻轉，以促進經脈、臟腑的運作。通常口腔飲食到達盲腸最快是4小時，可是經過72小時，還有約25%飲食內容物殘留在直腸；正常食塊從胃到十二指腸是3~6小時。

心下痞，以瀉心湯為主流，以大黃、黃芩、黃連來促進蠕動，維護心臟與胃的和諧運作。白虎加人參湯、豬苓湯則有緩和與和諧小腸蠕動速度的作用。

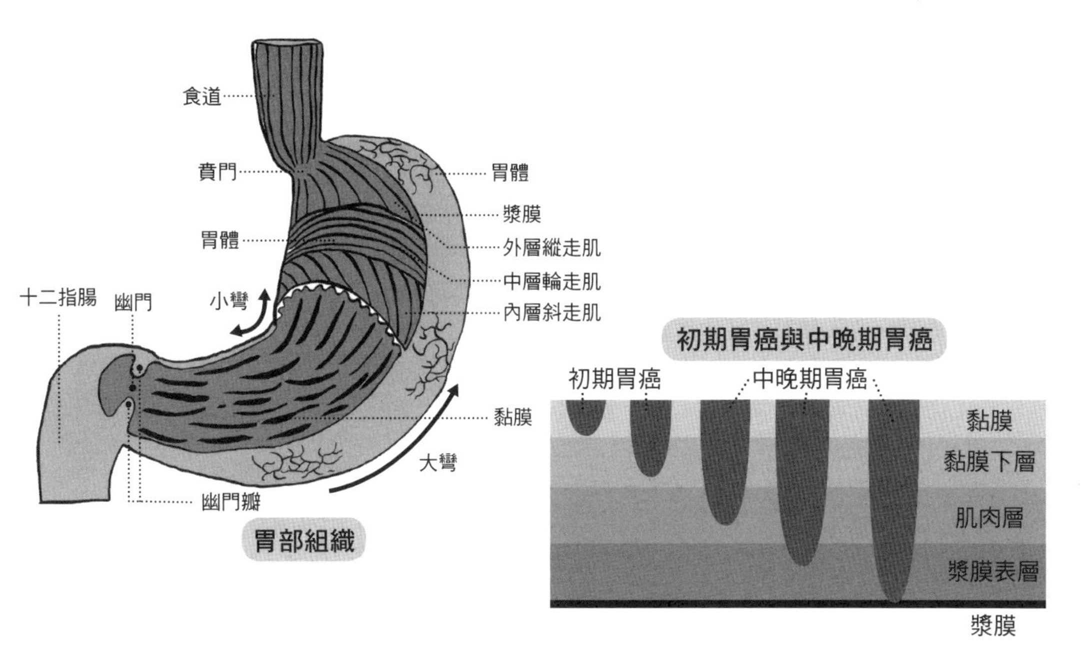

梔子豉湯 / 白虎加人參湯 / 豬苓湯的煮服法

湯方	組成	煮服法	主治
梔子豉湯	梔子、香豉	水四升，先煮梔子，得二升半，納豉煮取一升半，去滓，分為二服，溫進一服，得吐者，止後服	頭汗出，心中懊憹，舌上胎
白虎加人參湯	知母、石膏、炙甘草、粳米、人參	水一斗，煮米熟湯成，去滓。溫服一升，一日三次分服	渴欲飲水，口乾舌燥
豬苓湯	豬苓、茯苓、澤瀉、阿膠、滑石	水四升，先煮四味，取二升，去滓，入阿膠烊消。溫服七合，日三服	渴欲飲水，小便不利

✚ 知識補充站

《內經・靈樞・經脈篇》十二經脈的循行路線於《傷寒論》不敷使用，十二經脈的是動病、所生病與《傷寒論》的條文互為輝映，尤其是口苦咽乾、咽燥口苦、口乾舌燥，反覆對照，更益診治效果。

舌苔是舌背部散布的一層苔狀物，正常是薄白而潤。舌上苔黃多濕熱，宜服用白虎湯、梔子豉湯、竹葉石膏湯；舌苔深黃厚而乾燥宜服用承氣湯類；舌苔黃而渴、舌苔紅，宜服用瀉心湯類。

2-9 手足濈然汗出，此欲作固瘕（166~172）

166.**脈浮而大，心下反鞕，有熱。屬藏者**，攻之，**不令發汗；屬府者，不令溲數**。溲數則大便鞕，汗多則熱愈，汗少則便難，**脈遲尚未可攻**。

167.陽明病，**脈遲，食難用飽，飽則微煩、頭眩，必小便難，此欲作穀疸**。雖下之腹滿如故，所以然者，脈遲故也。

168.陽明病，若中寒者，**不能食，小便不利，手足濈然汗出，此欲作固瘕**。必大便初鞕後溏，所以然者，以胃中冷，水穀不別故也。

169.太陽病，寸緩、關浮、尺弱，其人發熱汗出，復惡寒，不嘔，但心下痞者，此以醫下之也。如其不下者，病人不惡寒而渴者，此轉屬陽明也。小便數者，大便必鞕，不更衣十日，無所苦也，**渴欲飲水，少少與之，但以法救之，渴者，宜五苓散**。

170.**陽明病，心下鞕滿者，不可攻之；**攻之利遂不止者死，利止者愈。

171.**諸虛者，不可下，下之則大渴**，求水者易愈，惡水者劇。

172.大下之後，復發汗，小便不利者，亡津液故也。勿治之，得小便利，必自愈。

肝門靜脈循環系統與大循環系統出現特殊的連絡路徑，最大的問題是消化機能障礙，從下部食道到肛門管的黏膜下，甚至臍傍部分、腹膜後器官的後面（無漿膜領域），以及肝臟都有可能形成。因爲肝門靜脈循環系統中的臟器出現疾病或腫瘤，產生物理性的壓迫，爲了能夠輸送營養入循環系統，須減少肝門靜脈循環系統的閉塞，消化道的血液就必須想辦法從這些側副路或短路（shunt）通過下腔靜脈進入心臟。這些代替路徑的機能是因爲肝門靜脈與它的分枝並沒有靜脈瓣，所以才可以逆流進入下腔靜脈。

《傷寒論》除了柴胡湯類與瀉心湯類之外，從單味的芍藥三兩（53.腹中痛與芍藥三兩）到芍藥甘草湯（368.、369.）芍藥甘草附子湯（61.）、桂枝湯（3.~414.中）、桂枝新加湯（64.）、桂枝加芍藥湯（255.）、小建中湯（70.、229.)、四逆湯（289.），都有助於改善肝門靜脈系統與大循環系統初期吻合的狀況。

《傷寒論》中最適合現代長期服用止痛藥族群的是五苓散，包括習慣吃止頭痛、月經痛、肢節疼痛的嗜止痛西藥者，透過服用五苓散，可以舒緩痛症降低對止痛藥的依賴，甚至可以漸漸痊癒。

五苓散是止嘔吐頭痛、防治盛夏中暑的妙藥，主要是它能改善體液循環，調和生體機制。一般口渴與尿少而肢體浮腫，並無其他特別症狀者，在保健的上等藥方中，屬五苓散最有效。傳統的五苓散是生藥粉，效果比科學中藥粉五苓散更好，然而，施用在日常生活保健上，五苓散科學中藥粉已經足以因應。

日本近代漢方名醫大塚敬節，以五苓散治療慢性腎炎的浮腫，尤其是幼兒的慢性腎炎造成全身浮腫、腹水、呼吸急促等，在大塚敬節的醫案中，經過半年療程，痊癒的例子不少，其中，有些加桑白皮、麥門冬，其中亦有持續服用五苓散調養三到四年，至完全痊癒。

大塚敬節也推崇早上喝赤小豆湯，一天一回，可改善一般水腫現象，但已經有尿蛋白者則不宜，但在此仍要再三提醒，任何藥物，以至於食物，都不宜長期大量服用。

脈象的症狀與治法

脈象	症狀	治法	針灸穴道
浮大	心下反鞕，有熱	攻之 調胃承氣湯	足三里
遲	食難用飽，飽則微煩、頭眩，必小便難，此欲作穀疸	尚未可攻 桂枝湯汗之	曲池穴
寸緩、關浮、尺弱	渴欲飲水	五苓散和之	崑崙穴

症狀治法與預後

主要症狀	次要症狀	治法	預後
陽明病	心下鞕滿	不可攻之 半夏瀉心湯	攻之利遂，不止者死，利止者愈
諸虛		不可下之 五苓散	下之則大渴，求水者易愈，惡水者劇
又下又汗	小便不利	勿治之 飲食調養	得小便利，必自愈

腸炎的症狀

腸炎	直腸炎型	左側大腸炎型	全大腸炎型
圖示	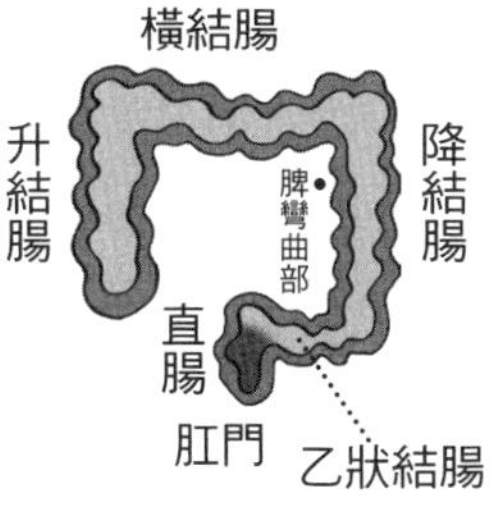 橫結腸 升結腸 降結腸 脾彎曲部 直腸 肛門 乙狀結腸	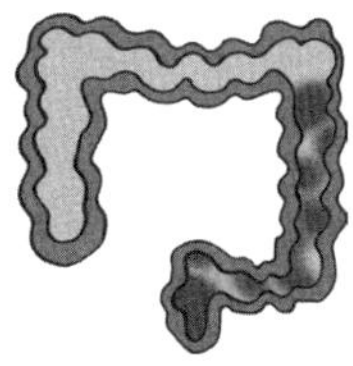	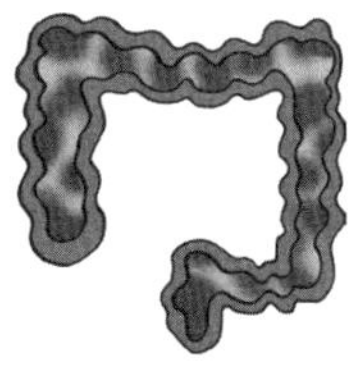
原因	病變侷限於直腸，輕到中度症為多	病變超過脾彎曲，包括降結腸與直腸	病變於整個大腸，包括升結腸、橫結腸、降結腸、乙狀結腸、直腸
治療	1. 多排便，4 回以下 2. 大承氣湯、當歸四逆湯	白頭翁湯、柴胡加芒硝湯、白朮附子湯	1. 多排便，6 回以上 2. 桂枝人參湯、四逆湯、甘草瀉心湯、烏梅丸、生薑瀉心湯
從直腸向嘴側的連續性大腸病變，好發於年輕人，反覆排血便、腹痛發燒、體重減少。			

2-10 但頭汗出者，刺期門（173~177）

173.陽明病，下血譫語者，此爲熱入血室。**但頭汗出者，刺期門，隨其實而瀉之**，濈然汗出則愈。

174.陽明病，口燥，**但欲漱水不欲嚥者，此必衄**。

175.脈浮發熱，**口乾鼻燥，能食者，則衄**。

176.陽明證，其人喜忘者，必有蓄血。所以然者，本有久瘀血，故令喜忘。**屎雖鞕，大便反易，其色必黑者，宜抵當湯下之**。

177.病人無表裏證，發熱七、八日，雖脈浮數者，可下之。假令已下，脈數不解，合熱則消穀善饑，**至六、七日不大便者，有瘀血，宜抵當湯**。若脈數不解，而下不止，必協熱便膿血也。

熱入血室是腹膜與肝門靜脈循環系統出問題，腦下垂體與下視丘也有狀況，婦女月經不順，男人壓力過大，都會影響內分泌系統，造成新陳代謝方面的問題，刺期門不如刺太衝，服小柴胡湯不如「無犯胃氣及上二焦」，就是調整飲食與生活作息，過勞者要休息要度假；暴飲暴食、抽菸酗酒者，要戒菸酒與少量多餐多變化；環境空氣不良就要「里仁爲美」（《論語－第四篇第一章》），著手整理環境、淨化空氣，而不是全然依賴服藥與針灸，如條文172.「勿治之，得小便利，必自愈」及169.「不更衣十日，無所苦也，渴欲飲水，少少與之，但以法救之」；換言之，除了藥物之外，還是有許多方法可以改善病狀。

喉癢不順暢，讓人渾身不自在，任何人都有過喉嚨癢，不久就喉嚨疼痛，進而咳嗽、發燒，甚至頭痛、四肢關節疼痛；人體有600個淋巴結，絕大多數散布在腋下、胸部與腹股溝，淋巴小節主要在耳鼻咽喉部與盲腸，腸胃道黏膜則有黏膜下相關淋巴組織(MALT，Mucosa Associated Lymphoid Tissue)，它們是全身臟器的防衛組織。耳鼻咽喉部的淋巴小節與相關MALT，是最先感應體外病毒與體內臟器功能不良、發炎情形。半夜咽喉癢或痛，不論咳嗽與否，小柴胡湯或柴胡加芒硝湯是最佳選擇；早上醒來覺得咽喉癢或痛，或耳朵、眼睛也癢，最佳選擇是柴胡桂枝湯或葛根湯；飯後感覺咽喉癢或痛，則宜半夏瀉心湯。口腔咽喉的癢與痛，常與外生殖器官相互感應，外生殖器官癢的時候，也常是瘡疹或痘要長出的徵兆，長出的時候會疼痛，快痊癒的時候又會癢。人體的消化器官、呼吸器官、排泄器官在MALT的機制下是牽來扯去，中藥調理是第一優先，也是最好的選擇，發炎狀況越嚴重再選擇西醫治療。

小博士解說

條文123.、124.、173.、552.，所敘治療之則皆刺期門，其中552.多刺巨闕穴，《內經・玉機真藏論》─風者百病之長也；《內經・血氣形志篇》肝乘肺名曰橫─診治肝俞、肺俞、期門、巨闕等穴；《內經・九鍼十二原論》肝乘脾名曰縱─診治肝經脈與脾經脈的太衝、中封、三陰交、地機等穴。以上的治則，臨症時，都可歸納參合施用，思考何者效果最彰顯。

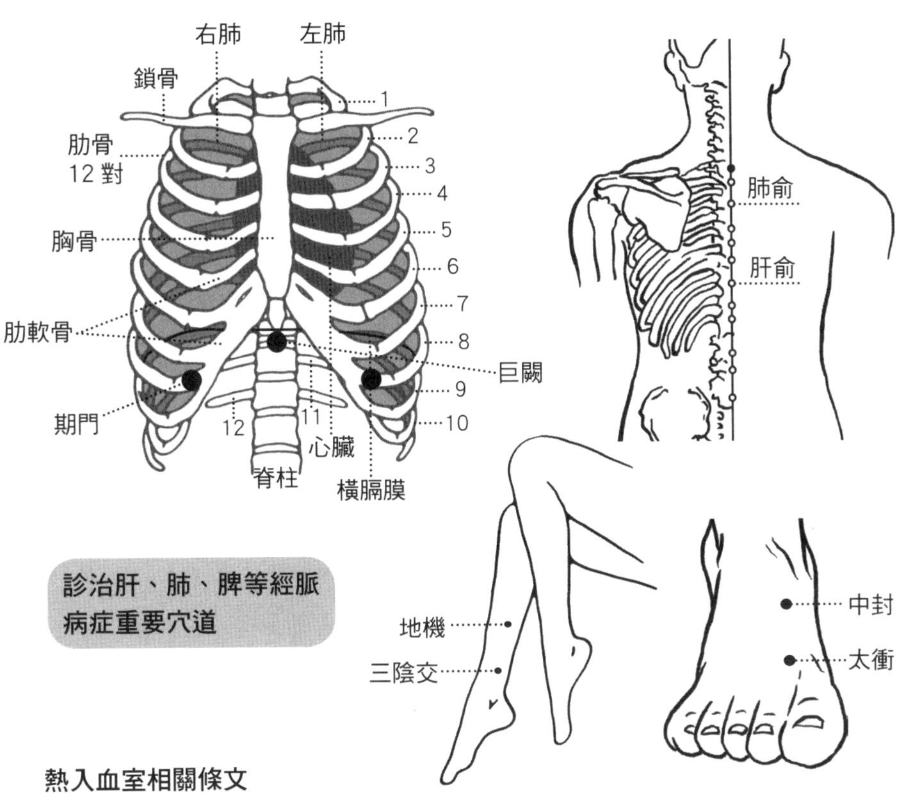

診治肝、肺、脾等經脈病症重要穴道

熱入血室相關條文

條文	病名	症狀	治療
173	陽明病（胃家實）	下血、譫語	頭汗出者，刺期門，隨其實而瀉之，濈然汗出則愈
239	婦人中風	發熱惡寒，經水適來，得七、八日，熱除脈遲，身涼，胸脅下滿如結胸狀，譫語	當刺期門，隨其實而瀉之
240	婦人中風	七、八日，續得寒熱（潮熱），發作有時，經水適斷	其血必結，故使如瘧狀，發作有時，小柴胡湯主之
241	婦人傷寒發熱	經水適來，晝日明了，暮則譫語，如見鬼狀	無犯胃氣及上二焦，必自愈

✚ 知識補充站

疾病治法自古多元，以針、灸、砭、藥、導引按蹻為主；「多聞博識」，綜合條文123.、124.、173.、552.，皆述及期門穴，期門穴在乳下六、七肋之間，大部分病人與醫師都不願意針刺胸部的穴道，擔心傷及心臟或肺臟，由於擔心與疑慮會妨礙效果，臨床上，可以針刺行間穴、太衝穴取代期門穴，效果甚至比針刺期門穴要好。

2-11 瘀熱在裏，身必發黃（178~187）

178.傷寒發汗已，**身目爲黃。**所以然者，以**寒濕在裏不解故也。**以爲不可下也，於寒濕中求之。

179.傷寒**瘀熱在裏，身必發黃，**麻黃連翹赤小豆湯主之。

180.傷寒七、八日，**身黃如橘子色，小便不利，腹微滿者，**茵蔯蒿湯主之。

181.**傷寒，身黃發熱，**梔子柏皮湯主之。

182.陽明病，被火，**額上微汗出，而小便不利者，必發黃。**

183.陽明病，**無汗，小便不利，心中懊憹者，身必發黃。**

184.陽明病，**面合色赤，**不可攻之。**必發熱色黃，小便不利也。**

185.陽明病，**發熱汗出，此爲熱越，不能發黃**也。但**頭汗出，身無汗，劑頸而還，小便不利，渴飲水漿者，此爲瘀熱在裏，身必發黃，**茵蔯蒿湯主之。

186.傷寒**脈浮而緩，手足自溫者，**是爲繫在太陰。太陰者，**身當發黃；**若**小便自利者，不能發黃。**至七、八日大便鞕者，爲陽明病也。

187.**傷寒轉繫陽明者，其人濈然微汗出也。**

膽道疾病的症候中最重要的是腹痛、黃疸及發燒，三者同時出現機率最高。膽道疾病的黃疸分成肝外膽汁鬱滯的閉塞性黃疸、肝細胞性黃疸及肝內膽鬱滯性黃疸。膽石疝痛發作多出現惡寒、顫慄、冷汗與一時性發燒，膽道系的急性炎症多上腹部疼痛，黃疸、惡寒、顫慄，伴見發燒。

脾臟破壞紅血球，骨髓造血過程中紅血球的崩裂，其他臟器的血紅素蛋白等，一天會生產250~300mg的膽紅素；血中釋出的膽紅素，是從脾臟除去，同時通過膽道、腸道，隨大便排出體外，一部分從腸道（小腸遠端）再吸收，此爲腸肝循環。

柴胡桂枝湯、五苓散、小柴胡湯，有助益改善腸肝循環，當然仍要對症下藥，血中膽紅素值超過1.0~1.2mg/dl時稱爲高膽紅素血症，即膽紅素生產過剩，超過肝臟除去的膽紅素，致使膽、肝道系統循環有障礙。

胰臟疾病的症候：

1.腹痛：頻率最高，時而伴見噁心、嘔吐，嘔吐後腹痛沒有減輕的傾向。

2.體重：慢性胰臟炎與胰臟癌出現嚴重體重減輕，肥胖常會帶來胰臟疾病。

3.黃疸：胰臟疾病多閉塞性黃疸，胰臟癌多一時性輕度的黃疸，胰頭部癌等則是進行性高度黃疸。

4.下痢：頑固下痢是胰臟疾病常見的，胰酵素分泌能力不良，出現明顯脂肪便是慢性胰臟炎症狀之一。

5.消化道出血：慢性胰臟炎、胃靜脈瘤破裂、假性胰囊胞的消化道穿孔或血管破裂，突發的消化道出血和急性胰臟炎的發病初期，會出現播種性血管內凝固症候群（Disseminated intravascular coagulation），或者是休克時上部消化道的急性多發性潰瘍造成消化道出血，胰臟癌的胃、十二指腸的浸潤性出血。

六經病解析

六經病	主要症狀	症狀解析
太陽病	脈浮，頭項強痛，惡寒	感冒初期，呼吸道黏膜、消化道黏膜進入初步感染疾病的階段，多見強實狀況（鼻鳴、乾嘔）
陽明病	胃家實	因為飲食方面出了問題，消化道黏膜下相關淋巴組織已經有嚴重發炎的現象（心下痞硬）
少陽病	口苦、咽乾、目眩	消化道附屬器官的功能有障礙（脇下不舒服）
太陰病	腹滿而吐，食不下，時腹自痛，下之，胸下結鞕，自利益甚	消化道與相關腺體已出現嚴重問題
少陰病	脈微細，但欲寐	體液的循環不良，多見虛弱狀況
厥陰病	消渴，氣上撞心，心中疼熱，飢而不欲食，食則吐蚘，下之利不止	消化道與消化道附屬器官、相關腺體出現嚴重問題

身體發黃與不發黃

發黃與不發黃		病理	湯方
發黃	傷寒發汗已，身目為黃	寒濕在裏不解故也	五苓散或真武湯
	傷寒必發黃	瘀熱在裏	麻黃連翹赤小豆湯
	傷寒七、八日，身黃如橘子色	小便不利，腹微滿	茵蔯蒿湯
	傷寒身黃發熱		梔子柏皮湯
	陽明病發黃	額上微汗出，小便不利	
	陽明病發黃	無汗，小便不利，心中懊憹	
	陽明病發黃	面合色赤，小便不利	
	傷寒發黃	頭汗出，身無汗，劑頸而還，小便不利，渴飲水漿，瘀熱在裏	茵蔯蒿湯
	傷寒發黃	脈浮而緩，手足自溫	桂枝加芍藥大黃湯
不能發黃	陽明病不能發黃	發熱汗出，熱越	
	傷寒不能發黃	小便自利	五苓散

+ 知識補充站

「陽明之為病，胃家實。少陽之為病，口苦咽乾目眩。太陰之為病，腹滿而吐食不下，時腹自痛。厥陰之為病，消渴，氣上衝心，心中疼熱，飢而不欲食。」此四經病，都是消化系統方面的疾病，與《金匱要略》「痰飲咳嗽病」、「消渴小便淋痢病」、「黃疸病」、「驚悸吐衄下血胸膈瘀血病」、「瘀癰腸癰瀉浮病」等臨床運用上都可相互參考。其中要以《傷寒論》的條文為綱領，尤其是其中六經病的主要病症與重要註解的條文，可以提綱挈領，漸得竅門。

發燒的病理機轉上，發熱物質的產生源是貪食細胞、淋巴球等，它的介質分內因性發熱物質與外因性發熱物質(病毒、細菌)，透過下視丘等刺激體溫中樞，而造成發燒；但是，惡性症候群則會使體溫調節機轉失常，是以，發燒同時併見的症狀，是臨床上最重要的診斷參考資料。

2-12 胃中虛冷，不能食者，飲水則噦（188~196

188.太陽病吐之，但太陽病當惡寒，今反不惡寒，不欲近衣，此爲吐之內煩也。

189.太陽病，當惡寒發熱，今自汗出，反不惡寒發熱，關上脈細數者，以醫吐之過也。一、二日吐之者，腹中饑，口不能食；三、四日吐之者，**不喜糜粥，欲食冷食**。朝食暮吐，以醫吐之所致也，此爲小逆。

190.**食穀欲嘔，屬陽明也**，吳茱萸湯主之。得湯反劇者，屬上焦也。

191.病人脈數，數爲熱，當消穀引食，而反吐者，此以發汗令陽氣微，膈氣虛，脈乃數也。數爲客熱，不能消穀，以胃中虛冷，故吐也。

192.陽明病，不能食，攻其熱必噦。所以然者，胃中虛冷故也。以其人本虛，故攻其熱必噦。

193.若胃中虛冷，不能食者，**飲水則噦**。

194.**趺陽脈浮，浮則爲虛，浮虛相搏**，故令氣餲，言胃氣虛竭也。脈滑則爲噦，此爲醫咎，責虛取實，守空迫血。脈浮，鼻中燥者，必衄血也。

195.寸口**脈浮大**，而醫反下之，此爲大逆。**浮則無血，大則爲寒，寒氣相搏，則爲腸鳴**，醫乃不知，而反飲冷水，令汗大出，水得寒氣，冷必相搏，其人必餲。

196.**傷寒噦而腹滿，視其前後，知何部不利，利之則愈。**

口腔從三叉神經控制隨意肌咀嚼（Mastication）開始，吞嚥（Swallowing）的舌骨肌群，從隨意運動改成反射運動，受控於顏面神經、舌咽神經、迷走神經、舌下神經、副神經等，同時促進唾液腺，食物從口腔經食道送往胃，吞嚥時，呼吸暫時停止。

1.口腔咽頭期：舌頭的隨意運動、三叉神經、顏面神經、副神經等控制。

2.咽頭食道期：①軟口蓋上舉遮斷咽頭腔與鼻腔、②舌根上舉遮斷口腔與咽頭腔、③喉頭對聲門閉鎖暫時停止呼吸。

3.食道期：食塊從上食道，以蠕動波做10秒的傳播，第一次蠕動持續咽頭收縮，食道肌肉每秒3~5公分向下方收縮。第二次蠕動殘留的食塊部分，迷走神經反射在食塊的上部，做收縮蠕動，使之弛緩，誘導食塊入胃。

小博士解說

排便是內容物進入直腸，直腸內壓高到30~50mmHg就會有便意，排便反射與隨意運動相關，分為腸內反射與腸外反射，不隨意肌（平滑肌）的內肛門括約肌弛緩，隨意肌(橫紋肌)的外肛門括約肌引起一時性的反射性收縮，這是排便自制。內壓再高的話，內、外肛門括約肌弛緩而排泄直腸內容物，直腸內壓未到達以上境界時，意志性的弛緩外肛門括約肌，影響腹壓的話，也可以出現排泄動作。

嘔吐二類

嘔吐	症狀	病理	調理藥方	診治穴道
食穀欲嘔	乾嘔吐涎沫	陽明之為病，胃家實	吳茱萸湯	足三里
朝食暮吐	乾嘔不能食	少陽之為病，口苦咽乾	小柴胡湯	太衝穴

胃中虛冷

飲食	症狀	病理	調理藥方	診治穴道
能食	吐	發汗令陽氣微，膈氣虛，脈乃數，不能消穀	半夏瀉心湯	中脘穴 足三里
不能食	噦	其人本虛，毫無胃口	甘草瀉心湯	中脘穴 曲池穴

趺陽脈浮與寸口脈浮大

趺陽寸口脈	脈象	症狀	調理藥方	診治穴道
趺陽脈浮	浮虛相摶	氣䭇	小柴胡湯 小承氣湯	衝陽穴 足三里
	脈滑	噦		
	脈浮	鼻中燥者，必衄血		
寸口 脈浮大	浮	無血	當歸四逆湯 五苓散	太衝穴 太淵穴
	大	寒		
	寒氣香摶	腸鳴		

+ 知識補充站

氣「䭇」：音「噎」，同「餲」，指食不下，飯窒也，飯穢臭。

古籍中可見於，漢朝王逸的「仰長歎兮氣䭇結，悒殟絕兮咶復蘇」；《前漢-賈山傳》「祝䭇在前」；《爾雅-釋器》「食饐謂之餲」；《論語》「食饐而餲」；《呂氏春秋》「因噎廢食」。

2-13 實則譫語，虛則鄭聲（197~205）

197.**夫實則譫語，虛則鄭聲。鄭聲者，重語也。**

198.傷寒四、五日，脈沉而喘滿。沉爲在裏，而反發其汗，津液越出，大便爲難，**表虛裏實，久則譫語**。

199.陽明病，其人多汗，以津液外出，**胃中燥，大便必鞕，鞕則譫語**，小承氣湯主之。若一服譫語止者，更莫復服。

200.汗出譫語者，以有燥屎在胃中，此爲風也。須下者，過經乃可下之。下之若早，**語言必亂，以表虛裏實**故也。下之愈，宜大承氣湯。

201.陽明病，**譫語有潮熱，反不能食者，胃中必有燥屎五、六枚**也，若能食者，但鞕爾。宜大承氣湯下之。

202.**下利譫語者，有燥屎**也，宜小承氣湯。

203.**直視譫語，喘滿者死，下利者亦死。**

204.發汗多，若重發汗者，亡其陽。**譫語，脈短者，死**；脈自和者，不死。

205.發汗多，**亡陽，譫語者，不可下**，與柴胡桂枝湯和其榮衛，以通津液後自愈。

譫語是神志不清、胡言亂語，常由高熱引起，諸如謬妄（《內經－氣交變大論》）。狂語邪熱亢盛。錯語神志清醒。鄭聲神志昏沉，重語無力，語聲低微，不相接續，心氣內積。

砭（放血）是用來「乾淨」血液，也是東西方古代必用、常用的治法之一，不同的是，目前，只有中國的砭（放血）仍然一枝獨秀，只是懂得應用的人，日益稀少。「痛下針砭，一針見血，立竿見影」是耳聞能詳的，「去其血脈而後調之，無問其病，以平爲期」，是望診找血絡，診五臟六腑狀況，將突出的靜脈（青筋）適度針砭，使血流出，之後，再診脈象有否改善。

現代醫學看脈象，主要看有無力量與快慢，或者說是看脈象大小的變化，大脈如主動脈閉鎖不全、動脈硬化等，小脈如主動脈瓣狹窄、心臟一次輸出量減少。主動脈閉鎖不全也會出現速脈，主動脈狹窄則出現遲脈；中醫診脈，一定要望、聞、問、切四診配合才能斷病，除非重大疾病，否則，如左關（肝、膈中）、右關（脾、胃）脈象不和諧，又見小腿靜脈曲張，放血之後，脈象都會立即和諧，最大的效果是疼痛症狀的改善，放血後眼睛會爲之一亮，咽喉立即舒暢，效果常令人稱奇；調整下肢的靜脈循環，可立即改善心臟主動脈的循環機制，是確定的。

小博士解說

人的容貌(表情、心情）、顏色（血液的色澤、精神狀況）、辭氣（口氣、態度、體況），看病（經脈）與人際（人脈）溝通都是從這三方面著眼。孔子的年代，「鄭聲亂雅樂」、「韶樂盡善盡美」，那是宮、商、角、徵、羽五音的時代；漢朝以後，「鄭聲」是重複語言，也可能是講話舌根音重（大舌頭），會呢喃自語，口齒不清晰，表示腦心血管循環有問題、腦的氧氣不夠，或學養不足、修養不佳。

治療譫語基本三方

湯方	病症	治則及預後
小承氣湯	胃中燥，大便必鞕，硬則譫語 下利譫語者，有燥屎	若一服譫語止者，莫復服
大承氣湯	語言必亂，以表虛裏實 譫語有潮熱，反不能食者，胃中必有燥屎五、六枚	下之愈
柴胡桂枝湯	亡陽，譫語者，不可下	和其榮衛，通津液後自愈

譫語診治

脈象與症狀	病症	調理藥方	診治穴道
脈沉而喘滿，津液越出，大便為難	表虛裏實	小承氣湯	足三里
多汗，津液外出，胃中燥，大便必鞕	表虛裏實	小承氣湯	
燥屎在胃中，語言必亂	表虛裏實	大承氣湯	
潮熱，反不能食者，胃中必有燥屎五、六枚	表虛裏實	大承氣湯	
下利，有燥屎	表虛裏實	小承氣湯	
汗多，無燥屎	榮衛不和	柴胡桂枝湯	太衝穴

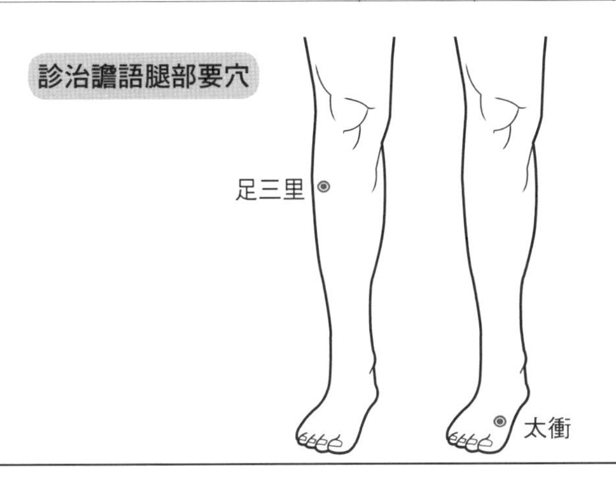

✚ 知識補充站

醫生診病，「鄭聲」虛症多，要補養、調理營養均衡。譫語、讝語實症多，要促進循環順暢，多是消化道問題，也可能腦心血管栓塞，宜小承氣湯、大承氣湯、柴胡桂枝湯等。

2-14 耳前後腫，刺之小差 （206~212）

206.陽明中風，**脈弦、浮大而短氣，腹部滿，脅下及心痛**，久按之氣不通，鼻乾，不得汗，嗜臥，**一身及目悉黃**，小便難，有潮熱，時時噦，**耳前後腫**，刺之小差。外不解，**病過十日，脈續浮者，與小柴胡湯；脈但浮無餘證者，與麻黃湯**；若不尿，腹滿加噦者，不治。

207.**脈浮而芤，浮為陽，芤為陰，浮芤相搏，胃氣生熱，其陽則絕。**

208.陽明病，反無汗，而小便利，二、三日**嘔而欬，手足厥者，必苦頭痛。若不欬不嘔，手足不厥者，頭不痛。**

209.陽明病，但頭眩，不惡寒，**故能食而欬，其人咽必痛；若不欬者，咽不痛。**

210.病人有寒，復發汗，胃中冷必吐蚘。

211.**發汗後，水藥不得入口，為逆**。若更發汗，必吐下不止。

212.**脈浮而遲，表熱裏寒，下利清穀者，**四逆湯主之。

乳突骨的氣槽與耳咽管和耳後動脈、耳後靜脈息息相關，耳朵的紅疹或瘡疹，是透過迷走神經與自律神經的機制，反應體內的濕熱症狀，特別是消化道方面。左耳有瘡疹或紅腫，就是右側升結腸與迴腸功能不良，服柴胡桂枝湯、甘草瀉心湯或小建中湯等，針灸左曲池、右太衝穴。反之，右耳瘈脈穴與翳風穴區嚴重，是左側降結腸與乙狀結腸功能不良，服柴胡加芒硝湯、大柴胡湯或大陷胸湯。

瘈脈穴區往下走是翳風穴、完骨穴、天牖穴，此三穴區肌膚色澤，都是從一側開始漸波及另一側，惡化與否，呼應腹腔循環問題，肝門靜脈系統反應小腸吸收功能，腹腔的下腔靜脈反應大腸排泄功能，鮮紅亮麗是小腸問題大，紫灰偏暗是大腸問題大。顱息穴、角孫穴區色澤不良，是精神情緒方面以及內分泌、消化腺體的問題。

小博士解說

「一身及目悉黃」從以下條文了解「黃疸」：

178.傷寒發汗已，**身目為黃。**所以然者，**以寒濕在裏不解故也。**以為不可下也，於寒濕中求之。

179.傷寒**瘀熱在裏，身必發黃，**麻黃連翹赤小豆湯主之。

180.傷寒七、八日，**身黃如橘子色，小便不利，腹微滿者，**茵蔯蒿湯主之。

183.陽明病**無汗，小便不利，心中懊憹者，身必發黃。**

184.陽明病，**面合色赤，**不可攻之。**必發熱色黃，小便不利也。**

185.陽明病，**發熱汗出，此為熱越，不能發黃也。但頭汗出，身無汗，劑頸而還，小便不利，渴飲水漿者，此為瘀熱在裏，身必發黃，**茵蔯蒿湯主之。

汗出不暢與小便不利，都是肝門靜脈作業不良，造成膽道與胰臟的問題而致發黃，寒濕是附子茵陳湯，濕熱是茵陳蒿湯（條文185）。

《傷寒論》發黃與不發黃來看，《金匱要略》十六章黃疸病，男子黃、小便不利，女勞疸、硝石黃石散，黃疸腹滿小便不利，赤大黃硝石散，諸黃家病但利其小便，假令脈浮，當以汗解，桂枝加黃耆湯，酒黃疸心中懊憹或熱痛，梔子大黃湯，諸黃腹滿宜小柴胡等方，可見小便自利的男子黃用小建中湯，身體發黃不一定是膽道或胰臟方面的問題，只要影響膽汁作業，就可能身體發黃，「以法治之」是上策。

耳朵周圍穴群診斷

穴名	主要肌肉	反應經脈	主要反應症狀
（1）頭維、本神	額肌、顳肌	胃、膽	情緒、精神、思考
（2）耳門、角孫	顳肌、耳前肌	三焦	情緒、反應、行動
（3）聽宮、顴髎	耳前肌、咬肌	小腸	理解、小腸吸收狀況
（4）聽會、天容	咬肌、頸闊肌	膽	膽識、肝膽功能狀況
（5）瘈脈、竅陰	耳後肌、枕肌	三焦、膽	異側腹腔生體作業狀況
（6）完骨、天牖	胸鎖乳突肌、斜方肌	膽、三焦	異側腹腔功能與 同側腦部生體狀況

望診與壓診（1）～（6），望診（1）、（5）有青筋及瘡疹最常見，（6）腫脹、瘡疹之外，越腫脹疼痛者問題越大。

脈象與病況

脈象	病況
弦浮大而短氣	腹部滿，脅下及心痛
浮而芤	浮為陽，芤為陰，浮芤相摶，胃氣生熱，其陽則絕
浮而遲	下利清穀者

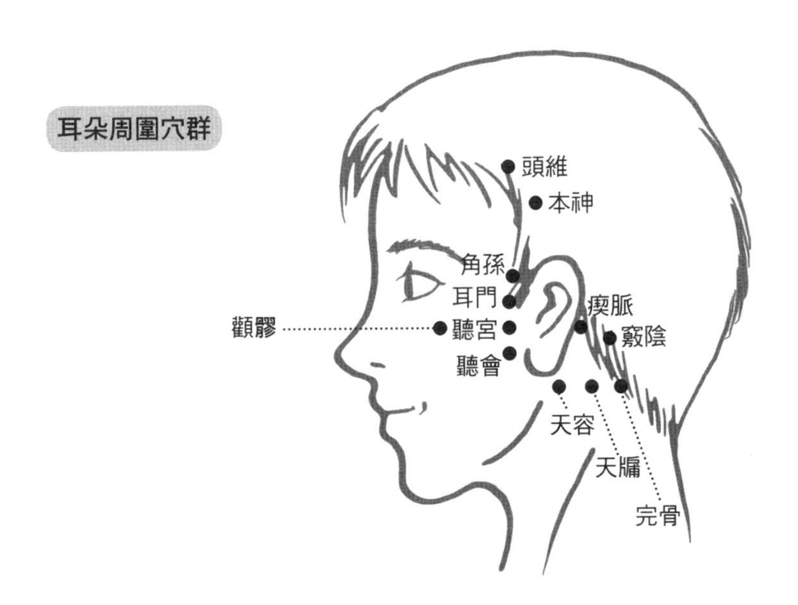

2-15 陽明病欲解時，休息時間 （213）

213.陽明病，欲解時，從申至戌上。(3:00pm~9:00pm)

陽明經欲解時分 3:00pm~9:00pm（申、酉、戌），猶如秋收季節、午茶時間，是該休息或放慢腳步，古代秋決，取肅殺之令，是傍晚收穫結算，這時的內分泌循環較不特殊，也是過勞族最疲倦的時分。傍晚夕陽無限好，只是近黃昏，人過勞久了，會出現很疲倦的情形。人體自律神經系統呈交接之前，是交感神經做主，副交感神經輔之；此時分之後，兩者的主輔關係交換，交感神經促使心跳加快，動力加強，反之，副交感神經讓人心跳減緩，得以歇口氣與睡覺，以備明天來臨。午茶時間補養體內必須營養，如不休息、不補充營養，營養空檔時間過長，健康問題就加大。早餐與午餐時間短，用來大量動力輸出，午餐與晚餐時間長，無論是腦內糖分或 VitB12 的供應都會不足，產生黃昏症候群，日久必然百病叢生。

腹部時鐘，就是十二經脈十二時辰，營氣、衛氣循環不已，生活作息、營養運作，肺經脈開寅，肝經脈閉丑，肝主左三魂，肺主右七魄，腹部時鐘可以不受時間（Clock）控制，進行自體生理運作（Non-clock funtion）。可是頭部時鐘是承天，感應宇宙、季節、日夜之運作，腹部時鐘是繼地、食飲取之於大地，人在天與地之間生息運作，天地一體和諧運作，人就能安康和泰。

《內經 ‧ 上古天眞論》中「精神內守（頭部時鐘），病安從來。是以志閑而少欲，心安而不懼，形勞而不倦，氣從以順，各從其欲，皆得所願。故美其食，任其服，樂其俗，高下不相慕，其民故曰樸。是以嗜欲不能勞其目，淫邪不能惑其心，愚智賢不肖，不懼於物，故合於道。所以能年皆度百歲，而動作不衰者。」

小博士解說

《內經・金匱真言論》論四季寒溫之變，東風生於春……東善病痹厥：

1.陰中有陰，陽中有陽。平旦至日中，天之陽，陽中之陽也（一日之夏）；日中至黃昏，天之陽，陽中之陰也（一日之秋）；合夜至雞鳴，天之陰，陰中之陰也（一日之冬）；雞鳴至平旦，天之陰，陰中之陽（一日之春）。

2.人之陰陽，則外為陽，內為陰。言人身之陰陽，則背為陽，腹為陰。言人身之藏府中陰陽。則藏者為陰，府者為陽。肝、心、脾、肺、腎五藏皆為陰，膽、胃、大腸、小腸、膀胱、三焦六府皆為陽。

3.雞養益肝臟，特別是雞蛋；羊養益心臟，特別是羊肝；牛養益脾胃，特別是牛肉；豬養益腎臟，特別是豬腎與豬腳。肺以五穀之稱與四肢活動最為養益。

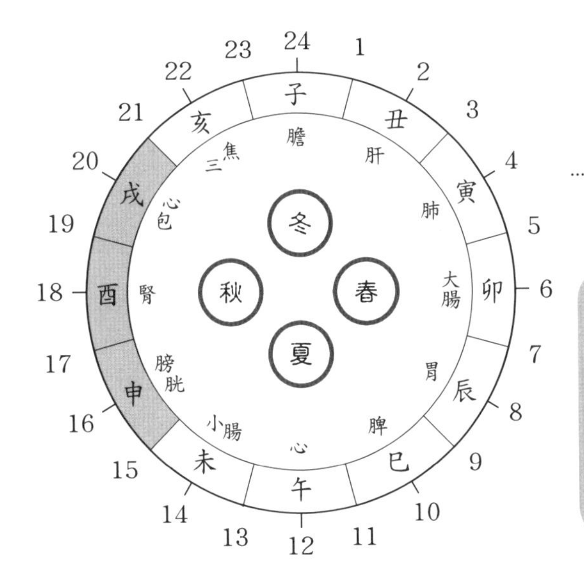

陽明病欲解時，從申到戌（3:00pm~9:00pm）

陽明病欲解時辰，申、酉、戌（3:00pm ～ 9:00pm）是下午茶或午休時間。也是多數人晚餐時間，經過一天的努力，晚餐總是有慰勞辛苦的意味，少陽整備時間與太陽上班時間表現好，陽明休息時間必然如意。

養生大法貴在「時」與「食」

四季	六經	時辰	時間	餐飲	滋養
春	少陽	寅、卯、辰	3:00am ～ 9:00am	早餐	肺臟、脾臟，呼吸系統
夏	太陽	巳、午、未	9:00am ～ 3:00pm	午餐	脾臟、心臟，循環系統
秋	陽明	申、酉、戌	3:00pm ～ 9:00pm	晚餐	腎臟、心臟，泌尿系統
冬	太陰	亥、子、丑	9:00pm ～ 3:00am	消夜	肝臟、肺臟，內分泌系統

少陰→子、丑、寅（11:00pm ～ 5:00am）、厥陰→丑、寅、卯（1:00am~7:00am）

+ 知識補充站

《內經》強調的就是ADL（Activity of Daily Living）與QOL（Quality of Life），人習於抑鬱與逞強，從生到死，認知機能、社會生態、自然環境都環環相扣，睡眠最重要，尤其對腦時鐘更為重要，其次是腹部時鐘。

《內經・生氣通天論》「陰之所生，本在五味，陰之五宮，傷在五味。是故味過於酸，肝氣以津，脾氣乃絕。味過於鹹，大骨氣勞，短肌，心氣抑。味過於甘，心氣喘滿，色黑，腎氣不衡。味過於苦，脾氣不濡，胃氣乃厚。味過於辛，筋脈沮弛，精神乃央。是故謹和五味，骨正筋柔，氣血以流，腠理以密，如是則骨氣以精，謹道如法，長有天命。」〈四氣調神論〉敘述養與逆的差異，〈生氣通天論〉強調諸和五味。

2-16 少陽之為病，小柴胡湯（214~218）

214.少陽之爲病，口苦、咽乾、目眩也。
215.少陽中風，兩耳無所聞，目赤，胸中滿而煩者，不可吐下，吐下則悸而驚。
216.傷寒，脈弦細，頭痛發熱者，屬少陽。少陽不可發汗，發汗則讝語。此屬胃，胃和則愈，胃不和，則煩而悸。
217.傷寒五、六日中風，往來寒熱，胸脅苦滿，默默不欲飲食，心煩喜嘔，或胸中煩而不嘔，或渴或腹中痛，或脅下痞硬，或心下悸，小便不利，或不渴，身有微熱，或欬者，小柴胡湯主之。
218.傷寒中風，有柴胡證，但見一證便是，不必悉具。

與小柴胡湯關係密切的條文有 98.、206.、217.、220.、224.、228.、229.、231.、233.、235.、240.、242.、243.、358.、365. 等，先比較觀察以上條文，再比較少陽病篇 214~244 的 31 條條文，可以肯定小柴胡湯的重要性。

少陽篇中與小柴胡湯相關的條文有 11 條，其他藥方條文 7 條，此篇第一條 217. 柴胡湯證有七個「或」的狀況，對比 243. 條文「嘔而發熱」，在臨床上的診治，固然要參合此七項「或」的病症，但主軸是在「嘔而發熱」者。此外，條文 225.、226.、229.、230.、232.、235.、236. 也都與小柴胡湯互爲呼應，以柴胡、黃芩、半夏等爲主要藥物，人參、生薑、甘草、紅棗則爲輔助藥物。

小柴胡湯改善肝門脈系統之循環，其基本加減藥味來自條文 217.「傷寒五、六日中風，往來寒熱，胸脅苦滿，默默不欲飲食，心煩喜嘔，或**胸中煩而不嘔**，或**渴**或**腹中痛**，或**脅下痞硬**，或**心下悸**，**小便不利**，或**不渴**，**身有微熱**，或**欬**者，小柴胡湯主之」。小柴胡湯加減方中有去人參加桂枝者，溫服微汗愈，與桂枝湯、麻黃湯等服後溫覆取微似汗有相同的意義。

肝臟是人體內最大的腺體，是僅次於皮膚的次大器官，《傷寒論》幾乎可說就是《養肝論》，胎兒後期肝臟占體重 5%，出生後，經過成長時間，幾乎佔據了右季肋部與心窩部，並擴張到左季肋部，在橫膈膜下面；橫膈膜分開胸膜、肺、心膜與心臟，腸胃道對脂肪類營養素的吸收是透過胸管回上腔靜脈，胃腸道的其他營養素是經過肝門靜脈系統，再從肝臟經肝靜脈回下腔靜脈。

小博士解說

《金匱要略》十章「107.病者腹滿，按之不痛為虛，痛者為實，可下之；舌黃未下者，下之黃自去。108.腹滿時減，復如故，此為寒，當與溫藥。117.按之心下滿痛者，此為實也，當下之，宜大柴胡湯。118.腹滿不減，減不足言，當須下之，宜大承氣湯」。

腹水主要疾病為肝硬化、持續性門脈壓亢進症、鬱血性心臟衰竭、腎元症候群，其中以消化器官疾病伴見肝硬化的腹水機率最高，另外，惡性淋巴腫瘤、全身性紅斑性狼瘡症、卵巢阻塞、卵巢癌等亦時而可見出現腹水現象。伴見腹水的病症，都有腹滿的問題，按腹滿不痛為虛，且腹滿時減時加，此為虛寒，宜溫養之，按腹滿痛為實，宜下之。

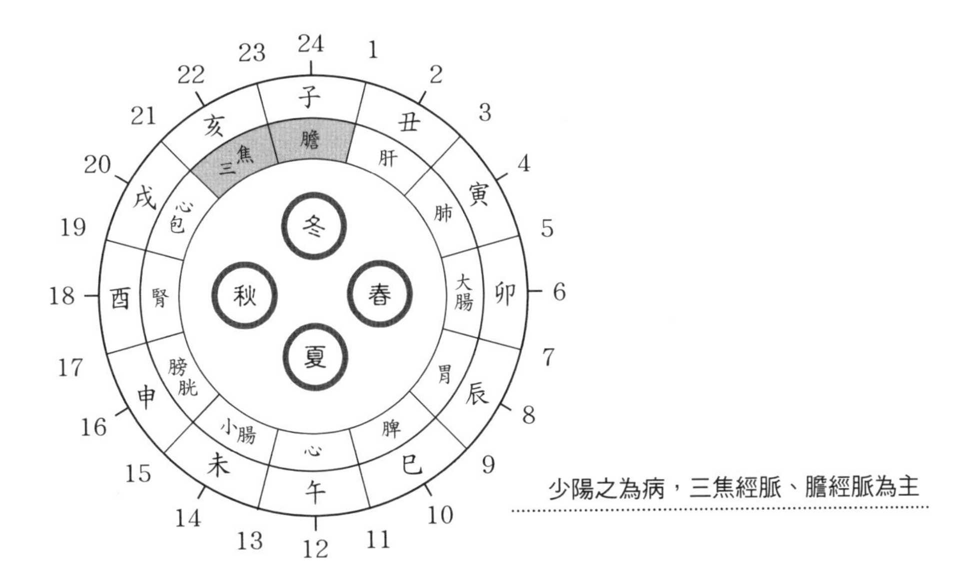

少陽之為病，三焦經脈、膽經脈為主

小柴胡湯加減藥味之運用
（臨床上直接加味於小柴胡湯更具實用性）

症狀	去藥	加藥
胸中煩而不嘔	半夏、人參	栝蔞實一枚
渴	半夏	栝蔞根
腹中痛	黃芩	芍藥
脅下痞硬	大棗	牡蠣
心下悸，小便不利	黃芩	茯苓
不渴，身有微熱	人參	桂枝（溫服微汗愈）
欬	人參、生薑、大棗	五味子、乾薑

＋ 知識補充站

腹滿、胸下結硬是太陰病的主症；胃家實是陽明病的主症；心中疼熱是厥陰病的主症。條文97.~101.都屬於瀉心湯類，以黃連、黃芩、半夏等為主，人參、生薑、甘草、紅棗為輔。少陽病，口苦咽乾是消化附屬器官的症狀，與消化器官息息相關。小陷胸湯是黃連、半夏、栝蔞實，小柴胡湯加栝蔞與黃連，即近代常見的柴陷湯，對上半部消化器官與心臟血液循環系統大有助益。

2-17 傷寒三日，少陽脈小者，欲已（219~223）

219.傷寒三日，少陽脈小者，欲已也。

220.傷寒四、五日，**身熱惡風，頸項強，脅下滿，手足溫而渴者**，小柴胡湯主之。

221.陽明病，**發潮熱，大便溏，小便自可，胸脅滿不去者**，與小胡柴湯。

222.陽明病，**脅下硬滿，不大便而嘔，舌上白胎者**，可與小柴胡湯，上焦得通，津液得下，胃氣因和，身濈然汗出而解。

223.凡柴胡湯病證而下之，若柴胡證不罷者，**復與柴胡湯，必蒸蒸而振，卻發熱汗出而解。**

營衛的「營」氣，是心臟左心室（結構上是心臟的前鋒）在輸送血液到全身；「衛」氣，是肝臟將肝門靜脈循環系統收集來的營養，透過肝靜脈與下腔靜脈送回心臟右心房（結構上是心臟的後衛）。酗酒最容易造成肝硬化與胃出血，慢性酒精中毒是肝硬化主因，或是女性更年期後，雌激素減少了，心臟病機率跟著提高，這多會漸漸出現門脈壓亢進症；因爲酗酒與飲食習慣不良，肝臟的脂肪變質與纖維化造成肝腫大，是肝臟功能退化的特徵，肝臟有很大的預備機能，肝功能不良的代謝性病癥會較慢出現。可從以下條文觀察出來：214.、215.、217.、220.、224.、225.、226.、233.、235.、239.。

就科學中藥而言，這些湯方幾乎都可以互相取代，然而，如果能夠善用其中的變化，不要只聚焦於「腹中急痛」與「腹中痛欲嘔吐」，因爲「腹痛」對一般患者而言常常無從確定，老弱婦孺腹痛以小建中湯爲主，小柴胡湯爲輔，一如條文 413.「霍亂，頭痛發熱，身疼痛，熱多欲飲水者，五苓散主之；寒多不用水者，理中丸主之」。

小柴胡湯「煮半去渣再煮半」，是科學中藥中最具原方煮法精神。《傷寒論》中除了小柴胡湯之外，大柴胡湯、柴胡加芒硝湯、柴胡桂枝乾薑湯（不含半夏）也是同樣的煮法；另外，甘草瀉心湯、半夏瀉心湯、生薑瀉心湯、旋覆代赭石湯等八方也是如此煮法，具濃縮的特質，其運作與膽汁生體運作頗相似。肝臟分泌膽汁至膽囊，膽囊濃縮，待食物入十二指腸，膽汁才進入十二指腸，再由迴腸、盲腸回收入肝門靜脈循環系統回肝臟，這八方中，小柴胡湯就是軍頭，半夏瀉心湯就是副軍頭，臨床上，它們擅於調治慢性生活習慣病。

小博士解說

「鬱鬱微煩」是下腔靜脈鬱滯，見條文233.「嘔不止，心下急，鬱鬱微煩者，為未解也，與大柴胡湯下之」。234.「太陽病，過經十餘日，心中溫溫欲吐，而胸中痛，大便反溏，腹微滿，鬱鬱微煩，先此時，自極吐下者，與調胃承氣湯；若不爾者，不可與。但欲嘔，胸中痛，微溏者，此非柴胡證，以嘔，故知極吐下也。」

「濈然汗出」是肇因於肝門靜脈循環不良，見條文222.「與小柴胡湯，上焦得通，津液得下，胃氣因和」。

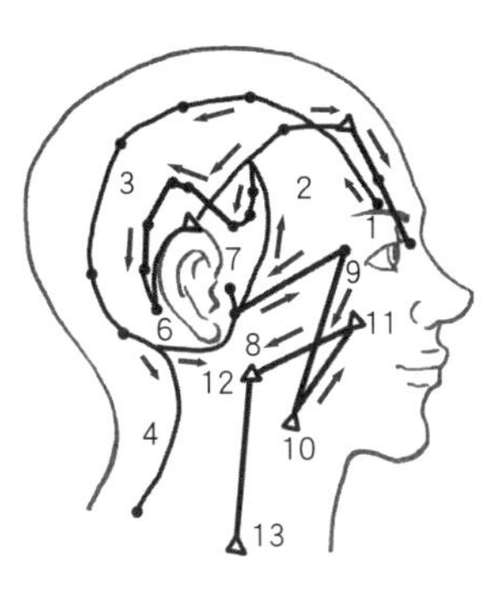

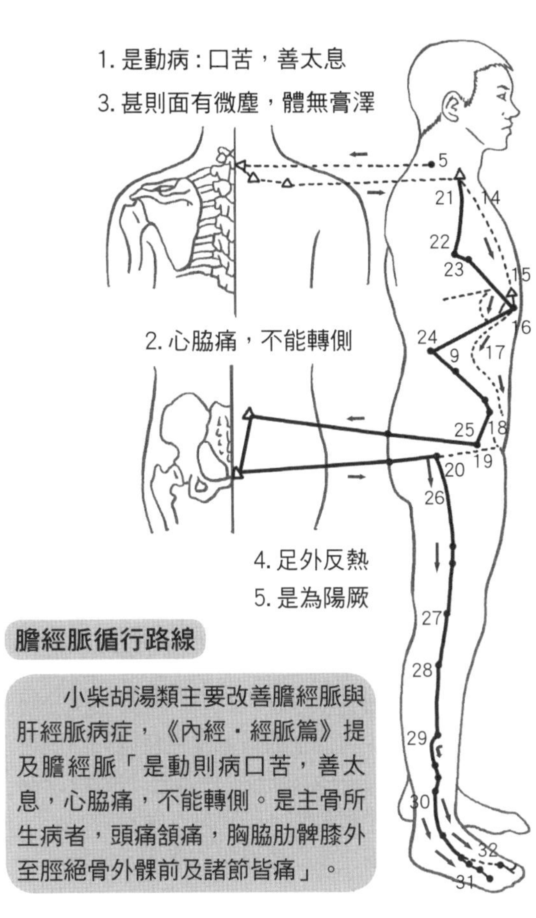

6. 所生病：是主骨所生病者

7. 頭痛、頷痛

8. 目銳眥痛

9. 缺盆中腫痛

10. 腋下腫，馬刀俠癭

11. 汗出振寒，瘧

12. 胸、脇、肋、髀、膝外至脛、絕骨、外踝前及諸節皆痛

13. 小指次指不用

膽經脈循行路線

小柴胡湯類主要改善膽經脈與肝經脈病症，《內經・經脈篇》提及膽經脈「是動則病口苦，善太息，心脇痛，不能轉側。是主骨所生病者，頭痛頷痛，胸脇肋髀膝外至脛絕骨外髁前及諸節皆痛」。

小柴胡湯證

病名	病症	診治穴道	預後
少陽病	身熱惡風，頸項強，脇下滿，手足溫而渴	太衝	胃氣和汗出而解
陽明病	發潮熱，大便溏，小便自可，胸脇滿不去	足三里	
	脇下鞕滿，不大便而嘔，舌上白胎者	足三里	

＋ 知識補充站

柴胡桂枝湯是小柴胡湯加桂枝湯，依此類推，目前臨床上常見的小柴胡湯加味藥方，例如：小柴胡湯加五苓散為柴苓散、小柴胡湯加小陷胸湯為柴陷湯、小柴胡湯加茵陳蒿湯為柴茵湯、小柴胡湯加黃連湯為柴黃湯、小柴胡湯加大柴胡湯為二柴湯、小柴胡湯加理中丸為柴理湯、小柴胡湯加附子湯為柴附湯、小柴胡湯加吳茱萸湯為柴吳湯、小柴胡湯加加烏梅丸為柴烏湯、小柴胡湯加葛根湯為柴葛湯、小柴胡湯加黃芩湯為柴芩湯、小柴胡湯加麻黃升麻湯為柴升湯，以上加味藥方的科學中藥加減藥方，在臨床有其一定的實用性與癒效。

2-18 肢節煩疼微嘔，心下支結柴胡桂枝湯（224~228）

224.得病六、七日，脈遲浮弱，惡風寒，手足溫，醫二、三下之，不能食，**而脅下滿痛，面目及身黃，頸項強**，小便難者，與柴胡湯後，必下重。本渴而飲水嘔者，柴胡湯不中與也。食穀者噦。

225.傷寒六、七日，發熱微惡寒，**肢節煩疼，微嘔，心下支結**，外證未去者，**柴胡桂枝湯**主之。

226.傷寒五、六日，已發汗，而復下之，**胸脅滿微結**，小便不利，渴而不嘔，但**頭汗出**，往來寒熱，**心煩者**，此爲未解也，**柴胡桂枝乾薑湯**主之。

227.服柴胡湯已，渴者，屬陽明，以法治之。

228.傷寒五、六日，頭汗出，微惡寒，手足冷，心下滿，口不欲食，大便硬，**脈細者，此爲陽微結。必有表復有裏也**，脈沉亦在裏也。汗出爲陽微，**假令純陰結，不得復有外證，悉入在裏，此爲半在裏半在外也。脈雖沉緊，不得爲少陰病，所以然者，陰不得有汗，今頭汗出，故知非少陰也，可與小柴胡湯**，設不了了者，得屎而解。

條文 224.「脅下滿痛，面目及身黃，頸項強，小便難，與小柴胡湯後，必下重」，表證多。條文 225.「肢節煩疼、微嘔，心下支結，柴胡桂枝湯主之」，裏證多。條文 226.「胸脅滿微結，小便不利，渴而不嘔，但頭汗出，往來寒熱，心煩，柴胡桂枝乾薑湯主之」，條文 224. 脈遲浮弱和條文 228. 脈細而沉，陽微結，病在半表半裏宜柴胡桂枝湯，脈沉緊，頭汗不出，純陰結、純裏症，宜柴胡桂枝乾薑湯，脈沉緊，頭汗出，非純裏症，宜小柴胡湯，得屎而解。

柴胡桂枝湯與條文 289. 的四逆散（柴胡、芍藥、枳實、炙甘草），都是疼痛常用藥方，四逆散比柴胡桂枝湯多芍藥，柴胡桂枝湯比四逆湯多半夏、人參、黃芩、生薑、大棗、桂枝六味藥，長期服用於慢性疼痛症，四逆散較適宜突發性的四肢與腹部疼痛，柴胡桂枝湯是心下悶或欲嘔吐，四逆散是咳、心下悸、泄利等。

柴胡桂枝乾薑湯用乾薑初服微煩，後頭汗出便愈；柴胡桂枝湯與小柴胡湯皆用生薑，且有人參、半夏、紅棗，最重要的是柴胡桂枝乾薑湯有牡蠣，取其鹹以軟堅化痰，濇以收脫，微寒以清熱補水；條文 226. 胸脅滿微濇宜柴胡桂枝乾薑湯，柴胡劑量是牡蠣的四倍；條文 387. 桂枝甘草龍骨牡蠣湯，牡蠣劑量是桂枝的二倍，而且四味藥磨成粉來煮藥，治療煩躁，日本胃藥安中散就有牡蠣以安心和胃。

小博士解說

肝前性肝門靜脈壓亢進，指的是肝脈靜脈系統血流進入肝臟之前的循環障礙（血管抵抗）存在的病態，包括肝門部的肝臟外門脈閉塞症，是一次性的，且原因多不明。持續發作的二次性必是有病因的，如膽囊炎、膽管炎、胰臟炎、血液疾病等。《傷寒論》的藥方與針灸用於肝門靜脈壓亢進症，主要是防治肝臟大部分的病變，對此肝前性病症，有對症下藥的高療效，對肝內性與肝後性方面，則有輔助療效。

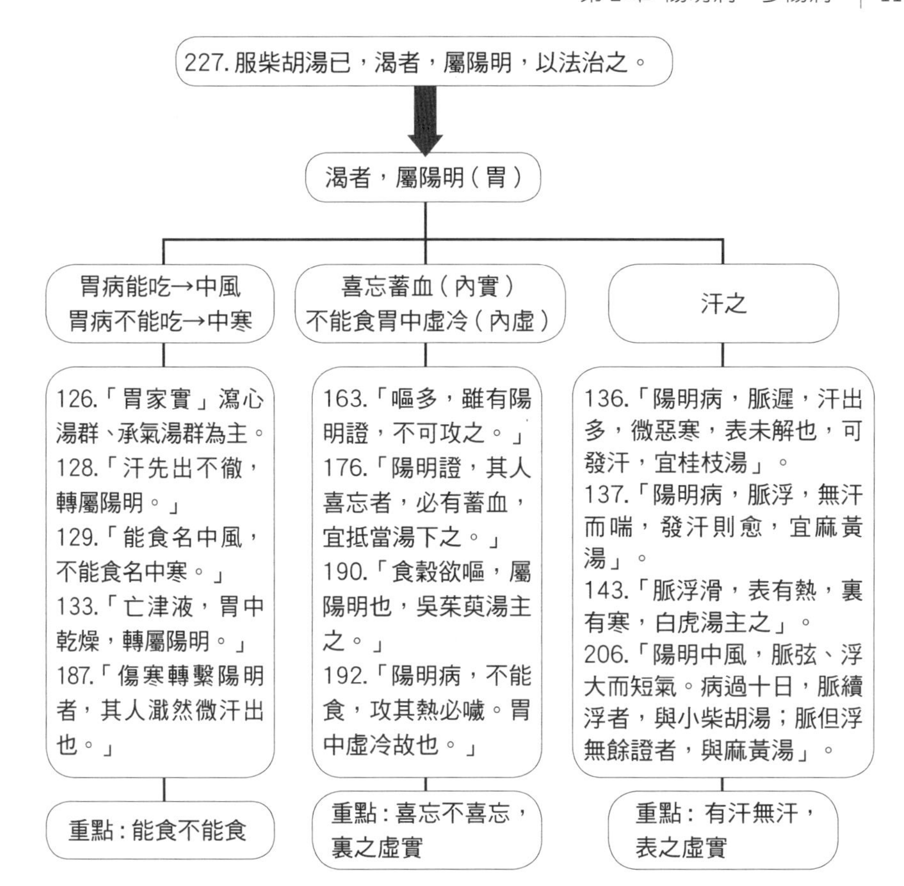

肝後性的常見病變與代表湯方

臟器（生理）	病變（病理）	選用湯方	針灸穴道
心臟	鬱血性心臟衰竭	炙甘草湯、大陷胸湯	巨闕、內關
下腔靜脈	Budd-Chiari 症候群	柴胡加龍骨牡蠣湯	太衝、曲池
肝靜脈	肝靜脈閉塞症	柴胡加芒硝湯	太衝、合谷
後類竇	肝硬化	大柴胡湯	太衝、足三里
類竇內	酒精性肝障礙	柴胡桂枝湯	照海、絕骨
前類竇（肝內門脈）	類竇性門脈壓亢進症、先天性肝纖維化	四逆散 柴胡桂枝乾薑湯	地機、飛揚
肝外門脈	肝外門脈閉塞症	真武湯	太溪、血海

條文 224. 與 193. 的症狀比較

條文	症狀	湯方	穴道
224	食穀者噦	柴胡桂枝湯（225.）、小青龍湯（113.）、生薑瀉心湯（97.）	太衝、足三里
193	飲水則噦	小承氣湯（153.）、理中丸（360.）、小柴胡湯（206.）	太溪、飛揚

2-19 腹中急痛者，先與小建中湯（229~231）

229.傷寒**陽脈濇，陰脈弦，法當腹中急痛者**，先與小建中湯。不差者，小柴胡湯主之。

230.傷寒**胸中有熱，胃中有邪氣，腹中痛，欲嘔吐者**，黃連湯主之。

231.太陽病，十日以去，**脈浮細而嗜臥者，外已解也。設胸滿脅痛者，與小柴胡湯；脈但浮者，與麻黃湯。**

小建中湯與小柴胡湯、小柴胡湯與麻黃湯、小柴胡湯與大柴胡湯、小柴胡湯與柴胡加芒硝湯，四組藥方搭配是《傷寒論》運用複方的典範，條文中「先與」之後，及隨之「後與」施治「不差者」，腹急痛與小建中湯是治療胃腸障礙，沒有療效再用小柴胡湯治療肝膽循環障礙；因爲小建中湯是養益消化器官的生體作業，小柴胡湯則是養益消化附屬器官。

半夏瀉心湯、甘草瀉心湯、生薑瀉心湯、黃連湯等，與小柴胡湯是同一族群，除了甘草瀉心湯沒有人參外，四方皆有人參，五方皆有薑。小柴胡湯與生薑瀉心湯用生薑，除了小柴胡湯，其他四方皆用乾薑。除了黃連湯沒有黃芩，其他四方都有黃芩。除了小柴胡湯沒有黃連，其他四方皆有黃連。

五方皆是溫服，黃連湯日三夜二，其他四方（包含黃連湯）一天五服，晚上也要服用，五方之中以黃連湯爲最珍貴，黃連湯去掉黃連、桂枝換之以柴胡、黃芩就是小柴胡湯。黃連湯改善食道與胃的問題，特別是下食道括約肌；小柴胡湯與小建中湯養護胃腸，小建中湯是桂枝湯加重芍藥，再加麥芽糖，對胃的混合波蠕動及幽門括約肌有緩和作用；小柴胡湯助益膽汁與胰液進入十二指腸作業。

小博士解說

肝臟裡面，肝動脈血液含氧濃度高，負責膽囊的營養供應。肝門靜脈內的血液營養豐富而含氧濃度較低，負責膽囊以外的營養供給。兩者在肝竇中混合，最後，從肝竇經肝靜脈注入下腔靜脈，再從下腔靜脈回心臟，心臟裡面的營養絕大部分來自肝臟。肝門靜脈循環系統有狀況，心臟就會出問題，人云「心肝寶貝」就是如此。

肝臟由肝動脈與肝門靜脈供給營養，供給肝臟的血液，肝門靜脈負責其中的2/3，肝動脈負責其中的1/3，由於肝動脈來自心臟屬於機能性血管，肝門靜脈來自消化道屬於營養性血管，人說「心肝」好壞，是指機能性血管方面的功能，「肝腸」寸斷，是泛指營養性血管方面的功能，「心肝」不能過勞，要有良好的飲食習慣，肝硬化患者肝門靜脈血流減少就併見肝動脈擴張。

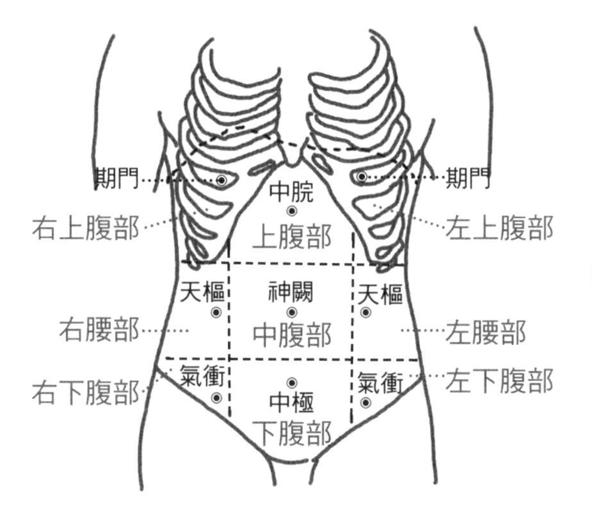

腹部壓診穴道

腹診穴道與代表湯方

腹部九部位	對應穴道	臟腑或經脈的疾病	代表湯方
上腹部	中脘	胃	半夏瀉心湯
中腹部	神闕	小腸	五苓散
下腹部	中極	膀胱、直腸	抵當湯
左上腹部	左期門	脾臟、胰臟	柴胡加芒硝湯
右上腹部	右期門	肝、膽	小柴胡湯
左腰部	左天樞	升結腸、左腎臟	附子湯
右腰部	右天樞	降結腸、右腎臟	大柴胡湯
左下腹部	左氣衝	左側生殖器官	烏梅丸
右下腹部	右氣衝	右側生殖器官	麻黃升麻湯

✚ 知識補充站

觀念上，白天多胃潰瘍的腹痛，尤其是吃東西後更痛，胃潰瘍的胃蠕動不良，胃的負擔重會刺激胃的潰瘍黏膜而疼痛。半夜多十二指腸潰瘍的腹痛，多是空腹時更痛。進食後，三小時左右食物會進入十二指腸，因此胃在空腹時，就很容易激起十二指腸潰瘍的疼痛。

生活上，經常頭痛、牙痛會反應在胃經脈、大腸經脈、小腸經脈、膀胱經脈與膽經脈上，胃經脈型的頭痛與大腸經脈的牙痛都是長期的慢性疼痛，日久必虛，幾乎與十二指腸潰瘍型的疼痛呈正比反應。反之，初期的一般性頭痛、牙痛，多實證，幾乎與胃潰瘍型的疼痛息息相關。不管有沒有潰瘍型的疼痛，胃負責消化，十二指腸負責吸收，兩者和諧的協調運作，身體不會有任何疼痛症狀。一旦身體開始出現任何的疼痛症狀，幾乎都與胃、十二指腸的消化吸收功能相關。

2-20 鬱鬱微煩與大柴胡湯 （232~236）

232.傷寒發熱，汗出不解，**心中痞硬，嘔吐而下利者**，大柴胡湯主之。

233.太陽病，過經十餘日，反二、三下之，後四、五日柴胡證仍在者，先與小柴胡湯。**嘔不止，心下急，鬱鬱微煩者**，爲未解也，與大柴胡湯下之則愈。

234.太陽病，過經十餘日，**心中溫溫欲吐，而胸中痛，大便反溏，腹微滿，鬱鬱微煩**，先此時，自極吐下者，與調胃承氣湯；若不爾者，不可與。但欲嘔，胸中痛，微溏者，此非柴胡證，以嘔，故知極吐下也。

235.傷寒十三日不解，**胸脅滿而嘔，日晡所發潮熱，已而微利**，此本柴胡證，下之而不得利，今反利者，知醫以丸藥下之，非其治也。潮熱者，實也，先宜小柴胡湯以解外，後以柴胡加芒硝湯主之。

236.傷寒十三日不解，過經，讝語者，以有熱也，當以湯下之。若小便利者，大便當硬，而反下利，脈調和者，知醫以丸藥下之，非其治也。**若自下利者，脈當微厥，今反和者**，此爲內實也，調胃承氣湯主之。

膽囊炎發病以膽結石爲主。高齡者多膽道感染問題，急性膽囊炎因膽囊無法正常排泄，膽汁鬱滯結石造成了膽囊管閉塞；手術後及長期中心靜脈營養（Intra Venous Hyperalimentation，IVH）患者，因缺乏膽囊收縮、弛緩的荷爾蒙，膽汁鬱滯引起無石性膽囊炎。膽汁鬱滯造成化學性的炎症若加上細菌感染，可能成急性膽囊炎。慢性膽囊炎是潛在的炎症，或持續性急性膽囊炎，造成膽結石機會相對提高。

急性膽囊炎多是右季肋部到心窩部疼痛，或痛向右背與肩胛骨。太陽病頸項強痛之桂枝湯與葛根湯，陽明病胃家實之大陷胸丸與大黃黃連瀉心湯，少陽病口苦咽乾目眩之柴胡加芒硝湯與柴胡桂枝湯，或一經病，或二經病，或三經合病，都可能出現右上腹部肌肉性防衛（Muscular defense），造成右腹部肌肉抽筋，多併見膽囊問題，可觸診得知膽囊腫大；右側的不容、承滿穴是診察穴點，疼痛常會波及至幽門穴區。

小博士解說

調胃承氣湯、柴胡加芒硝湯、大承氣湯、大陷胸湯、大陷胸丸等都有用芒硝，李時珍曰：「朴硝下降屬水性寒，硝石為造炮燄硝，上升屬火，性溫」，芒硝「辛能潤燥，鹹能軟堅，苦能下泄，大寒能除熱。朴硝酷澀性急，芒硝經煉稍緩。能蕩滌三焦腸胃實熱，推陳致新」。大承氣湯於《傷寒論》中552條條文中，占了28條，調胃承氣湯也占了8條。

芒硝都是湯成去藥渣，再煮一、二沸，分溫服之，尤其是大承氣湯「得下餘勿服」，調胃承氣湯「少少溫服之」，促進胃與十二指腸蠕動，柴胡加芒硝湯煮服法與小柴胡湯一樣，養益整個消化道，尤其是肝、膽、胰臟、胃、十二指腸等，隔四到八小時服一次，條文235.小柴胡湯解外，柴胡加芒硝治裏實。三餐前服用小柴胡湯，三餐後柴胡加芒硝湯。大陷胸湯（大黃、芒硝、甘遂）與調胃承氣湯差一味藥，「得快利，止後服」，大陷胸丸再加葶藶子、杏仁、蜂蜜，丸煮湯溫頓服，宿乃下，取下為效。配合胃緩慢蠕動，改善整個消化道功能。

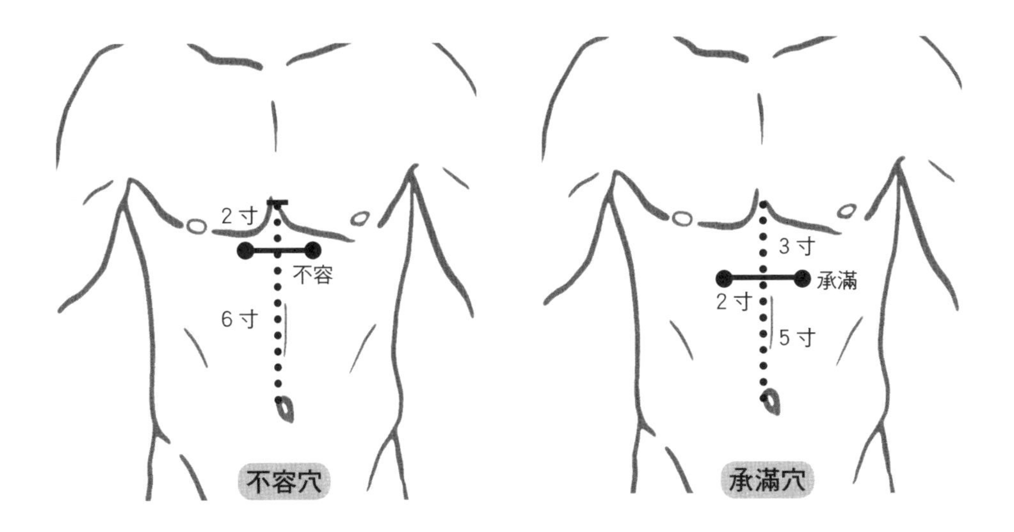

小柴胡類之表症與裏症

表症	裏症	調整藥方	診治穴道
發熱，汗出不解	心中痞鞕，嘔吐而下利	大柴胡湯	太衝穴、中封穴
太陽病脈浮強痛而惡寒	口苦咽乾目眩	小柴胡湯	太衝穴、絕骨穴
	嘔不止，心下急，鬱鬱微煩	大柴胡湯	太衝穴、中封穴
	心中溫溫欲吐，而胸中痛，大便反溏，腹微滿，鬱鬱微煩，先此時，自極吐下	調胃承氣湯	足三里穴
病久	胸脇滿而嘔，日晡所發潮熱，已而微利	先服小柴胡湯 再服柴胡加芒硝湯	太衝穴、中封穴 絕骨穴
	自下利者，脈當微厥，今反和者，此為內實	調胃承氣湯	足三里穴

＋ 知識補充站

慢性膽囊炎明顯症狀不多，腹部脹滿宜大黃黃連瀉心湯，胃部不適感宜半夏瀉心湯，右季肋部到心窩部鈍痛宜小陷胸湯，噁心宜生薑瀉心湯，鼓脹、食慾不振等宜甘草瀉心湯。

膽管炎多因膽道系細菌感染，造成膽管狹窄與閉塞，多見膽汁鬱滯於膽道，保存療法可減少敗血症與多臟器衰竭等。膽管炎反覆發作，易造成膽管纖維化與狹窄，最後是硬化性膽管炎，漢朝馬王堆帛書四十四式中的鸇及引胠積，持恆操作，可改善膽管炎。

2-21 三陽為盡，三陰當受邪（237~243）

237.傷寒三日，三陽爲盡，三陰當受邪，**其人反能食而不嘔，此為三陰不受邪也。**

238.傷寒六、七日，無大熱，其人躁煩者，此爲陽去入陰故也。

239.婦人中風，發熱惡寒，經水適來，得之七、八日，熱除而脈遲身涼，胸脅下滿，**如結胸狀，譫語者，此為熱入血室也**，當刺期門，隨其實而瀉之。

240.婦人中風七、八日，**續得寒熱，發作有時，經水適斷者，此為熱入血室**，其血必結，故使如瘧狀，發作有時，小柴胡湯主之。

241.婦人傷寒發熱，經水適來，晝日明了，暮則譫語，如見鬼狀者，**此為熱入血室。無犯胃氣及上二焦必自愈。**

242.血弱氣盡，腠理開，**邪氣因入，與正氣相搏，結於脅下**，正邪分爭，往來寒熱，休作有時，默默不欲飲食，**藏府相連，其痛必下，邪高痛下，故使嘔也**。（一云藏府相連，其病必下，脅膈中痛）小柴胡湯主之。

243.**嘔而發熱者**，小柴胡湯主之。

條文 239.「熱入血室，刺期門，隨其實而瀉之」，刺太衝瀉實效果更好，針刺太衝穴，吸氣時迅速並逆經脈方向進針，待三分鐘以上，緩慢呼氣並順經脈循行方向出針。

條文 240.「熱入血室，小柴胡湯主之」，單單服用小柴胡湯效果就很好，如果配合刺太衝，再服小柴胡湯效果更彰顯。其療效猶如條文 7. 先刺風池、風府穴，再服桂枝湯效果更好。

「刺期門，隨其實而瀉之」是下腔靜脈循環滯礙，刺期門而瀉之，改善腹腔循環，促使月經正常排出，否則婦科肌瘤、腫瘤的機會會隨之加大。刺期門不如刺太衝，臨床上針瀉左太衝的機率比右太衝高，尤其是工作或讀書壓力大，運動或活動量又不足的女性（約 15~40 歲），不論是否懷孕生產過，若是小腿靜脈曲張嚴重的話，配合針砭，規畫一定療程（至少三個月），選較塌陷一側的曲池補之三針（齊刺），再瀉較塌一側的太衝五針（揚刺），患者怕痛可減少針數。接受針砭治療者，以埋針效果最好，刺太衝之方便、實用性絕非刺期門可及。

小博士解說

240.「**經水適斷**，此為熱入血室。其血必結，故使如瘧狀，發作有時，小柴胡湯主之」是否針灸，以病人可接受之程度為主，不必拘泥於條文。

235.「傷寒十三日不解，胸脅滿而嘔，日晡所發潮熱，已而微利，此本柴胡證，下之而不得利，今反利者，知醫以丸藥下之，非其治也。潮熱者，實也，先宜小柴胡湯以解外，後以柴胡加芒硝湯主之。」

241.「婦人傷寒發熱，**經水適來，晝日明了，夜則譫語，如見鬼狀者**，此為熱入血室，無犯胃氣及上二焦」。其臨床診治重點在無犯胃氣及上二焦，強調注重飲食及營養攝取，避免感冒風寒，總而言之，生活細節之調整比施予針藥還重要。

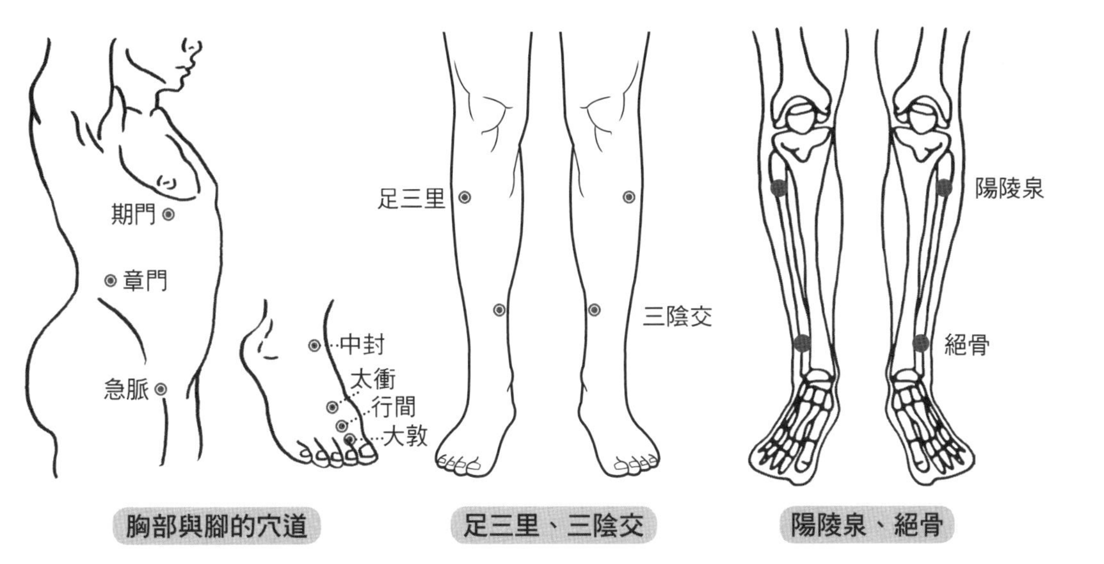

熱入血室三治法

病症	治法	診治穴道
結胸，讝語者	刺期門	期門穴、太衝穴
續得寒熱，發作有時，經水適斷	小柴胡湯	太衝穴、絕骨穴
經水適來，晝日明了，暮則讝語，如見鬼狀者	無犯胃氣及上二焦必自愈（不治而愈）	太衝穴、足三里

✚ 知識補充站

《金匱要略-婦人雜病篇》的前四條，與《傷寒論》的240.、241.、239.、173.條文是重疊的。此外，《金匱要略-婦人雜病篇》另有下列條文及湯方，臨床上可與《傷寒論》之熱入血室的治療，互為參酌運用。

9.婦人年五十，……，瘀血在少腹不去，……當以溫經湯主之。

13.水與血俱結血室，大黃甘遂湯。

14.婦人經水不利下，抵當湯主之。(亦治男子膀胱滿急有瘀血者)

17.婦人腹中諸疾痛，當歸芍藥散主之。

18.婦人腹中痛，小建中湯。

19.婦人病，……轉胞，不得溺也。……利小便則愈，宜腎氣丸主之。

2-22 少陽病欲解時，整備時間 （244）

244.少陽病欲解時，從寅至辰上。（3:00am~9:00am）

少陽經欲解時辰3:00am~9:00am（寅、卯、辰）是春生，起床的時分，生動活潑的整備時間，肢體活動萌芽的時候。大部分人的起床時間，也是褪黑激素分泌最高的時候，褪黑激素猶如旭陽東昇，一方面影響睡眠品質，一方面影響皮膚膚質，睡眠品質好，皮膚就光澤亮麗。太陰、少陰、厥陰三陰欲解時辰（9:00pm~7:00am）越優質，褪黑激素分泌越理想，皮膚必然光澤亮麗。

反之，臉色不好，皮膚顏色不好，眼睛視力及色澤也不好，三陰欲解時辰必然不佳，褪黑激素分泌不理想。人的臉色光澤浮沉黯澤之際，呈現人的生活品質（Activity of daily living，ADL）的優劣。一日之計在於晨，就是六經欲解時辰要規劃得很優質。少陽欲解時辰，就是3:00am~9:00am（寅、卯、辰），「寅」日本人亦有「虎」之意謂，猛虎下山，龍騰虎嘯，中國人正月就是開寅，修道人一早的「打板」、「晨鐘」也是在這時分。

下視丘視交叉上核控制睡眠韻律與體溫韻律，但是飲食的韻律則不受影響，亦即睡眠韻律與體溫韻律屬於頭部時鐘管轄，與下視丘—腦下垂體的門脈循環息息相關，稱爲生命時鐘。《傷寒論》六經症中，三陰症偏屬受頭部時鐘管轄，三陽症則屬腹部時鐘管轄，即受腹部時鐘管理，屬於肝門靜脈循環系統。事實上，飲食的韻律確實不屬於下視丘視交叉上核，是屬於下視丘背內側核（2008年美國Sapra CB等，Differential rescue of light-and food-entrainable circadian rhythms science. 2008; 320, 1074~1077）。腦部的頭部（中樞）時鐘比身體的腹部（末梢）時鐘優先啓動，影響血中的葡萄糖及脂質的變動。胰島素及細胞激素的分泌，直接作用於肝臟、腸道、胰臟等的末梢時鐘，影響生體韻律。肝臟的時鐘遺傳因子（Clock）無法正常啓動肝臟作業，造成生理時鐘（Circadian rhythms）的晝夜節律失調，肝臟的肝醣的貯藏量會變少，嚴重者食不下而營養缺失甚至死亡，一時的情緒惡化，影響腹部時鐘而肝腸寸斷，長期過勞影響頭部時鐘則肝腦塗地。

小博士解說

時間營養學，《傷寒論》中最佳代表是苦酒湯的蛋白治口中瘡（清晨、春季）。黃連阿膠湯的蛋黃治心中煩燥不得眠（夜晚、冬季）。活動量越大，越需要大量營養補充，也需要蛋來補充蛋白質，膽固醇較高的人，早餐可以多蛋白少蛋黃，多病體弱的人，晚餐則宜多水煮蛋、蒸蛋、炒蛋、煎蛋。

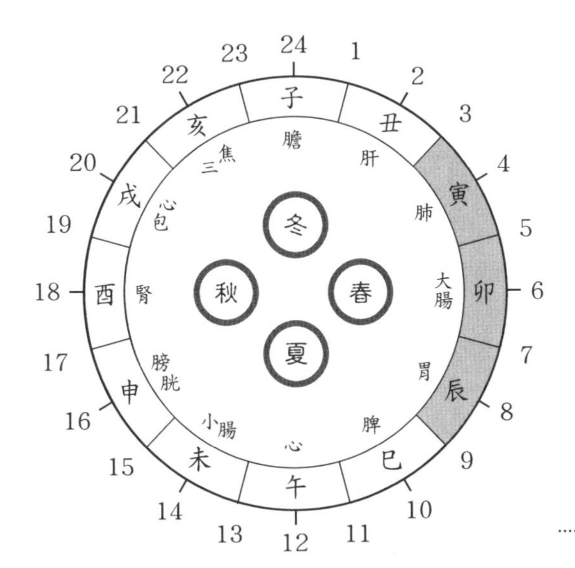

少陽病欲解時，從寅到辰
（3:00am~9:00am）

少陽經欲解時辰 3:00am~9:00am（寅、卯、辰）是起床與肢體活動萌芽的時間。人生於世，不如意事十之八九，太陰睡眠時間，少陰彈性時間，厥陰交戰時間，三陰欲解時辰含括 9:00pm~7:00am，是人的休息睡眠、養精蓄銳的時間，表現得好，少陽整備時分就會充沛有餘。

四季活動與調理要領

四季之養	四季之逆	起床時間	活動要領	調理原則
春三月養陽	少陽不生，肝氣內變	夜臥早起	廣步於庭	春宜吐納
夏三月養陽	太陽不長，心氣內洞	夜臥早起	無厭於日	夏宜汗
秋三月養陰	太陰不收，肺氣焦滿	早臥早起	與雞俱興	秋宜下
冬三月養陰	少陰不藏，腎氣獨沉	早臥晚起	必待日光	冬宜和

＋ 知識補充站

生體時鐘遺傳因子（Clock）與生體機能（Non-clock function）是處於安定化線圈（Stabilizing loop）狀態，有著多重時間構造（Time structure），如內分泌的副腎上腺與生長激素分泌高低時間就不同，這之中，明暗的環境、攝食條件、活動及工作狀況等，都影響著「生命與環境間的相互作用」。

第3章
太陰病、少陰病、厥陰病

ⱷ太陰病（條文 245~259），245. 太陰之為病，腹滿而吐食不下，自利益甚，時腹自痛，若下之，必胸下結硬。以營養方面的疾病為主。
ⱷ少陰病（條文 260~305），260. 少陰之為病，脈微細，但欲寐也。以精神方面的疾病為主。
ⱷ厥陰病（條文 306~345），306. 厥陰之為病，消渴，氣上撞心，心中疼熱，飢而不欲食，食則吐蚘，下之利不止。以新陳代謝方面的疾病為主。

旭日東昇是少陽；日正當中是太陽；夕陽西沉是陽明。條文 1~124 屬三陽病篇，以交感神經為優勢，讓心跳加快，緩和腸道活動；條文 245~345 屬三陰病篇，以副交感神經為優勢，安定心跳與呼吸頻率，活潑腸道活動。

「太陰病腹滿而吐」、「厥陰病食則吐蚘」，論及嘔吐的藥方並不太多，《金匱要略》第十七章的嘔吐噦下利病篇，有十方治嘔吐，其中即有三方是重複的；可從《傷寒論》登堂，入室《金匱要略》。

9. 乾嘔，吐涎沫，頭痛者，吳茱萸湯主之。
10. 嘔而腸鳴，心下痞者，半夏瀉心湯主之。
15. 嘔而發熱者，小柴胡湯主之。
16. 胃反嘔吐者，大半夏湯主之。《千金》云治胃反不受食，食入即吐。《外臺》云治嘔，心下痞硬者。
17. 食已即吐者，大黃甘草湯主之。《外臺》方，又治吐水。
19. 吐後，渴欲得水而貪飲者，文蛤湯主之。
20. 乾嘔，吐逆，吐涎沫，半夏乾薑散主之。
21. 病人胸中似喘不喘，似嘔不嘔，似噦不噦，徹心中憒憒然無奈者，生薑半夏湯主之。嘔止、停後服。
22. 乾嘔、噦，若手足厥者，橘皮湯主之，下咽即愈。
23. 噦逆者，橘皮竹茹湯主之。

3-1 太陰之為病，救裏宜四逆湯，救表宜桂枝湯（245~251）

245.太陰之爲病，**腹滿而吐，食不下，自利益甚，時腹自痛，若下之，必胸下結硬。**

246.傷寒四、五日，**腹中痛，若轉氣下趨少腹者，此欲自利也。**

247.**自利不渴者**，屬太陰，以**其藏有寒故**也，當溫之，宜服四逆輩。

248.傷寒本自寒下，醫復吐下之，寒格更逆吐下，若食入口即吐，乾薑黃連黃芩人參湯主之。

249.傷寒，醫下之，續得下利清穀不止，身疼痛者，急當救裏；後身疼痛，清便自調者，急當救表。救裏宜四逆湯，救表宜桂枝湯。

250.**下利清穀，不可攻表，汗出必脹滿。**

251.下利，腹脹滿，身體疼痛者，先**溫其裏，乃攻其表，溫裏宜四逆湯**，攻表宜桂枝湯。

條文 246. 是「放屁」、「要大便」，「陽明之爲病，胃家實」除了「不惡寒，反惡熱」、「胃中燥，煩躁，大便難」、「嘔不能食」、「汗出濈濈然」這些症狀之外，常忽略病人沒講的「腹脹」感。腹脹是人常有的感覺，是腹部膨隆、膨滿、脹滿等，是病又不似病，只要消化道功能不良，一定有腹脹感。

腹脹是腹腔內、腹壁或是後腹膜容積增加，造成腹脹，分爲持續性與間歇性腹脹。間歇性腹脹多腹腔外容積增加，如肥胖伴腹壁脂肪沉澱，常發生在上了年紀、體弱、活動量很少者身上，多會伴見便秘與腹脹。再者，突然尿量減少的腹脹，是某些特殊疾病的腹水造成體重及腹圍增加，從陽明病進入太陰病或少陰病。

腹腔內容積增加的原因，幾乎是腹部內有異常的氣體貯留（鼓腸）或液體貯留（腹水），人體腹腔除了女性輸卵管繖部之外，臟側腹膜與壁側腹膜是封閉的體腔。腹腔內存在著 30~40 毫升的液體，肝硬化、特發性肝門靜脈壓亢進症、鬱血性心臟衰竭、腎臟症候群是造成腹水的主要疾病，以肝硬化的腹水最多見；另外，腹腔內大腫瘤性病變及懷孕也會使腹部脹大。總之，汗、尿、屎保持順暢的話，腹脹機率相對是低的，條文 136. 和 137. 的桂枝湯、麻黃湯用來發汗，是養生入門。

小博士解說

嚥下困難是飲食物無法從口腔送入咽頭而咳出來，口腔的畸性（唇裂、口蓋裂、腭裂）造成食塊無法運搬到咽頭，口腔炎、舌炎的疼痛造成舌運動受限；鼻與咽頭的閉鎖不全，如梅毒、腫瘤等，急性咽喉頭炎、後咽頭腫瘤疼痛都會造成嚥下障礙；缺鐵性貧血則常見舌炎、口腔炎、口腔黏膜萎縮，其灼熱感、疼痛之故，也會出現嚥下困難（半夏散及湯、苦酒湯）。

嚥下困難在年齡層上，嬰幼兒多食道有異物，青少年多食道痙攣症，中老年多癌症。高齡者突然嘔吐，若不是腸胃炎，則可能是腦血管問題為多，特別是小腦部分。

食即吐的常用藥方與診治穴道

代表湯方	診治	診治穴道	改善病症
黃芩加半夏生薑湯	壓之，痠痛為虛，刺痛為實	絕骨穴	改善初期的胸悶腹痛
半夏瀉心湯	壓之，痠痛為虛，刺痛為實	足三里穴	改善一般的胸悶腹脹，特別是賁門與胃底部分

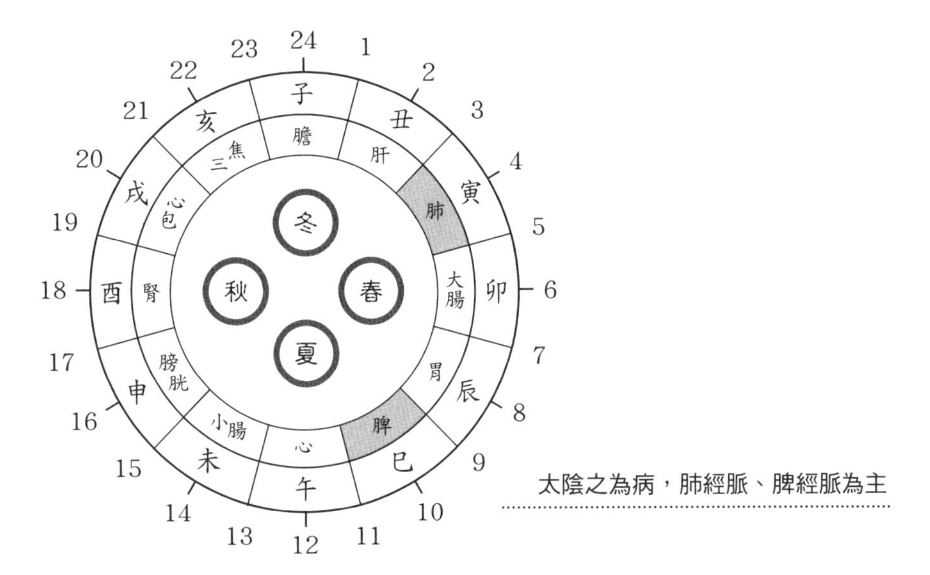

太陰之為病，肺經脈、脾經脈為主

＋ 知識補充站

《傷寒論》條文中「食入口即吐」，其症狀多見於食道與橫膈膜之間，或痙攣，或胃腸黏膜蠕動不良，尤其是降結腸與乙狀結腸部分。248.食入口即吐，乾薑黃連黃芩人參湯主之。272. 少陰病，飲食入口則吐，心中溫溫欲吐復不能吐。若膈上有寒飲，乾嘔者，不可吐也，當溫之，宜四逆湯（乾薑、炙甘草、附子）。98.柴胡證仍在者，復與柴胡湯。此雖已下之不為逆，必蒸蒸而振，卻發熱、汗出而解。若心下滿而硬痛者，此為結胸也，大陷胸湯主之。但滿而不痛者，此為痞，柴胡不中與之，宜半夏瀉心湯。348.太陽與少陽合病，自下利者，與黃芩湯。若嘔者，黃芩加半夏生薑湯主之。

《金匱要略》條文中「食已即吐，大黃甘草湯」，多見於賁門痙攣症，因為下部食道括約肌弛緩，出現嚥下障礙、食道逆流造成吃了就吐。275.嘔而胸滿者，吳茱萸湯（肝經脈）。276.嘔而腸鳴，心下痞者，半夏瀉心湯(胃經脈)。277.乾嘔而利者，黃芩加半夏生薑湯（膽經脈）。278.諸嘔吐，穀不得下者，小半夏湯（胃經脈與膽經脈）。279.嘔吐病在膈上，思水者，與之豬苓散（胃經脈與膀胱經脈）。

3-2 腹脹滿，厚朴生薑半夏甘草人參湯（252~258）

252.**發汗後，腹脹滿者**，厚朴生薑半夏甘草人參湯主之。

253.發汗不解，**腹滿痛者，急下之**，宜大承氣湯。**腹滿不減，減不足言**，當下之，宜大承氣湯。

254.**太陰病，脈浮者**，可發汗，宜桂枝湯。

255.本太陽病，醫反下之，因而**腹滿時痛者，屬太陰也**，桂枝加芍藥湯主之。**太實痛者**，桂枝加大黃湯主之。

256.**太陰爲病，脈弱**，其人續自便利，設當行大黃、芍藥者，宜減之，以其人胃氣弱，易動故也。

257.**傷寒脈浮而緩**，手足自溫者，繫在太陰。太陰當發身黃，若小便自利者，不能發黃，至七、八日，雖暴煩，下利日十餘行，必自止，以脾家實，腐穢當去故也。

258.太陰中風，四肢煩痛，**陽微陰濇而長者**，爲欲愈。

如果肝門靜脈壓持續亢進，肝門靜脈與大循環側副血行路會呈現發達現象，這些側副血行路不只是會產生新的血管，既存血也可能逆流，甚至胎生期血管再開通；側副血行路的發達會出現種種病態，最常見的有三種：

1.左胃靜脈的血液逆流，形成食道靜脈與胃賁門部靜脈瘤，肝門靜脈閉塞嚴重，前腹壁的大靜脈分枝與肝門靜脈分枝的臍旁靜脈會吻合成靜脈瘤，以肚臍爲中心向四周呈放射狀靜脈曲張。

2.脾、腎靜脈短路（脾靜脈與左腎靜脈吻合形成短路），造成胃窟窿部靜脈瘤發達。

3.側副血行路介入肝門靜脈大循環系統的血流，常是肝性腦病變的原因。

儘管內視鏡止血術、外科止血術效果很好，可是醫療無效致命仍時有所聞，治病從生活習慣改善才是根本。常見肝門靜脈壓亢進症與消化道潰瘍合併，是消化道出血的主因，整個消化道都與肝門靜脈息息相關，《傷寒論》於消化道的養護工程是很實用的，如太陰病篇：

248.食入口即吐，乾薑黃連黃芩人參湯。

252.腹脹滿者，厚朴生薑半夏甘草人參湯。

肝門靜脈壓上升是肝門靜脈血流經過肝臟、進入下腔靜脈之間出現障礙，或是流入肝門脈靜脈的血流增加而造成，因爲血流障礙造成血管抵抗的部位不同，可分爲肝前性、肝內性與肝後性。肝門靜脈壓亢進症造成嚴重消化道出血機會很大，肝硬化的死因中，約10%是因爲肝門靜脈壓亢進症而造成消化道出血。

小博士解說

關於「下」之劑，第一個想到的必然是大黃，《傷寒論》中有14方用到大黃，占12%，《金匱要略》中用大黃有24方，重複使用最多的是大承氣湯，共用9次，單單腹滿寒疝宿食病中的7方，大承氣湯就占了3方，數字會說話，可見大承氣湯在「下」劑中之重要性。

腹脹滿（太陰病）的藥方與診治穴道

相關條文	症狀	代表湯方	診治穴道
251.	下利腹脹滿	四逆湯、桂枝湯	關元、中極
252.	發汗腹脹滿	厚朴生薑半夏甘草人參湯	中脘、右天樞
253.	發汗不解，腹滿痛	大承氣湯	左天樞、曲骨
255.	下之，腹滿時痛	桂枝加芍藥湯	中脘、右天樞
	腹大實痛	桂枝加大黃湯	中脘、左天樞、曲骨

大柴胡湯與承氣湯類之比較

湯方	條文	主要症狀	生理部位
大柴胡湯	4 條	熱在結裏，往來寒熱	肝臟、膽囊、胰臟、大腸
大承氣湯	28 條	短氣、腹滿、潮熱、大便鞕	升結腸、橫結腸、降結腸、直腸
小承氣湯	9 條	外表不解、不潮熱、腹滿不通	胃、十二指腸
調胃承氣湯	8 條	胃家實，不吐不下，心煩	食道、胃
桃核承氣湯	1 條	熱結膀胱，如狂，少腹瘀結	直腸

+ 知識補充站

肝門靜脈壓亢進症有可能肝門靜脈壓上升，併見胃黏膜血流鬱滯，與來自左胃動脈的血液流入量增加，造成胃黏膜微小血管鬱血，胃黏膜會發紅、浮腫、生體可逆性之下，胃與肝的脈管會互通作業，《傷寒論》太陽病92.～101.條，幾乎都是從治療胃下手，藥方與病症不同，七個藥方的煮服法，分為三種：

1.麻沸湯漬之，取其輕揚，養益胃黏膜。

2.水煮之後去藥渣再煮成半，取其濃縮藥汁，減少水分進入胃腸，助益胃腸蠕動。

3.正常煮法，且為礦石類，藥物取其沉重；上述一、二皆為植物類藥物。

再者，《傷寒論》中有關半夏散及湯與苦酒湯之服法是少少頻頻含嚥之，調胃承氣湯是少少溫服之；至於苦酒湯，用適量的醋與蛋白煮半夏滾沸去渣，少少含嚥，不加水，藥方的立意極其巧妙。

吳鞠通《溫病條辨》中對於急性病情、病勢較重或病在衛分，可望搶速紓解者，均採取「急追多服法」增加服用次數或頻服；例如雪梨漿與五汁飲（沃之），增加服用次數，銀翹散，病重者，約二時一服，日三服，夜一服；輕者三時一服，日二服，夜一；普濟消毒飲去升麻柴胡黃芩黃連方，約二時一服，重者一時許一服；減味竹葉石膏湯，一時服一杯，約三時令盡。

無論是濃縮煮藥或是增加服用次數，其作用都是藉以加強刺激腸胃蠕動，加速其對藥物的吸收，令藥效及時發揮。

3-3 太陰病欲解時，睡眠時間 （259）

259.太陰病欲解時，從亥至丑上。（9:00pm~3:00am）

太陰經欲解時分 9:00pm~3:00am（亥、子、丑）是冬藏，「藏」是養精蓄銳，是大部分人的睡眠時間，儲備明日的能量，以備精銳盡出。少陰時辰是 11:00pm~5:00am（子、丑、寅）、厥陰是 1:00am~7:00am（丑、寅、卯），少陰、厥陰、少陽三者有所交集，特別是 1:00am~5:00am（丑、寅）時分。

有人太晚睡就睡不著，有些人非晚睡否則睡不著，每個人的生理時鐘不同，年輕力壯的是可以自我控制無虞，老弱者則不可以逆天道而行，尤其是弱的或長者。生長激素是子時（11:00pm~1:00am）分泌最高，所謂一眠大一寸；人生老病死，都受生長激素所左右，人體內所有激素，大部分受控於腦下垂體，且受制於自律神經系統，因此 QOL（Quality Of Life）生活品質、生涯類別就影響人的思念、思考、行徑、習慣與命運。

生命大計：冬是藏，懂得養精蓄銳與斂藏，才能過得了年，得以春生夏長，再見一年；不懂得秋收冬藏，多病體弱人，可能難以過年，即使可以過年，只要有慢性痼疾，太陰時辰非好好休養休息不可，否則一蹴就使舊病復發，犯了生命大忌。

養生就在「養冬、養精」，立冬吃大補（如當歸生薑羊肉湯），冬至吃湯圓（如芝麻湯圓、桂圓八寶粥），即使是現代人，食飲雖然不缺乏，但是很多慢性痼疾都因爲偏食或暴飲暴食導致營養不良，常見患病一開始多會肥胖或暴瘦，正是生命出現危急的徵兆。病從口入，民以食爲天，就看六經欲解時分的規劃與實踐。

小博士解說

在漢朝張仲景年代，生理學未臻細膩，可是生理與病理的互動影響與現代一模一樣。張仲景一再強調「勞」，《金匱要略》的虛勞血痹與《傷寒論》的差後勞後食後陰陽易，幾乎指出「勞，春夏劇，秋冬緩」；一方面是四季的氣候，二十四節氣影響身心變化，春夏是人活動量較多，秋冬活動量較少；另一方面一天的四季之分，也是少陽與太陽欲解時分，是勞病患者較不舒服的時候，陽明與太陰(或三陰)則是較舒服的時候，是副交感神經系統主導全權作業的時候，也是肝臟與心臟整理營養的最佳時間，同時讓交感神經系統得以輕鬆、休息，不要再強力工作，尤其是心臟。

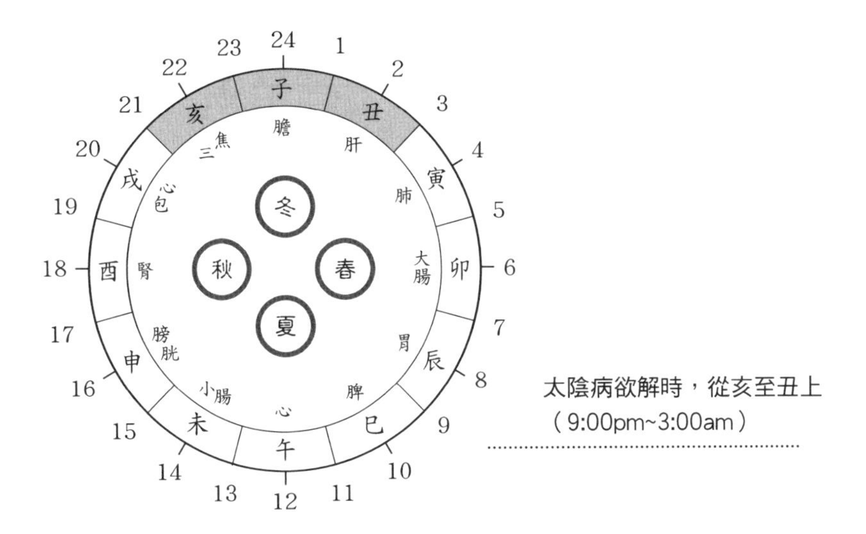

太陰經欲解時辰 9:00pm~3:00am（亥、子、丑）是冬藏，大部分人的睡眠時間。前有陽明休息時間（3:00pm~9:00pm），後有少陽整備時間（3:00am~9:00am），從 3:00pm~9:00am，是人們調整生活作息的時期，陽明休息時間的品質決定了太陰睡眠時間的生命價值，給予少陽整備時間真正的生命期望值。

四季時辰與營養

四季	欲解時辰	年齡層的護養	注意事項	活動量
春	少陽（3:00am~9:00am）	孩童養育營養	早餐營養充分	動得多，吃得好
夏	太陽（9:00am~3:00pm）	青少年養護身心	運動、營養補給	動得很多，吃得很好
秋	陽明（3:00pm~9:00pm）	中老年養生延壽	休息、營養補充	動得不多，吃得還好
冬	太陰（9:00pm~3:00am）	老弱婦孺保養生命	睡眠品質與時間	少動少吃，早睡多睡

✚ 知識補充站

日本電影《螢火蟲之墓》的孩童疾病發生率，依序是腦膜炎、腹膜炎、盲腸炎，主要原因是營養不良。台灣電影《白銀帝國》的大批難民死亡，也是因為營養不良（主要缺鹽）造成。不同的是，現代人的「營養不良」，多是暴飲暴食或偏食造成，導致營養攝取不足或不均，亂了體內的陰界與陽界（電解質）。

大環境的供應食物狀況是否完備，關係到人體能否攝取充分良好的營養來維持生體作業，也關係到生體的活動量是否足以搭配生體作業。「地」提供營養以食飲，「天」備有空氣以呼吸，「人」活在「天地」之間以協調其生命體和諧恆定。

3-4 少陰之為病，麻黃附子細辛湯、麻黃附子甘草湯（260~265）

260.**少陰之爲病，脈微細，但欲寐也。**
261.少陰病，始得之，**反發熱，脈沉者，**麻黃附子細辛湯主之。
262.少陰病得之二、三日，麻黃附子甘草湯微發汗。**以二、三日無裏證，故微發汗也**。
263.**少陰病脈微，不可發汗**，亡陽故也。陽已虛，**尺脈弱濇者，復不可下之**。
264.**病人脈陰陽俱緊**，反汗出者，亡陽也。此屬少陰，**法當咽痛而復吐利**。
265.少陰病，**脈緊**，至七、八日，自下利，**脈暴微**，手足反溫，**脈緊反去者，爲欲解也**，雖煩，下利必自愈。

疾病的第一警覺線，不外乎體溫（升高或低溫、怕冷）、血壓（過高或過低）、血糖（食前、食後），三高除了血脂肪之外，血糖與血壓，加上體溫，是很多人服用西藥，在不知不覺中傷肝、傷腎，即使長壽也讓生命沒有尊嚴。《圖解傷寒論》引薦中藥於防治與改善慢性疾病。

1.太陽病：①脈浮②頸項強痛→開始發燒用葛根湯、小青龍湯；輕微發燒用柴胡桂枝湯，發燒很快，多超過38℃，脈浮以寸口脈（太淵穴區爲主）。

2.少陰病：①脈微細②欲寢→血壓微高用眞武湯、五苓散；血壓稍低用當歸四逆湯，發燒較慢，多不超過38℃，脈微細以少陰脈（太溪穴區爲主）。

頭痛脖子緊，要發汗（桂枝、麻黃），累得想睡要休息，要和之、補之（附子、人參），如果仍無法改善就要去醫院就診，除非已達需服藥的階段，否則不宜爲了退燒或止痛而亂服成藥。

太陽病是免疫系統出了狀況，或感冒、或腸胃出問題，都是黏膜下相關淋巴組織（MALT，Mucosa Associated Lymphoid Tissue）要養護調理，小青龍湯、葛根湯是白天症狀的代表方，眞武湯、五苓散則是夜晚代表藥方。

小博士解說

骨幹中央附近有大的營養動脈，從骨幹緻密質的營養孔進入骨髓腔內，營養動脈分近位枝與遠位枝，分別負責供給骨幹的緻密質內側部與骨端部，其中充滿廣泛海綿質與紅色骨髓。長骨的骨幹端與骨端，滋養（營養）著所屬的骨組織與紅色骨髓，攝足營養，這些營養動脈才會充分發揮功能。

小腿的脛骨正中央有個營養動脈孔，動脈將營養帶進去骨髓內，同名的靜脈將裡面的廢物與骨幹內產出的少量紅血球與白血球帶出來。

膽經脈的外丘與陽交穴在外踝上七寸，胃經脈的條口與豐隆穴在外踝上八寸，外踝上七至八寸的四個要穴，幾乎是脛骨動脈營養孔的左鄰右舍，所有新陳代謝問題都會寫實在此區域。

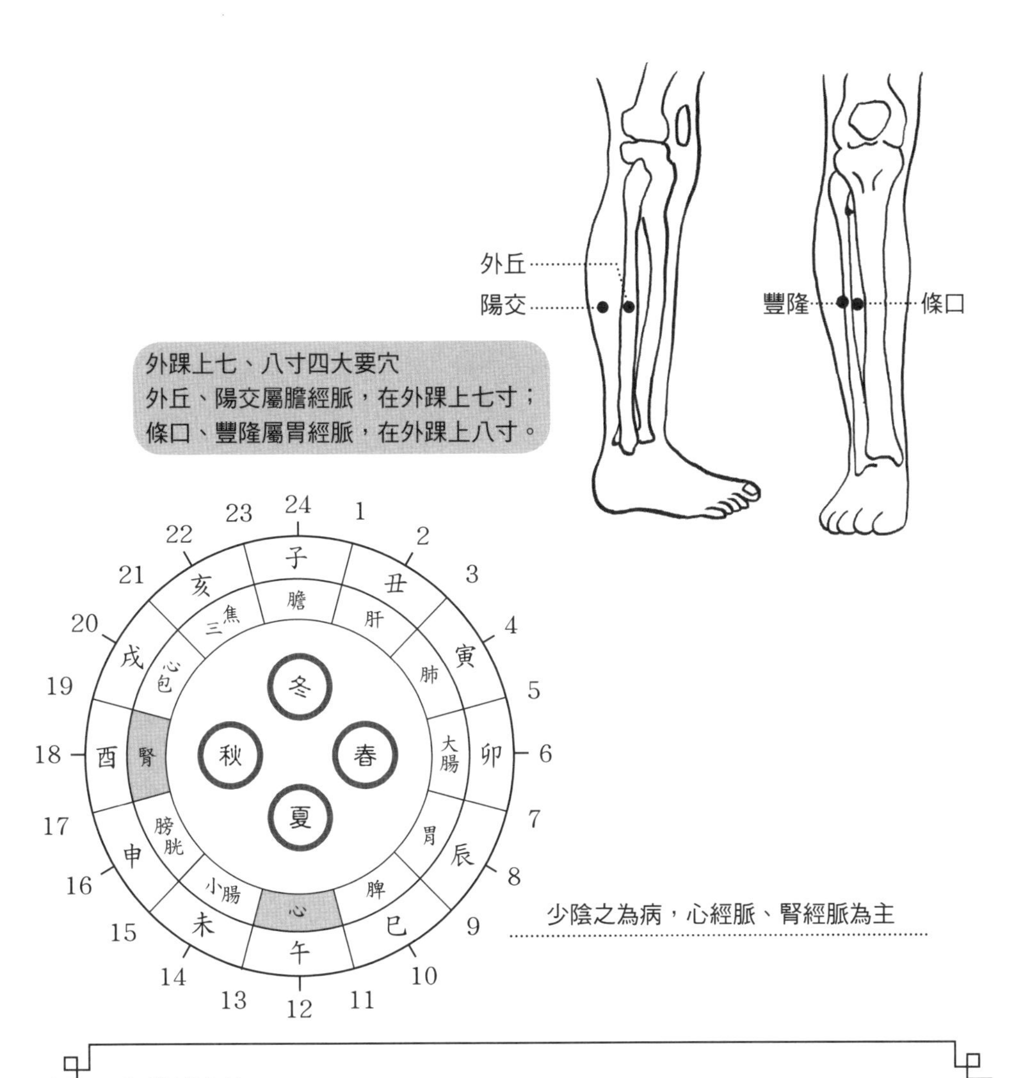

✚ 知識補充站

　　一般感冒發燒，不會有倦怠感，而有咳嗽、流鼻水、咽喉痛等症狀；如果是稍微發燒，有明顯的倦怠感可能是心肌炎。急性病毒性肝炎發燒，多噁心、食慾低下。感染性心內膜炎發燒多盜汗。急性腎炎發燒，多惡寒、背痛、噁心、嘔吐，化膿性膽管炎發燒、惡寒、戰慄、右季肋部痛。

　　持續微發燒而有倦怠感，如果不是感冒，要考量有可能是急性肝炎或急性心肌炎；發燒又噁心、嘔吐可能是腸胃炎，老弱者可能是心肌梗塞或腦血管障害；發燒又關節痛是關節炎。臨床上，除了局部內臟細菌感染發燒之外，蜂窩性組織炎、齒髓炎、髓膜炎等都有可能發燒。

3-5 口中和，背惡寒者當灸之，附子湯（266~270

266.少陰病，得之一、二日，**口中和，其背惡寒**者，當灸之，附子湯主之。
267.少陰病，**身體痛，手足寒，骨節痛，脈沉**者，附子湯主之。
268.**少陰病，脈沉**者，急溫之，宜四逆湯。
269.**少陰病，下利**，白通湯主之。
270.**少陰病，下利，脈微者**，與白通湯。利不止，厥逆無脈，乾嘔煩者，白通加豬膽汁湯主之。服湯脈暴出者，死；微續者，生。

條文267. 268. 脈沉，270. 脈微，沉與微都是陰脈，附子湯滋養上半部消化道，白通湯與眞武湯滋養下半部消化道。附子湯與四逆湯影響腎動脈循環較大，白通湯與眞武湯影響腎靜脈循環較大。腎動脈平第1~2腰椎間盤高度，腎動脈起自腹主動脈，腹主動脈位置偏左，故右腎動脈較長，並經下腔靜脈的後面進入右腎。

左腎靜脈受上腸系膜動脈與腹主動脈壓迫，這兩條動脈像似鉗子夾核桃，左腎靜脈受到鉗子擠壓造成，有血尿（造成貧血）與腹痛（左腹區域），因性腺靜脈會流經左腎靜脈，連帶受到影響，而有睪丸痛與婦女左下腹痛之現象，因內臟靜脈受到擠壓，會噁心與嘔吐。另外會有靜脈曲張發生，尤以下肢爲多。

白通湯與眞武湯助益下腹部消化道循環之餘，也養益下腹部與下肢的靜脈回流心臟；附子湯與四逆湯助益上腹部循環之餘，也養益上肢循環功能。

左腎靜脈的結構功能不良，或是大腸後壁的肝門靜脈（主要是下腸間膜靜脈與脾靜脈）出現問題，兩者有可能出現吻合枝；臨床上，這方面的病理問題不如肝門靜脈系統與食道靜脈瘤或痔瘡那麼密切且突顯，然而很多由此衍生出來的疾病，以及這些疾病的前兆與防治，是中醫針、灸、砭、藥、導引按蹻可以貢獻醫療資源的好時機。

左腎靜脈不良會反映在左腳照海、築賓穴，嚴重時則會泛及太溪、大鐘、水泉、復溜、交信等穴區；若再見左脾經脈的地機、漏谷、三陰交等穴也出現塌陷鬆垮，則左腎靜脈、脾經脈或下腸間膜靜脈的問題也多，針灸、砭與對症下藥大有助益，下腸間膜靜脈問題可服大黃蟅蟲丸、抵當湯、桂苓丸、眞武湯等。

小博士解說

《溫病條辨》上焦篇第58條，杏仁湯(杏苓滑翹，苓蔻桑梨)治肺瘧，瘧之至淺者，舌白渴飲，咳嗽頻仍，寒從背起，伏暑所致。最忌用治瘧印板俗例之小柴胡湯。蓋肺去少陽半表半裏之界尚遠，不得引邪深入也。

肺經脈起始於中焦，下絡大腸，與奇靜脈回流心臟；杏仁湯調理肺經脈，改善咳嗽頻仍、寒從背起。比較「口中和，其背惡寒者」與「舌白渴飲，寒從背起」，其冷熱病狀大不同，杏仁湯以治療肇因於呼吸問題的咳嗽為主。附子湯則以治療循環系統的問題的為主，改善循環系統滯礙引起的身體疼痛或手足寒冷。

真武湯、附子湯、四逆湯與白通湯的功效

湯方	真武湯	附子湯	四逆湯	白通湯
組成	茯苓、芍藥、白朮、生薑、炮附子	炮附子、茯苓、人參、白朮、芍藥	炙甘草、乾薑、附子	蔥白、乾薑、附子
病症	1 心下悸，頭眩身動，振振欲擗地 2 小便不利，四肢沉重疼痛，自下利	背惡寒，身體痛，骨節痛，手足寒	肢節痛，脈沉	下利，脈微
功能	增強精力，助益體液循環	增強體力，加強消化吸收功能	增強循環系統	改善消化系統
臨床病症	性功能障礙、腎上腺功能不良	上學、工作障礙，腎臟功能不良	胸腔臟器功能較弱	腹腔臟器功能較弱
適宜對象	過勞、腦力不佳、飲食過量	瘦弱、疲憊不堪、胃口不好	飲食營養貧乏	飲食不正常、生活習慣不規律
診治穴道	太溪、大鐘	復溜、交信	曲池、絕骨	足三里、合谷
穴道圖示	太溪 大鐘	復溜 交信	曲池 絕骨	足三里 合谷

+ 知識補充站

《溫病條辨》上焦篇第29條，「頭痛惡寒，身重疼痛，舌白不渴，脈弦細而濡，面色淡黃，胸悶不飢，午後身熱，狀若陰虛，病難速已，名曰濕溫。汗之則神昏耳聾，甚則目瞑不欲言，下之則洞洩，潤之則病深不解，長夏深秋冬日同法，三仁湯方（杏薏蔻，半滑竹朴通）主之。」頭痛惡寒，身重疼痛，有似傷寒；脈弦細而濡，則非傷寒矣。舌白不渴，面色淡黃，則非傷寒之偏於火者矣。胸悶不飢，濕閉清陽道路也。午後身熱，狀若陰虛者，濕為陰邪，陰邪自旺於陰分，故與陰虛同為午後身熱，是自律神經系統功能失調，腸道疾病與自律神經系統功能失調互為因果，三仁湯調整好腸道，自律神經系統功能也為之正常。伏暑濕溫（俗名秋呆子），濕溫較諸溫，病勢雖緩而實重，上焦最少，病勢不甚顯張，中焦病最多，以濕為陰邪故也，當於中焦求之。

3-6 膈上有寒飲乾嘔者，當溫之宜四逆湯（271~276）

271.少陰病，欲吐不吐，**心煩，但欲寐，五、六日，自利而渴者，屬少陰**也。虛故引水自救，若**小便色白者，少陰病形悉具**。小便白者，以下焦虛、有寒，不能制水，故令色白也。

272.少陰病，飲食入口則吐，心中溫溫欲吐，復不能吐。始得之，**手足寒，脈弦遲者，此胸中實，不可下也，當吐之。若膈上有寒飲，乾嘔者，不可吐也，當溫之，宜四逆湯**。

273.少陰病，脈微細沉，但欲臥，汗出不煩，自欲吐，至五、六日，自利，復煩躁，不得臥寐者，死。

274.少陰病二、三日不已，至四、五日腹痛，**小便不利，四肢沉重疼痛，自下利者，此爲有水氣**。其人或咳，或小便不利，或下利，或嘔者，眞武湯主之。

275.病人身大熱，反欲得衣者，熱在皮膚，寒在骨髓也；身大寒，反不欲近衣者，寒在皮膚，熱在骨髓也。

276.少陰病，下利清穀，裏寒外熱，**手足厥逆，脈微欲絕，身反不惡寒，其人面色赤，或腹痛，或乾嘔，或咽痛**，或利止脈不出者，通脈四逆湯主之。

條文417.「汗出而厥，四肢拘急不解，脈微欲絕者，通脈四逆加豬膽汁湯」（沒有豬膽汁，可只用通脈四逆湯），418.「惡寒，脈微而後利，四逆加人參湯」、470.「下利脈大者虛也，設脈浮革，因爾腸鳴，屬當歸四逆湯」、96.「穀不化，腹中雷鳴，心中痞硬而滿，胃中虛，甘草瀉心湯」、97.「胃中不和，心下痞硬，乾噫食臭，腹中雷鳴，下利者，生薑瀉心湯」。

上述五方全有甘草與生薑（417.、418.用乾薑），368.、369.甘草乾薑湯治咽乾煩燥吐逆，368.、369.、417.、418.改善肝動脈功能，470.、96.、97.改善肝門靜脈循環。肝門靜脈其結構上的變異（破壞或置換改變）比肝動脈少，肝門靜脈循環問題嚴重，肝動脈就加強供應肝臟血液，會造成左心室肥大，相關的平滑肌細胞與彈性纖維隨之鬆弛病化。因此，左心室肥大很可能是肝門靜脈系統作業出現問題。臨床上肝區域的境界分野因此更有價值，從生理方面解析病理變化，於用藥及針灸上更具效益。通脈四逆湯是四逆湯加二到三倍的乾薑，主治脈不出和手足厥冷；通脈四逆湯治腹中痛加芍藥、面色赤加蔥、嘔吐加生薑、利止脈不出加人參。

咳嗽嚴重的人，小柴胡湯、桂枝湯……等都加乾薑、細辛、五味子，四逆散只加乾薑、五味子。

條文272.脈弦遲，以寸口脈（太淵穴區之橈動脈）爲主，少陰脈（太溪穴區之脛骨後動脈）爲輔；條文273.脈微細沉，以少陰脈爲主，寸口脈爲輔。條文276.脈微欲絕以少陰脈的太溪穴、大鐘穴、水泉穴到復溜穴區的脛骨後動脈爲診脈指標。條文268.四逆湯、261.麻黃附子細辛湯、450.大柴胡湯、89.抵當湯、44.大陷胸湯，除了寸口脈之外，四逆湯、麻黃細辛湯脈診輔以少陰脈，大柴胡湯、抵當湯、大陷胸湯在脈診佐以趺陽脈（衝陽穴區之足背動脈）。

通脈四逆湯與真武湯

湯方	通脈四逆湯	真武湯
組成	炙甘草、附子、乾薑	茯苓、芍藥、白朮、生薑、炮附子
煮服法	水三升（600 毫升），煮取一升二合（240 毫升），去滓，分溫再服，其脈即出者愈。	水八升（1600 毫升），煮取三升（600 毫升），去滓，溫服七合（140 毫升）。日三服。
相關條文	336. 下利清穀，裡寒外熱，汗出而厥者，通脈四逆湯主之。 417. 吐已下斷，汗出而厥，四肢拘急不解，脈微欲絕者，通脈四逆加豬膽汁湯主之。	106. 太陽病發汗，汗出不解，其人仍發熱，心下悸，頭眩身瞤動，振振欲擗地者，真武湯主之。

通脈四逆湯的加減藥味

症狀	去藥	加藥
面色赤		葱九莖（九根蔥）
腹中痛	蔥	芍藥二兩
嘔		生薑一兩
咽痛	芍藥	桔梗一兩
利止脈不出		人參二兩

真武湯的加減藥味

症狀	去藥	加藥
咳		五味子、細辛、乾薑各一兩
小便利	茯苓	
下利	芍藥	乾薑二兩
嘔	附子	生薑五兩

＋ 知識補充站

條文272.「脈弦遲」是胸中血脈循環乏力，因為胸中臟器有礙，或食道、氣管、上腔靜脈、下腔靜脈、奇靜脈等，吐之可改善循環，若不可吐，或吐不出，則宜溫之；四逆湯、通脈四逆湯、真武湯等，溫養胃與食道的賁門及橫膈膜，進而改善欲吐後不能吐，條文273.「脈微細沉」比「脈弦遲」更嚴重，卻煩躁不得臥，當然病狀更形嚴重。

3-7 脈不至者，灸少陰七壯（277~287）

277.少陰病，吐、利，**手足不逆冷，反發熱者**，不死。**脈不至者，灸少陰七壯。**

278.少陰病，吐利，**手足逆冷，煩躁欲死者，吳茱萸湯主之。**

279.少陰病，吐利躁煩，四逆者死。

280.少陰病，惡寒身蜷而利，手足厥冷者，不治。

281.少陰病，四逆，惡寒而身蜷，脈不至，不煩而躁者，死。

282.少陰病，**下利，脈微濇，嘔而汗出，必數更衣，反少者，當溫其上，灸之。**

283.少陰病，下利止而頭眩，時時自冒者，死。

284.少陰病六、七日，息高者，死。

285.少陰病，**脈細沉數，病為在裏，不可發汗。**

286.少陰病，但厥無汗，而強發之，必動其血，未知從何道出，或從口鼻，或從目出者，是名下厥上竭，為難治。

287.少陰病，欬而下利，譫語者，被火氣劫故也，小便必難，以強責少陰汗也。

桂枝甘草湯、乾薑附子湯、一物瓜蒂散、瓜蒂散、升麻鱉甲湯……等都是頓服治病，就是一口氣吞下，藥味進入消化道治療之外，頓服可激活下食道括約肌弛緩與腫脹壅滯；針灸大杼、大椎、肺俞、肝俞等穴，或導引按蹻，都可改善食道結構與功能不良。

病入膏肓是藥、膏藥與針灸皆無效，膏肓在背部第四胸椎旁開三寸，胸前第四胸椎是膻中穴，兩旁寸半為腎經脈的神封穴，左側是心尖區域，第四、五胸椎是食道、氣管分歧部、主動脈交叉部三者的水平區域，膻中、神封、膏肓、厥陰俞穴的前胸與後背，疼痛牽引的時候，與食道、氣管、動脈的關係，孰病、孰非病密不可分，《傷寒論》逐一剖解，加上《金匱要略》生理養護更加見效。

條文266.「口中和，其背惡寒者，當灸之」、277.「脈不至者，灸少陰七壯」、282.「必數更衣，反少者，當溫其上，灸之」，灸氣海穴、石門穴、關元穴直接激活十二指腸；灸中脘穴、巨闕穴、鳩尾穴激活賁門（下食道括約肌）與胃，有益下腔靜脈循環；灸背俞主要激活奇靜脈與上腔靜脈循環；條文277.「灸少陰七壯」，就是灸太溪穴區，觸按照海、太溪、水泉、大鐘、復溜、交信等穴，取最冰冷、塌陷穴區灸七壯。

小博士解說

《內經・靈樞・九鍼十二原篇》

「五藏有六府，六府有十二原，十二原出於四關，四關主治五藏，五藏有疾，當取之十二原。十二原者，五藏之所以稟三百六十五節氣味也。五藏有疾也，應出十二原，十二原各有所出，明知其原，睹其應，而知五藏之害矣。陽中之少陰，肺也，其原出於太淵，太淵二。陽中之太陽，心也，其原出於大陵，大陵二。陰中之少陽，肝也，其原出於太衝，太衝二。陰中之至陰，脾也，其原出於太白，太白二。陰中之太陰，腎也，其原出於太溪，太溪二。膏之原，出於鳩尾，鳩尾一。肓之原。出於脖胦（氣海穴），脖胦一。凡此十二原者，主治五藏六府之有疾者也。」十二原穴都是臨床針灸要穴，治癒急症常能立竿見影，效果明顯；慢性痼疾持恆針灸，至少持續一至三個月的療程，都可見一定程度的療效。

足三里、陰陵泉、陽陵泉（《內經．靈樞．九鍼十二原篇》）

穴道	病症	常見病症
足三里	如人不欲行，陰有陽疾者（營養供應不良）	下半身疼痛（非必要手術），如腳底筋膜炎、外踝腫痛、坐骨神經痛
陰陵泉	疾高而內者（臟器與腦部）	慢性腦心血管疾病
陽陵泉	疾高而外者（肢節與頭項）	慢性肢節疼痛

十二經脈手足要穴

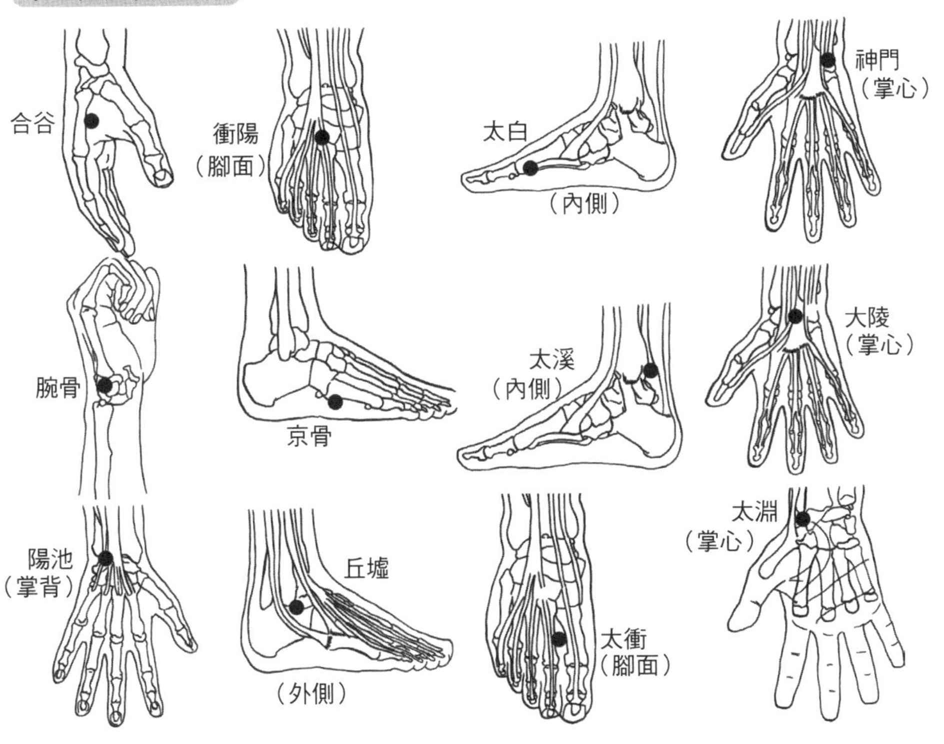

＋ 知識補充站

十二原穴中，太淵、大陵、太衝、太白、太溪十穴和鳩尾、脖胦（臍下寸半氣海穴），其中最具療效的就是太衝與太溪；至於太白，因為位居大拇趾內側，皮膚薄，神經敏感度很高，對病人而言多數是很痛的。一如仲景「白通加豬膽汁湯，若無膽亦可用」的精神一樣，必須針隱白，如果需針隱白，則取之而無不及。

太衝於女人或個性較柔的男人，針灸的頻率多過男人，男人或較陽剛的女人則針太溪的機率較大，孕婦灸太衝、太溪安胎養胎效果很好，特別是太衝，可取代《傷寒論》之期門，十之八九效果過之而無不及。條文277.281.之脈不至，主要是按太溪穴區的少陰脈，脛骨後動脈過度虛弱，而不是太淵穴區的寸口脈。

3-8 心中煩不得臥，宜黃連阿膠湯（288~292）

288.少陰病，下利六、七日，**欬而嘔渴，心煩不得眠者**，豬苓湯主之。

289.少陰病，四逆，**其人或欬，或悸，或小便不利，或腹中痛，或泄利下重者**，四逆散主之。

290.少陰病，下利，若利自止，惡寒而踡臥，手足溫者，可治。

291.少陰病，惡寒而踡，時自煩，欲去衣被者，可治。

292.少陰病，得之二、三日以上，**心中煩，不得臥**，黃連阿膠湯主之。

生理時鐘遺傳因子，不只是腦部的SCN，肝臟、腎臟、心臟血管等，身體的各個部分都有，人體有數十兆個細胞，個個都時時刻刻在生體作業，因此，SCN的時鐘稱之爲母時鐘（主時鐘或中樞時鐘），存在末梢組織爲子時鐘（輔時鐘或末梢時鐘），母時鐘與子時鐘一體運作著，構成生理節奏韻律，生命是多重階層構造的集合體，母時鐘與子時鐘聯繫著，負擔交感神經與副腎皮質荷爾蒙，睡眠、覺醒韻律及寒暖等環境因子。2007年NHO國際癌症研究勞工族群發表過「日夜輪班工作的人，會出現生理時鐘失調，造成生理韻律混亂（Circadian Disruption，CD），CD會造成內分泌代謝與行動方面的概日韻律機構無法相互同調，此時褪黑激素就很重要，褪黑激素（睡眠）有防治癌症的效果；反之，概日韻律週期紛亂愈久，對健康影響愈大，日久必會造成多重的生理韻律節奏紛亂。

癌症發生與遺傳因子關係密切，夜間工作長的護士，罹患乳癌及大腸癌多；日夜輪班的男性則是罹患前列腺癌與肝癌爲多，這都是生理韻律混亂造成。高齡者因爲褪黑激素減少，生理的韻律活動減弱，時鐘攪亂之下，罹癌機率加高，因此在褪黑激素分泌日益減少的情況下，生活習慣的管理特別重要，建議依照《內經・四季調神大論》所言，冬季早睡晚起，必待日光，天候不好，心情很低落，都不宜出門活動。

治療癌症要配合腦部節奏韻律，所有的神經傳導物質的感受性，如副腎上腺素、乙醯膽鹼、褪黑激素、性激素等，與肝機能、腎機能、藥物的消化道通過時間、胃內酸鹼值、藥物結合蛋白質等，以及吸收排斥、分布、代謝、排泄都息息相關。豬苓湯、四逆散、黃連阿膠湯都有調養效果。

小博士解說

體溫調節最重要的組織是下視丘與腦底部的視索前野（Preoptic area）。視索前野反應溫度變化，溫度上升、活動增加靠「溫神經元」。溫度低下、活動減少靠「冷神經元」，體溫調節反應的回饋信號很重要。視索前野的溫度感受性，讓神經元負責加溫應答，身體其他溫度感受部位（延腦、脊髓）隨之反應出皮膚的溫度變化，視索前野稱為「體溫調節中樞」。

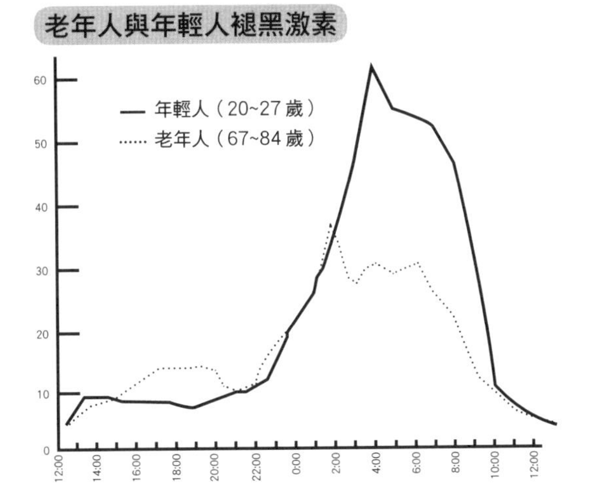

四逆散的加減藥味

症狀	加藥
欬，下利	五味子、乾薑各五分
悸	桂枝五分
小便不利	茯苓五分
腹中痛	附子一枚

豬苓湯、四逆散、黃連阿膠湯三方比較

湯方	組成	煮服法	診治穴道
豬苓湯	豬苓、茯苓、澤瀉、阿膠、滑石	水 800 毫升，先煮四味，取 400 毫升，去滓，入阿膠烊消。溫服 140 毫升，日三服	築賓
四逆散	柴胡、枳實、白芍、甘草	若加上泄利下重者，水 1000 毫升煮薤白 600 毫升，去渣，藥散三方寸七入湯中煮成 300 毫升溫再服	絕骨
黃連阿膠湯	黃連、阿膠、黃芩、白芍、雞子黃	水 1200 毫升，先煎三物，取 420 毫升，去滓，入阿膠烊盡，小冷，納雞子黃，攪令相得，溫服 140 毫升，日三服	內關

✚ 知識補充站

心跳的概日韻律（24小時循環一次），靠下視丘視交叉上核（SCN）調節，自律神經活動與內分泌系統關係密切，它們負責調整下視丘來的出力與抑制作用，生理時鐘調節著心臟跳動的變化與心收縮機能，生理節奏韻律混亂的話，心臟血管機能會漸漸異常，生理時鐘機構對疾病預後及生命影響極大，心血管的組織及細胞存在著時鐘要素，這個末梢時鐘嚴重影響心臟血管機能的調整，如果心肌細胞時鐘混亂，心臟血管疾病發病率會升高，生命的預後必然不良。

3-9 咽痛宜甘草湯，不差宜桔梗湯（293~296）

293.少陰病，**下利咽痛，胸滿，心煩**，豬膚湯主之。

294.少陰病二、三日，**咽痛者**，可與甘草湯，不差，與桔梗湯。

295.少陰病，**咽中痛**，半夏散及湯主之。

296.少陰病，**咽中傷，生瘡，不能語言，聲不出者**，苦酒湯主之。

半夏散及湯與苦酒湯是少少頻頻含嚥之，調胃承氣湯少少溫服之，從刺激口腔黏膜開始，帶動腮腺、下頜下腺及舌腺分泌，養護第五、七、九、十、十二對腦神經。半夏散及湯是桂枝甘草湯再加半夏，以藥散配溫開水，在口腔內漱口 10~20 下，再慢慢吞嚥；也可用水煮藥粉，少少含嚥之，養益口腔、胃腸和消化道的黏膜。苦酒湯用適量的醋與蛋白煮半夏，滾沸三下（1~2 秒）去渣，少少含嚥。蛋白、醋與半夏組成的藥汁，如果沒有改善，「更做三劑」，就是症狀對了，要一直喝到痊癒爲止。

半夏與蛋白於醋中煮，令之沸去渣，少少嚥之，不加水，只嚥煮過半夏的蛋白醋，藥方的立意非常巧妙，相較於條文 292 和 293，苦酒湯是要少量緩慢地含嚥，甚至在口腔中滯留，來療養口腔受傷的黏膜，對口腔黏膜下的相關淋巴組織（MALT，Mucosa Associated Lymphoid Tissue）養護效果極佳。

膻中、中庭穴（在胸骨體上第四、五肋間），中庭穴在胸骨體和劍突交界處，此處按之疼痛者宜瓜蒂散（按之舒服者宜梔子豉湯），表示下部食道括約肌與橫膈膜循環有礙。瓜蒂散是瓜蒂、赤小豆、香豉用熱湯煮到稀糜，去渣取汁，再加粉末，溫溫地服之（一口氣喝下），少少加服得快吐乃止。《金匱要略》瓜蒂散治身熱疼痛也是頓服之，都是針對下部食道括約肌，下部食道括約肌與下 1/3 部食道的靜脈是回流肝門靜脈才入下腔靜脈，上部食道括約肌則回上腔靜脈，前者爲橫紋肌，與主動脈近鄰，後者爲骨骼肌與氣管近鄰，因此，下部食道括約肌的障礙不嚴重者，不宜瓜蒂散，只宜梔子豉湯。以前吐劑都是用湯，引吐之後停止服用，現代科學中藥或藥粉可以稍長時間，因症調整服用的次數與量，可改善食道功能與結構，進而助益整個消化道。

《內經》所述的湯方中，半夏秫米湯較爲完整有型，「覆杯而臥，汗出而已」，與桂枝湯「溫覆令一時許，遍身　，微似有汗者益佳，不可令如水流漓，病必不除。」秫米有果米之說，夏天的綠豆小米粥，消化、可口、解暑之功能，桃花湯有「糯米」之治便膿血，白虎加人參湯有「粳米」治煩渴不已，竹葉石膏湯有「粳米」治虛弱氣逆欲吐。米的種類很多，不論台灣米、日本米、壽司米或泰國米都有一定的特質，飯前、飯後的血糖值，很多糖尿病患者視之爲吃喝的指標，事實上，稍稍不留意血糖就上升，經過一段時間就很難恢復正常，不得不吃西藥。台灣洗腎人口中，糖尿病患者占了很大的比例，主要是飲食習慣不良，飲食種類與量的控制固然重要，更重要是飲食方法，尤其是咀嚼速度。半夏散及湯的半夏湯（半夏、桂枝、炙甘草）少少嚥之，治咽痛、糖尿病初期患者，只要細嚼慢嚥（少少含嚥之），使唾液分泌增加，以及吞嚥速度減慢，對腦部及消化道的運作效果必好。

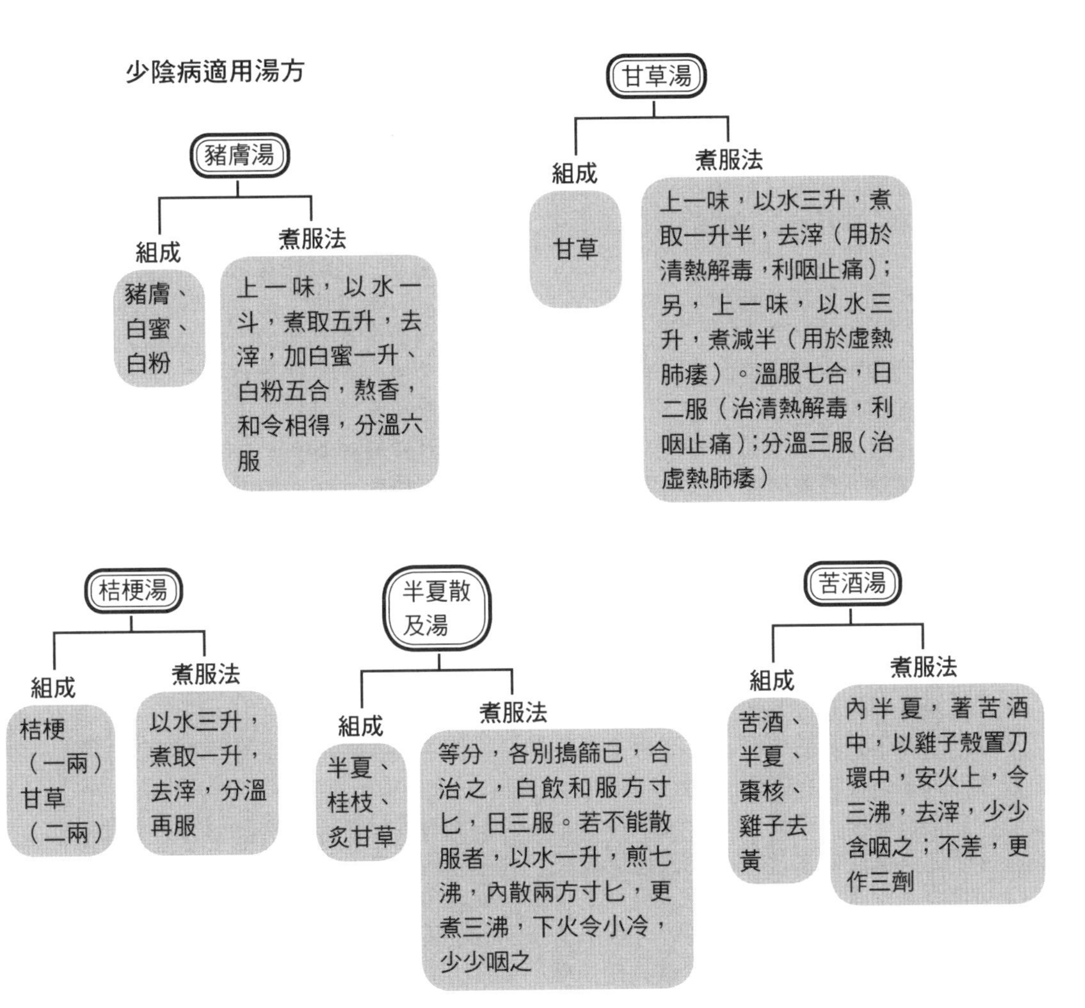

+ 知識補充站

條文295.半夏散及湯與296.苦酒湯都是少少嚥之（慢慢地含嚥，約漱口10下再吞下），73.桂枝甘草湯是頓服之（很快地吞服）。古煮法，今人難以照做，半夏散及湯可比照麻沸湯，漿液粉沖泡熱開水，當茶少少含嚥。苦酒湯，半夏片五錢與蛋白五個一起放入米醋（適量，約五個蛋黃的重量）中，煮滾即熄火去渣，蛋白已成稠泥狀，一口一口慢慢地含嚥。

3-10 一身手足盡熱，熱在膀胱必便血（297~304）

297.少陰病八、九日，**一身手足盡熱者，以熱在膀胱**，必便血也。

298.少陰病二、三日至四、五日，腹痛，**小便不利，下利不止，便膿血者**，桃花湯主之。

299.少陰病，**下利，便膿血者**，桃花湯主之。

300.少陰病，**下利便膿血者，可刺**。

301.少陰病，得之二、三日，**口燥咽乾者，急下之**，宜大承氣湯。

302.少陰病，**自利清水，色純青，心下必痛，口乾燥者，急下之**，宜大承氣湯。

303.少陰病六、七日，**腹脹，不大便者，急下之**，宜大承氣湯。

304.少陰中風，**脈陽微陰浮者，爲欲愈**。

桃花湯的赤石脂有進入胃腸道，赤石脂禹餘糧湯只有湯汁，沒有赤石脂粉末；桃花湯組成中用「糯米」，服食禁忌有：「生冷、黏滑、肉麵、五辛、酒酪、臭惡等物」，其中黏滑之物；胃腸弱的人吃糯米會胃脹，甚至胃痛，台灣人滿月的油飯、端午節的粽子、冬至湯圓、春節八寶粥，全是糯米製成，現代桂圓粥也用糯米，紫米粥的紫米也是糯米，因爲纖維多。圓糯米做甜食、長糯米做鹹食，圓糯米比長糯米更難消化，就是纖維較少，台灣民間孩童尿床，常常服用糯米粥。

仲景從《內經》「厥氣客於五臟六腑，則衛氣獨衛其外，行於陽不得入於陰。行於陽則陽氣盛，陽氣…伯高曰：補其不足，瀉其有餘，調其虛實，以通其道，而去其邪。飲以半夏湯一劑，半夏（五合）秫米（一升）煮成去渣，日三服。其新病者，覆杯即臥，汗之即已，」延伸出《傷寒論》第一方桂枝湯與半夏散及湯，桂枝湯的服法最得其精髓。白米的纖維比糯米多，可以助藥力，也可助益胃腸蠕動，幫助消化吸收及排泄。

條文295.「咽中痛，半夏散及湯（半夏、桂枝、炙甘草）」，散的服法是開水喝方寸匕，日三服；湯的服法是水一升煎七沸，內散二方寸匕，下火小冷，少少嚥之。

柴胡湯群與瀉心湯群，見條文14.「太陽病，頭痛至七日已上自愈者，以行其經盡故也。若欲作再經者，鍼足陽明，使經不傳則愈。」以上所稱足陽明泛指陽陵泉到坵墟的小腿外側穴群，即小腿外側的胃經脈與膽經脈穴道，皆是「鍼足陽明」的區域範圍。小腿外側一尺六寸，上半部分的八寸屬胃經脈分布範圍，即瀉心湯群；下半部分的八寸屬膽經脈可管範圍，即柴胡湯群。

小博士解說

膽經脈的陽交、外丘，胃經脈的豐隆、條口皆在外踝上七、八寸，肝經脈是「上踝八寸之後，交出太陰之後」，內外踝突上八寸是生命的樞紐站，脛骨的中間點有營養動脈孔，是脛骨前動脈注入脛骨內營養脛骨的孔穴，裡面的骨髓運作情形，包含白血球、紅血球、三酸甘油脂……等等，幾乎反應全身脈管的現象。當其中的三酸甘油脂等不良成分越高時，外丘、陽交、條口、豐隆穴區就會出現不良色澤，慢性生活習慣病患者最為明顯；因此，臉、腳與手的水腫情形、上眼瞼黃色腫塊、頸靜脈曲張……等表面診斷資料，幾乎都從此四穴開始泛濫，腳踝及膝關節的老化、退化及其周圍脈管、韌帶的硬化，也隨之互相影響，脛骨內的代謝運作後產生的廢物，以及部分營養物質，也會從此孔透過脛骨前靜脈回流下腔靜脈送回心臟。

五種湯方之比較

湯方	組成	煮服法	條文	診治穴道
白虎湯	石膏、知母、粳米、甘草	水煮米熟湯成去渣，溫服一升，日三服	143. 319. 351.	上巨虛 下巨虛
白虎加人參湯	石膏、知母、粳米、甘草、人參	水煮米熟湯成去渣，溫服一升，日三服	20. 66. 112. 142. 165	足三里 陽陵泉
竹葉石膏湯	竹葉二把、石膏一斤、半夏半升洗、麥門冬一升去心、甘草二兩灸、粳米半斤、人參二兩	水一斗煮取六升，去滓，入粳米，煮米熟，湯成，去米，溫服二升，日三服	361.	豐隆 陽交
桃花湯	赤石脂一斤、乾薑、糯米（《金匱要略》用粳米）	水七升，煮米令熟，去滓，溫服七合，內赤石脂末，方寸匕，日三服。若一服愈，餘勿服	298. 299.	太溪 照海
赤石脂禹餘糧湯	赤石脂一斤，碎禹餘糧一斤	水六升，煮取二升，去滓，分溫三服	100.	復溜 交信

外丘、陽交穴下方屬膽經脈
豐隆、條口穴上方屬胃經脈

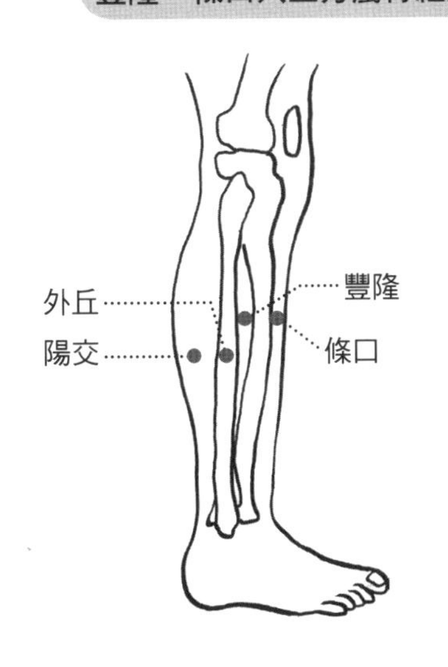

✚ 知識補充站

赤石脂禹餘糧湯的下利是直腸的上半部，改善肝門靜脈循環；桃花湯的下利就是直腸的下半部，改善下腔靜脈循環，兩方都用赤石脂。刺然谷穴、照海穴、太溪穴、太衝穴、復溜穴、交信穴、築賓穴，觸摸選較塌陷（時而或見腫脹）的穴位，針補三針、留針二十分鐘，助益大隱靜脈回流下腔靜脈，進而改善直腸下半部的靜脈回流，仲景留筆「少陰下利，便膿血者，可刺。」一如條文14最為傳神，至於條文7.、329.、552.都是要學者舉一反三。

3-11 少陰病欲解時，彈性時間（305）

305.少陰病欲解時，從子至寅上。（11:00pm~5:00am）

少陰經欲解時分 11:00pm~5:00am（子丑寅）是彈性時間，一般人睡得最沉的時間，也是年少輕狂的人熬夜的時段，過了青春期還持續熬夜的話，常常是玩命多於拼命，常見於中年人的過勞死。

六經欲解時辰與陰界陽界的時間關係：

一、陽界3:00am~9:00pm，18小時，大部分人活動的時間。

二、陰界9:00pm~7:00am，10小時，大部分人休息的時間。

三、陰陽交界爲3:00am~7:00am，4小時，休息換成活動的時間。

四、陰陽之界爲9:00pm，體弱多病的人該放下一切的時間。

陽明是太陽與少陽兩陽合明，厥陰是少陰與太陰兩陰交盡，太陰欲解時辰9:00pm~3:00am（亥、子、丑）、少陰欲解時辰11:00pm~5:00am（子、丑、寅）、厥陰欲解時辰1:00am~7:00pm（丑、寅、卯）。

肛溫（直腸溫）是人體的基礎體溫，約36.5~37.5℃（或36.0~37.5℃），有著1~1.5℃的變化，通常肛溫最高溫是上午5~6時（寅、卯—肺、大腸經脈）—春宜吐，夏宜汗；最低溫是下午5~6時（申、酉—膀胱、腎經脈）—秋宜下，冬宜和。

人體的概日運作時鐘是下視丘視交叉上核（Suprachiasmatic Nucleus，SCN），SCN是母時鐘，身體的所有細胞的末梢時鐘與母時鐘同步調，形成統一的生理時鐘機構，需要自律神經系統來運作，體內時間機構與高血壓、血脂異常症、糖尿病等生活習慣病，骨質疏鬆症、癌症等與壽命有關的報告越來越多。

下視丘視交叉上核的時鐘細胞核，相應於時鐘遺傳因子的轉寫，細胞質合成時鐘蛋白，並抑制再入細胞核轉寫，時鐘蛋白減少併見抑制效果減弱，沒有生物時鐘，生物不會存在地球，擁有生物時鐘的生物才能存活。

高血壓發病的主要背景因素是生活韻律雜亂、不規律，多出現日間血壓高、夜間血壓低，通常心跳數的概日韻律最高點是夜間（黃連阿膠湯），血壓概日韻律最高點則是休息時間帶的正午（半夏瀉心湯），可以確定的是，血壓韻律與活動量多寡並沒有依存關係。（Viswambharan H.， Carvas J. M.， Antic V.， Mutation of the circadian clock gene Per2 alters vascular endothelial function. Circulation. 2007 Apr 24; 115(16): 2188-2195）

小博士解說

骨質疏鬆與骨質過度形成，於時鐘遺傳因子（Clock）的每日韻律作業上，骨的成分白天減少，晚上新的生成，每天每夜，骨的形成與吸收的平衡反覆地操作。

癌症與生理時鐘機關也值得令人注目，1980年代，歐洲的疫學調查報告指出，夜間工作的護士與輪班工作者，有罹患乳癌36%、大腸癌35%的高機率。

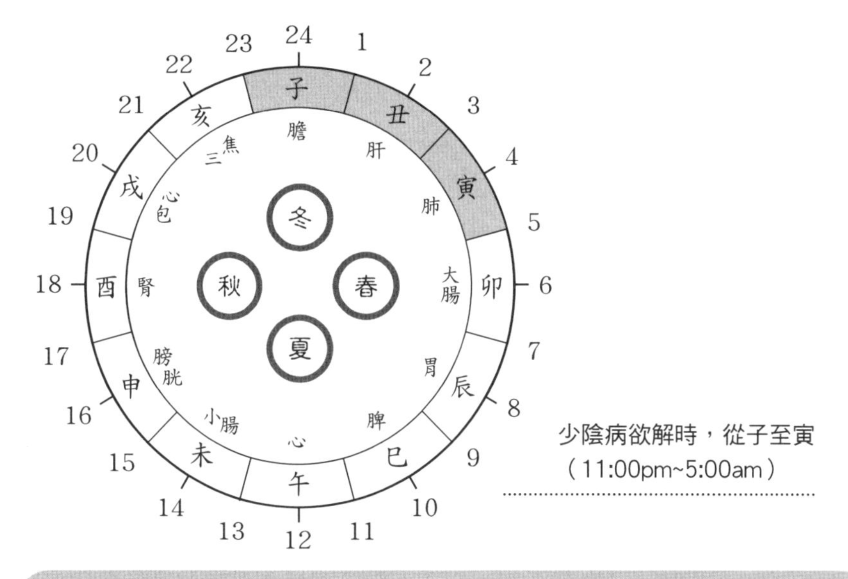

少陰病欲解時，從子至寅
（11:00pm~5:00am）

少陰經欲解時辰 11:00pm~5:00am（子、丑、寅）是一般人睡得最沉的時間。少陰彈性時間含蓋著太陰睡眠時間兩個時辰，與少陽睡眠時間一個時辰，讓人在忙碌與不忙碌、悲歡離合的生命階段裡可以彈性調整。

六經欲解時辰與四季、內分泌的關係

六經欲解時辰	時間	四季	內分泌
太陰	9:00pm~3:00am	冬季	生長激素 (9:00pm~3:00am) 褪黑激素 (11:00pm~7:00am)
少陽	3:00am~9:00am	春季	腎上腺激素 (3:00am~9:00am) 褪黑激素 (11:00pm~7:00am)
太陽	9:00am~3:00pm	夏季	甲狀腺激素 (9:00am~1:00pm)
陽明	3:00pm~9:00am	秋季	肛溫最低高時段 (3:00pm~7:00pm)

+ 知識補充站

陰陽之界9:00pm是戌時辰與亥時辰之交集，稱為鑽石九點鐘（Diamond time），陰陽之界的11:00pm也是生長激素開始活動增強的時候，有儲備、收藏的意境。

陰陽之交是3:00am~7:00am，是寅時辰與卯時辰之間的黃金四小時（Gloden time），陰陽之交開始的3:00am是腎上腺皮質素開始活動增強的時候，有行動、生長的意境。

3-12 厥陰之為病，渴欲飲水，少少與之愈（306~307）

306.厥陰之爲病，消渴，氣上撞心，心中疼熱，飢而不欲食，**食則吐蚘，下之利不止**。

307.**厥陰病，渴欲飲水，少少與之愈**。

梅初春開白花，二月結實如豆，味酸美，五月採收大如杏子，以百草煙燻至黑色爲烏梅，以鹽醃曝乾爲白梅。生食蘸鹽食，溫膽生津，以小滿前肥脆而不帶苦者佳。多食損齒。青梅含大量蛋白質、脂肪（脂肪油）、碳水化合物和多種無機鹽、有機酸，其中有機酸含量約 3.0~6.5%，比一般水果高。青梅所含的有機酸是檸檬酸、蘋果酸、單寧酸、苦葉酸、琥珀酸、酒石酸等，具有生津解渴、刺激食欲、消除疲勞等功效。檸檬酸含量在各種水果中最多；檸檬酸是人體細胞物質代謝不可缺少的重要酸類，它能促進乳酸分解爲二氧化碳和水排出體外，消除疲勞感，且有益於鈣的吸收。青梅營養豐富，低糖高酸，其 T 值（糖酸比）僅爲 0.2，是梨的 1/70，杏的 1/8，比檸檬的 T 值還低。其次，它具有合理的鈣磷比是 1:1，是發育中兒童和老年人最佳養生食品。烏梅刺激第二犬齒旁的腮腺分泌，防止口腔生理作業老化，促進血液循環，排除過多的酸素，減少食物在胃腸裡腐化，消除口臭及宿便；婦女懷孕、血液偏酸，肝及胃功能減弱都適合，烏梅可以改善整體胃腸循環，促進新陳代謝。

《內經・陰陽二十五人篇》腳踝診治膽經脈，腳背與腳趾診治胃經脈；腳踝的肌質膚色與活動力比腳背差，擴及小腿下半部肌膚色澤都不良，則用柴胡湯不但要「重」、要「大」，療程也要加長。

光明在外踝上五寸，是膽經脈的別穴，診治上與肝經脈的別穴蠡溝穴息息相關；養益肝膽最珍貴是行間、太衝，治急病是蠡溝、光明。蠡溝穴牽動脛骨後肌、屈趾長肌、屈姆肌，光明穴牽動脛骨前肌、腓骨長肌、腓骨短肌、腓骨第三肌；豐隆穴是胃經脈別穴，公孫穴是脾經脈別穴，在腳背最高處前下緣、外展拇趾肌之中，公孫穴到衝陽穴是人的「胃鑽石區」，公孫穴到然谷穴是人的「意志展現區」，公孫與豐隆穴合起來是伸拇長肌的能力活動區，加上外展拇長肌；公孫穴是針砭要穴，公孫到內踝下緣的照海，靜脈越多越黑的人，脾靜脈與腎靜脈的側副路循環（Bypass）形成機會越大，即使沒有糖尿病，胰臟的健康問題亦不容輕忽，消化系統與新陳代謝問題較多。

光明到蠡溝穴是平行的，在外踝與內踝上五寸，加上外踝與內踝上三寸，膽經脈的絕骨穴與脾經脈的三陰交穴，該區域肌肉、關節活動量很大之外，髓會絕骨及肝、脾、腎三經脈交會三陰交，反應生殖系統與泌尿量系統的功能。

小博士解說

《內經・三部九候論》九候七診的「獨寒、獨熱、獨陷下」，在《內經・論疾診尺篇》之外，內踝、外踝上三到五寸此二寸區，醫者手掌握拿按捏之處，兩相比較，可知道臟器循環的問題。三陰交所在相關肌群是屈趾長肌和比目魚肌，公孫是外展拇趾肌與伸拇長肌，絕骨是伸趾長肌與腓骨短肌。

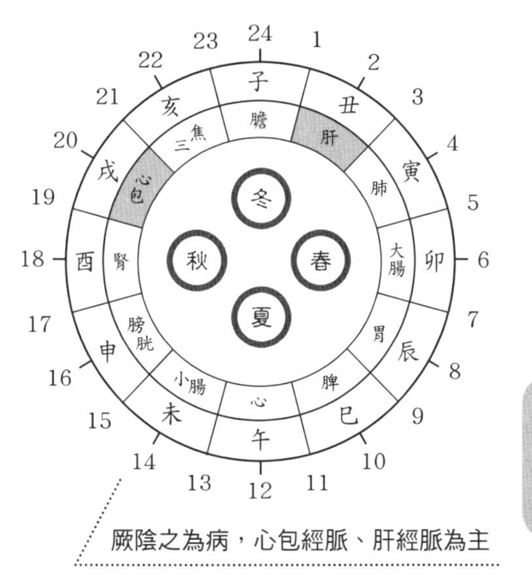

厥陰之為病，心包經脈、肝經脈為主

「皮、脈、肉、筋骨—肺、心、脾、肝、腎」以「獨陷下」診斷腹股溝淋巴結

穴區	光明～絕骨	公孫～三陰交
左	（1）稍陷或很陷	（2）不陷
右	（3）稍陷或很陷	（4）不陷
湯方	柴胡加芒硝湯或大柴胡湯，針絕骨	

左側 (1)(2) 症狀，反應左腹股溝淋巴結區
右側 (3)(4) 症狀，反應右腹股溝淋巴結區
(1)(3) 症狀，反應腹股溝深淋巴結區
(2)(4) 症狀，反應雙側反應腹股溝淺淋巴結區

診斷「獨陷下」的要穴

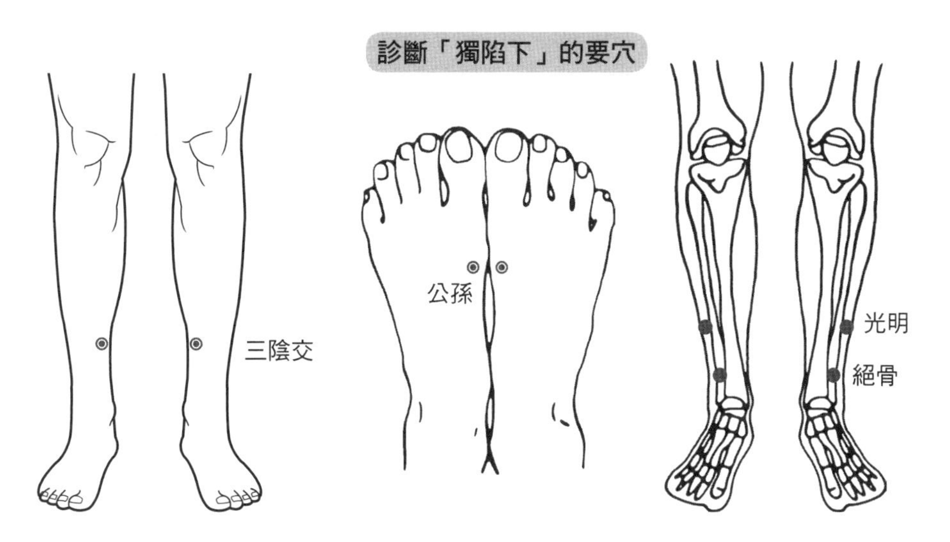

✚ 知識補充站

1. 少陽病：①口苦、②咽乾、③目眩 ➡小柴胡湯、柴胡加芒硝湯
2. 厥陰病：①消渴、②氣上衝心、③心中疼熱、④飢不欲食、⑤食則吐蚘、⑥下之利不止➡四逆散、烏梅丸、白虎加人參湯

3-13 蚘厥久利宜烏梅丸（308~311）

308.傷寒，**厥而心下悸，宜先治水**，當服茯苓甘草湯，卻治其厥。不爾，水漬入胃，必作利也。

309.傷寒，脈微而厥，**至七、八日，膚冷，其人躁無暫安時者，此爲藏厥**，非蚘厥也。蚘厥者，其人當吐蚘。今病者靜而復時煩者，此爲藏寒，蚘上入其膈，故煩，須臾復止，得食而嘔，又煩者，蚘聞食臭出，其人當自吐蚘。蚘厥者，烏梅丸主之，又主久利。

310.傷寒六、七日，**脈微，手足厥冷，煩躁，灸厥陰，厥不還者，死**。

311.手足厥寒，**脈細欲絕者，當歸四逆湯主之。若其人內有久寒者，宜當歸四逆加吳茱萸生薑湯**。

烏梅丸的禁忌，注重胃黏膜的吸收與蠕動，特別是 MALT 與交感神經的正常運作，所以飯前服用之後，飯後一定要散步走動，促進胃靜脈與下腔靜脈的循環，來養護整個消化系統；所以，對肉麵、五辛、酒酪等並不禁忌，因爲這些食物對小腸的吸收很重要，特別是多種營養素的多重吸收，進而改善肝門靜脈系統的營養吸收。

不同於桂枝湯禁忌：①生冷、黏滑、肉麵、五辛、酒酪、臭惡等物不食，就是飲食方面要求對整個消化道保持較輕鬆的運作，②服用一升的桂枝湯後，再服用一升餘（甚至二升）的熱稀粥（原則上也是在飯前服用，一般有桂枝湯症狀的患者，胃口大多不好，熱粥、熱稀粥、皮蛋瘦肉粥、海鮮粥……等皆可斟酌取代之），讓胃將食物消化成食糜的的工作更順暢。烏梅丸是在一般正常飲食前服用，桂枝湯則是近乎齋戒淨食的狀況下服用，讓桂枝湯助益全身氣血循環，③溫覆取微似汗一服完藥與熱稀粥以後，躺臥蓋薄棉被兩小時以上，一方面讓藥與熱稀粥在體內加熱促進副交感神經運作，一方面讓薄棉被從外加溫促進交感神經運作。此外，得以加倍加速養護肝臟的血液循環。

小博士解說

製作烏梅丸，取300枚烏梅用適量的醋泡一夜，等烏梅肉泡透後，將核去掉，取烏梅肉。將烏梅肉放在五斗米上面一起蒸煮，飯熟之後，將烏梅搗成泥，加細辛、蜀椒、桂枝、乾薑、附子、黃連、黃柏、當歸、人參等九味藥，加蜂蜜一起攪拌為泥，作丸如梧桐子大，每天三餐前先服用十丸，隔天加一至三丸，五到七天每餐前加至二十丸，一天服用至六十丸，服用期間禁食生冷（生魚片、蔬菜沙拉、水果等）、滑物（糯米製品、果汁（凍）、羹湯類等）、臭食（臭豆腐、榴槤、魚腥類等）。

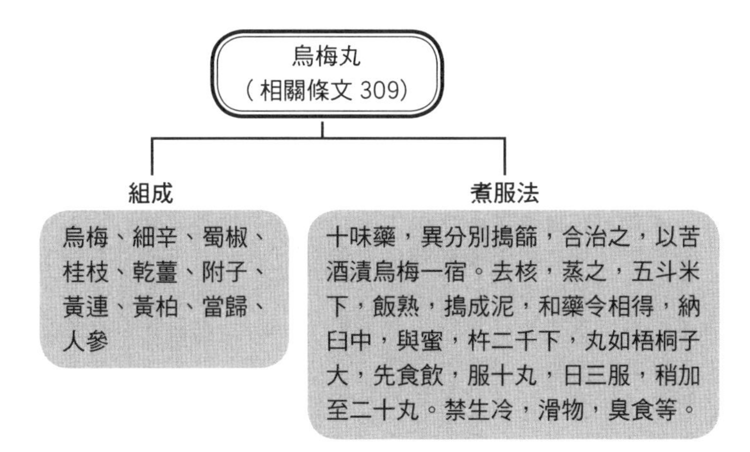

烏梅丸與桂枝湯禁忌對比

	烏梅丸	桂枝湯
禁忌	生冷、黏滑、臭惡等物	生冷、黏滑、肉麵、五辛、酒酪、臭惡等物
服法	飯前服用	服用一升的桂枝湯後，再服用一升餘（甚至二升）的熱稀粥
服後	散步走動	服完藥與熱稀粥以後，躺臥蓋薄棉被兩小時以上
效果	促進胃靜脈與下腔靜脈的循環，養護整個消化系統	1. 藥與熱稀粥在體內加熱促進副交感神經運作 2. 薄棉被從外加溫促進交感神經運作，得以加倍加速養護肝臟的血液循環

✚ 知識補充站

烏梅性溫味酸澀，生津止渴，斂肺，澀腸、安蛔蟲。十二味藥中，應該加了「米飯」一味，成為十三味，現代烏梅丸少了這一味，可以斟酌以成藥或科學中藥烏梅丸，服用之後，立即喝熱稀粥一碗，或拌於熱糜粥嚥下。

烏梅丸是《傷寒論》中與麻仁丸一樣，直接以開水服用的藥丸，不像大陷胸丸、抵當丸、理中丸要再煮過弄碎服用，烏梅丸比大陷胸丸、抵當丸清胃腸的藥效緩和很多。精彩的就是五斗米與300粒泡過醋一夜的烏梅肉，一起蒸熟，少了這一段手續，就大失仲景立方之原意。

3-14 小腹滿按之痛，此冷結在膀胱關元（312~317）

312.病者手足厥冷，言我不結胸，**小腹滿，按之痛者，此冷結在膀胱關元**也。

313.凡厥者，陰陽氣不相順接便爲厥。**厥者，手足逆冷者是也。諸四逆厥者，不可下之。虛家亦然**。

314.傷寒五、六日，不結胸，腹濡，脈虛，復厥者，不可下，此亡血，下之死。

315.傷寒病厥五日，熱亦五日，設六日當復厥，不厥者，自愈。厥終不過五日，以熱五日，故知自愈。

316.傷寒，熱少厥微，指頭寒，默默不欲食，**煩躁數日，小便利，色白者，此熱除也**。欲得食，其病爲愈，若厥而嘔，胸脅煩滿者，其後必便血。

317.傷寒一、二日，至四、五日而厥者，必發熱。**前熱者後必厥，厥深者熱亦深，厥微者熱亦微**，厥應下之而反發汗者，必口傷爛赤。

腹部脹滿是腹腔內的腹壁突然很快地（太陰病、厥陰病）或慢慢地（陽明病、太陽病）脹滿，分間歇性與持續性二種。原因是異常氣體貯留（鼓脹）及液體貯留（腹水），部分是大的腫瘤性病變及妊娠子宮變大造成，最多的是肥胖伴見腹壁脂肪沉澱。

腹部脹滿是「肚子脹脹的」或「肚子不舒服」，或者是「裙子、褲子的腰帶很不自在」，腹圍漸漸地增加，以上三個症狀，有一、二個就宜大黃黃連瀉心湯，或附子瀉心湯，若三症齊全宜甘草瀉心湯、生薑瀉心湯與半夏瀉心湯。嚴重的話，會有噁心、嘔吐、放屁、便秘、尿量減少、體重增加、氣喘、局部性疼痛、背痛等等。生活上苦於腹部脹滿而毫無症狀者很多，其中以神經質及過敏性胃腸炎者較多，不會影響壽命長短是確定的，但是必會干擾生活品質。西施再美，但有捧心之痛，就是慢性胃腸炎在作祟，楊貴妃嗜吃荔枝就是過敏性胃腸炎，五臟六腑以胃腸爲之根本。

腹部脹滿感、腹部膨脹、肚子脹得不舒服，都是消化道的氣體充斥造成，「上腹部不舒服」（心下、心中）、「胃呆」、「胃很難過」等不舒服的感覺，常見於慢性胃炎、萎縮性胃炎、胃食道逆流及胃癌等的患者，嚴重者多會出現一種內臟疼痛。「小腹滿，按之痛」則有可能是泌尿器官方面的問題，膀胱、輸尿管或腎臟都有可能。

小博士解說

條文315.先厥後熱之病，熱病之日與厥病之日一樣，應該再厥而不厥，或日數漸減，頗似「回歸熱」，屬於急性傳染病，持續四日或至十一日，汗出熱退，即恢復正常體況，通常回歸熱退時，雖有可能降至常溫之下，少頃自後，並不厥冷。

條文313.「厥者，手足逆冷者是也。諸四逆厥者，不可下之，虛家亦然」，腦部下視丘等的溫度調節中樞，一時為下焦滯礙(骶底部副交感神經叢)循環不良，下之則順暢，手足厥冷目後，陸淵雷著《傷寒論今釋》卷八「厥陰諸兼證，如發癰膿、便膿血、喉痹等回歸熱俱發，回歸熱最常見之衄血，腎炎、耳下腺炎等」（條文322.除中）。

腹部脹滿(太陰病)的藥方與診治穴道

條文	症狀	藥方	診治穴道
251	下利腹脹滿	四逆湯、桂枝湯	關元、中極
252	發汗腹脹滿	厚朴生薑半夏甘草人參湯	中脘、右天樞
253	發汗不解,腹滿痛	大承氣湯	左天樞、曲骨
255	下之,腹滿時痛	桂枝加芍藥湯	中脘、右天樞
	腹大實痛	桂枝加大黃湯	中脘、左天樞、曲骨

腹部脹滿診治穴道

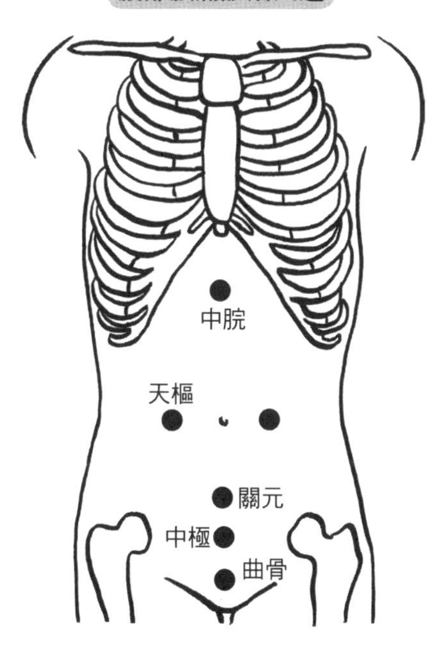

+ 知識補充站

比較《溫病條辨》與《金匱要略》對腹部脹滿之論證:

《溫病條辨》中焦篇第51條「濕傷脾胃兩陽,5-2寸口脈浮而緊,緊則為寒,浮則為虛;寒虛相搏吐且利,寒熱身痛,或不寒熱,但腹中痛,名曰霍亂。理中湯治霍亂。寒多,欲飲水者五苓散治霍亂,熱多,欲飲水者。」

《金匱要略》理中湯(參草朮薑)加減法:腹中痛者,加人參。寒者加乾薑。腹滿者去朮加附子。服湯後,如食頃,飲熱粥一升許,微自汗,勿發揭衣服。五苓散加減法:腹滿者,加厚朴、廣皮。腹痛甚,加乾薑。百沸湯和服。

《金匱要略》提及腹中滿痛及其治法者,還有:117.按之心下滿痛者,此為實也,當下之,宜大柴胡湯。118.腹滿不減,減不足言,當須下之,宜大承氣湯。119.心胸中大寒痛,嘔不能飲食,腹中滿,上衝皮起,出見有頭足,上下痛而不可觸近,大建中湯主之。120.脅下偏痛,發熱,其脈緊弦,此寒也,宜溫藥下之,以大黃附子湯。

3-15 脈促手足厥逆，可灸之（318~320）

318.病人手足厥冷，**脈乍緊**者，邪結在胸中。心下滿而煩，飢不能食者，病在胸中，當須吐之，宜瓜蒂散。

319.傷寒**脈滑而厥**者，裏有熱，白虎湯主之。

320.傷寒**脈促**，手足厥逆，可灸之。

現代人怕胖、怕三高，對澱粉質也會害怕，竹葉石膏湯、白虎加人參湯都是米熟湯成去藥與米，因此，「澱粉」成分相對較低，相形之下，科學中藥的白虎加人參湯、竹葉石膏湯的澱粉含量就高很多；因此，已經與糖尿病或高血壓陷入長期抗戰的族群，科學中藥的竹葉石膏湯、白虎加人參湯就不太適合長期三餐服用，只有改在攝食量較少的一餐服用，以十五天爲一小療程，來觀察是否對病情有改善，因此也有矯正生活習慣的作用，相關條文有142.「渴欲飲水無表證，白虎加人參湯」、165.「渴欲飲水，口乾舌燥者，白虎加人參湯」、112.「口躁渴，心煩，背微惡寒，白虎加人參湯」、66.「大渴，舌上干燥而煩，欲飲水數升者，白虎加人參湯」。

大陷胸丸與大承氣湯針對骶部的副交感神經叢做功；桂枝湯、葛根湯、桂枝加葛根湯、栝蔞桂枝湯則針對頭項部的副交感神經叢作業，都要透過消化道吸收來治病。前者對降結腸與左天樞、左腳的足陽明經脈穴道感應強烈，後者對升結腸與右天樞、右腳的足陽明經脈穴道感應強烈。

慢性膽囊炎多缺乏明顯的症狀，最多是腹部脹滿感（大黃黃連瀉心湯），胃部不快感（半夏瀉心湯），右季肋部到心窩部鈍痛（小陷胸湯），以及噁心（生薑瀉心湯），鼓脹、食慾不振等。足三里、陽交穴區比行間、太衝穴區塌陷。

晚上是副交感神經較強的時期，腸道的蠕動比白天交感神經較強的時期快很多，通常食飲入口經過食道數秒而已，胃則可以延長到 6 小時，小腸只有 1 小時，大腸也可以延長到 72 小時，可是有大黃、芒硝、葶藶子、甘遂等「下利」之藥，雖有杏仁半升及蜂蜜二合來緩和其劇烈之動力與緩和腸胃道活力，按診穴道行間、太衝穴區會比足三里、陽交穴區塌陷。

小博士解說

條文14.「若欲作再經者，針足陽明，使經不傳則愈。」針灸足陽明經脈的穴道，同樣出現頸項強痛症狀者，偏表的栝蔞桂枝湯、葛根湯等宜加針刺風府、風池，如偏裏的適宜加大陷胸丸、大承氣湯等，以及針刺足三里、上巨虛。

腹部鼓脹腳部診治穴道

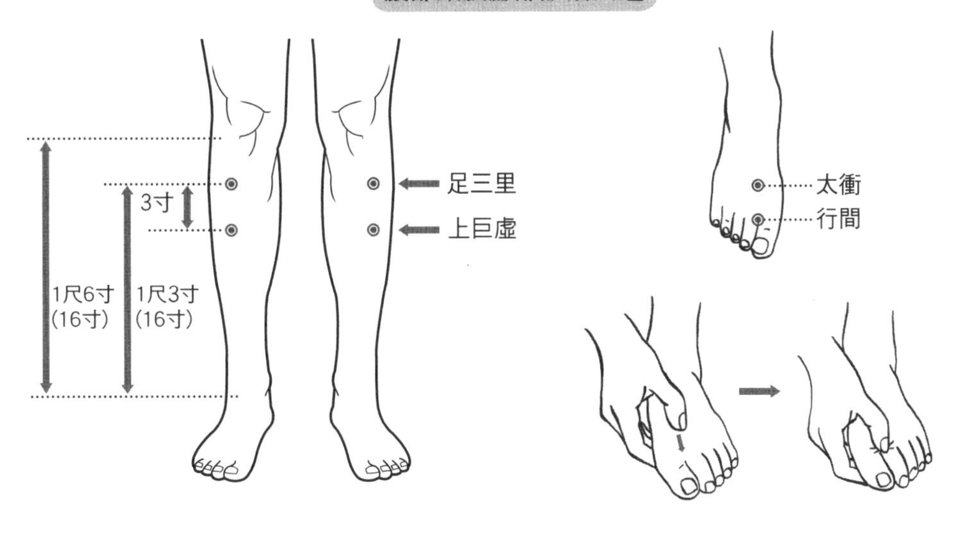

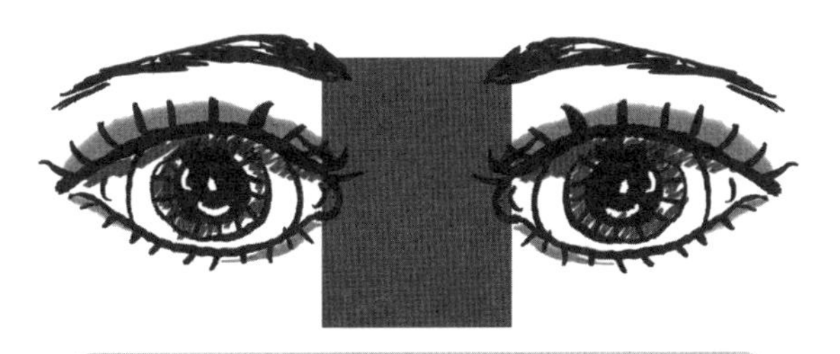

兩眉間、兩眼間的顏色變化反應心肺健康

+ 知識補充站

兩眼間淡紅的人多憂心、多慮，必心浮氣躁、煩擾不寧；若紅紫是心肺間多血行不暢，顏色多青白帶紅是思慮過多者，宜真武湯；顏色多紫黯，宜大黃黃連瀉心湯；顏色暗紅感冒過久或跌撞胸背者，宜小陷胸湯、大陷胸丸。

《內經・靈樞五色篇》兩眉間診肺，兩眼間診心，目內眥到眉頭診胸膺部；左側顏色差，多心臟或食道有問題，右側顏色差，多肺臟或氣管有問題，兩者皆差者，主動脈或肺動脈問題就大了。大陷胸丸與抵當丸對降結腸、乙狀結腸工作，兩者不同是得分別作業於胸腔和腹腔，抵當丸多用於降結腸與乙狀結腸功能不良，純粹是腹腔的問題；大陷胸丸多用於胸腔的問題，帶有腹腔的狀況。

3-16 厥少熱多，其病當愈（321~322）

321.傷寒發熱四日，厥反三日，復熱四日，**厥少熱多者，其病當愈**。四日至七日，熱不除者，必便膿血。傷寒厥四日，熱反三日，復厥五日，其病爲進，**寒多熱少，陽氣退，故爲進也**。

322.傷寒始發熱六日，厥反九日而利，凡厥利者，當不能食，今反能食者，恐爲除中，食以索餅，不發熱者，知胃氣尚在，必愈。恐暴熱來，出而復去也，後三日脈之，**其熱續在者，期之旦日夜半愈**。所以然者，本發熱六日，厥反九日，復發熱三日，並前六日，亦爲九日，**與厥相應，故期之旦日夜半愈**。後三日脈之而脈數，**其熱不罷者，此爲熱氣有餘，必發癰膿也**。

地球自轉軸與繞太陽公轉的軌道面呈66.55度夾角，太陽每年春分（3月21日左右）直射點位於赤道，之後向北移行，夏至日（6月22日左右）到達北緯23度26'N，再南移，於秋分日（9月23日左右）回到赤道，再繼續南移，於冬至日（12月22日左右）到達南緯23度26'S，就立即再度向北移動，次年春分再回歸赤道，地球大部分位於海平線上的陵地，都集中在北半球，所以北回歸線與人類接觸更緊密，北（南）回歸線在現代天文學上，長遠的未來越來越沒有價值，可是，當今活著的人們，遵循著《內經・四季調神大論》春分、夏至到秋分是晚睡早起，緩步於庭，無厭於日，沒有病的時候「生冷、黏滑、肉麵、五辛、酒酪、臭惡等物」宜適量食飲，秋分至冬至是早睡早起，是天地美食的季節，種類多，量就要更加注意。

傷寒發熱與厥，條文321.的重點是「厥少熱多者，其病當愈」與「寒多熱少，陽氣退，故爲進也」；從《內經》熱論篇到《傷寒論》都是陽與陰的論析，人是陽，天地就是陰，生命的作業，評估心臟的脈動是很Local（當地、當事人）的觀點，體溫寒熱變化必受外界影響，是很Global（太陽、宇宙）的觀點，現代的內科學有時間內科學，就是從Local與Global的協調觀點——Glocalization，甚至自律神經方面的疾病，可靠心率回饋儀（Heart Rate Variability，HRV）看出端倪，近來生理回饋儀，EEG腦波（2–32Hz），HRV心率（1~300次/分），EMG肌電（3~32Uv）回饋等都與生理時鐘息息相關，腦下垂體前葉釋出的褪黑激素（Nelatonin）是24小時律動的分泌，關係著睡眠及皮膚的品質。

厥與熱是體溫調節，與腦下垂體、下視丘等互動，尤其自律神經方面的調節，賦予人體相當的免疫機能，腦的下視丘視交叉核（生理時鐘中心的中樞時鐘）送指令給松果體，調節褪黑激素的分泌，一方面從松果體分泌出來的褪黑激素也對腦的中樞時鐘作用，互爲拮抗協調，來調整亂掉的生理韻律，隨著年齡加大，褪黑激素分泌量也會減少，超過70歲以後，褪黑激素的分泌量只有年輕時候的1/10，褪黑激素不足，睡眠品質會低下，會出現夜間血壓高，可以服用黃連阿膠湯、豬苓湯、炙甘草湯等調理，以上湯方都有阿膠，滋陰作用可改善夜間睡眠品質、長期交感神經過度勞累與透支、副交感神經無法讓生理作業恢復體能等現象。

五臟養生效果

五臟	粥與其效果
肝	綠豆粥（消暑解毒）、紫米粥（散風除寒）、烏梅粥（止利消怒）
心	蓮子粥（安心助眠）、荷葉粥（寧神歡愉）、紅豆粥（清暢血管）
脾	桂圓粥（開心健脾）、山楂粥（健胃整腸）、蛋黃粥（強力益智）、梨子粥（潤肺化痰）、蘿蔔粥（消脹除煩）
肺	紅棗粥（養顏美容）、百合粥（潤肺止咳）、銀耳粥（滋陰潤肺）
腎	栗子粥（強腰補腎）、苡仁粥（除溼消腫）、核桃粥（烏髮強腎）、赤小豆粥（消除水氣）、枸杞粥（養肝明目）、韭菜粥（溫暖腰膝）、山藥粥（益腎消腫）、冬瓜粥（利尿排毒）

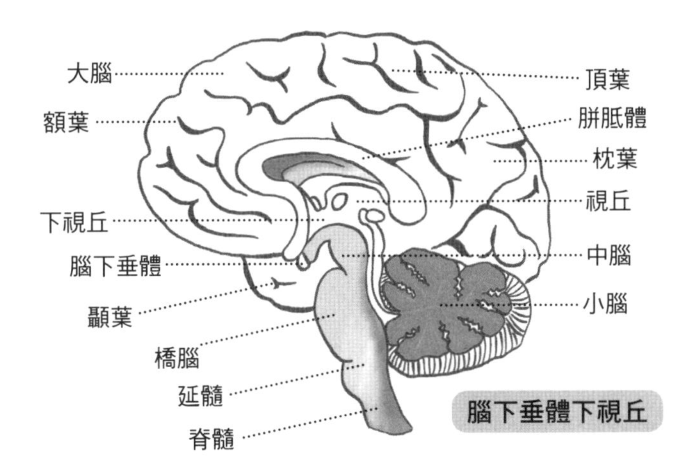

腦下垂體下視丘

春分夏至秋分冬至

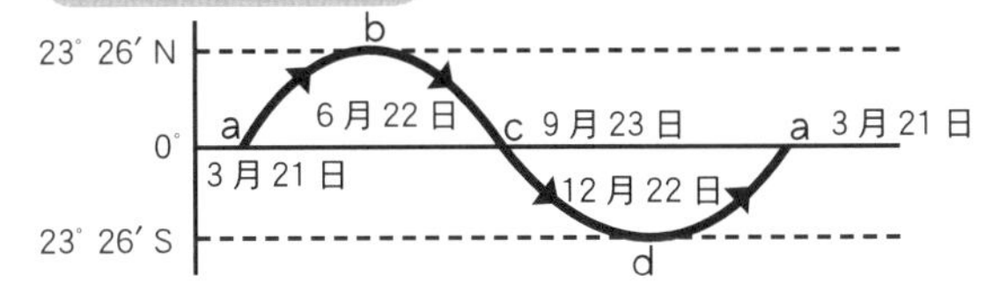

✚ 知識補充站

粥是養生第一補品，尤以熱稀粥為最，《內經》的半夏秫米粥，延至今日，演變為綠豆小米粥、紫米粥、八寶粥、海鮮粥、狀元及第粥、桂圓粥，可養五臟，或是白粥加單味中藥，桂枝湯配合熱稀粥助藥力，三物白散配合冷粥（利過不止）與熱粥（不利），十棗湯配合糜粥自養，都是養生調理上，小兵立大功的珍品。

桂枝湯服一升後，再喝熱稀粥一升餘，助藥力（條文4.、414.）。十棗湯的快下利後，糜粥自養，是下利後試著「糜粥自養」，而不要食飲「生冷、黏滑、肉麵、五辛、酒酪、臭惡等物」，養兵千日用在一時，古人「春夏晚睡早起，緩步於庭，無厭於日」，就是要針對「多事之秋來早睡早起，與雞俱興」。

3-17 黃芩湯與除中及自愈（323~330）

323.傷寒脈遲，六、七日而反與黃芩湯**徹其熱，脈遲爲寒，今與黃芩湯復除其熱，**腹中應冷，當不能食，**今反能食，此名除中，必死**。

324.傷寒，先厥，後發熱而利者，必自止，見厥復利。

325.傷寒先厥後發熱，下利必自止，而反汗出，**咽中痛者，其喉爲痺**，發熱無汗，而利必自止，若不止，必便膿血。便膿血者，其喉不痺。

326.**下利脈數，有微熱**，汗出，令自愈。設復緊爲未解。

327.**下利有微熱而渴，脈弱者**，令自愈。

328.**下利脈數而渴者，令自愈**。設不差，必圊膿血，以有熱故也。

329.**下利，寸脈反浮數，尺中自濇者**，必圊膿血。

330.**下利，脈沉弦者**，下重也。脈大者，爲未止。脈微弱數者，爲欲自止，雖發熱，不死。

條文322.、323.、459.皆論及「除中」，爲中氣被剪除。脈遲是胃虛寒，胃虛寒的病因很多，條文348.「太陽與少陰合病，自下利者，與黃芩湯。若嘔者，黃芩加半夏生薑湯」、323.「脈遲六七日」就是「先厥後發熱」才與黃芩湯徹其熱。

「溫熱服飲」的八方，養益消化道黏膜，助益黏膜下相關淋巴組織的運作，黏膜六至七天代謝。比較它們的異同處，再思索臨床上的運用，小柴胡湯類煮去渣，再煮半，取其半之又半之，水分去掉3/4，讓藥更濃、質地更精專而重墜；柴胡桂枝湯類與桂枝湯類煮法相同，七升煮取三升，柴胡桂枝湯是小柴胡湯加桂枝湯，治病偏小柴胡湯，煮藥偏桂枝湯，就是偏輕浮。

1.小柴胡湯：水一斗二升煮取六升去渣煮三升，日三服。

2.柴胡桂枝乾薑湯：水一斗二升煮取六升去渣煮三升，日三服，初服微煩，後服汗出愈。

3.柴胡加芒硝湯：水一斗二升煮取六升去渣煮三升，日三服，不解更服。

4.大柴胡湯：水一斗二升煮取六升去渣煮三升，日三服。

5.柴胡桂枝湯：水七升煮取三升，溫服一升。

6.黃連湯：水一斗煮取六升，溫服日三夜三。

7.黃芩湯：水一斗煮取三升　日二夜一。

8.半夏瀉心湯：水一斗煮取六升去渣煮取三升，溫服一升日三次。

上述1~4是煮半去渣再煮半，取其重墜，養益肝膽胰臟等消化附屬器官，5~8是直接去渣就服用，取其輕浮，養益胃腸消化器官。

小博士解說

條文325.咽中痛是食道或消化道出問題，喉痹是氣管或呼吸道有狀況；「咽中痛—其喉為痹」是食道、消化道的黏膜出問題，導致氣管、呼吸道也出狀況。食道與胃經脈、小腸經脈、膽經脈以及飲食息息相關；氣管與大腸經脈、三焦經脈與空氣及活動量關係密切，《傷寒論》藥方治療著重於咽痛，針灸砭藥及導引按蹻則偏治喉痛，《內經》針、灸、砭、藥及導引按蹻五療法，就是以「自愈」為最高期望值。

黃連湯、黃芩湯、半夏瀉心湯、小柴胡湯類

湯名	主要症狀	養護部位	腹診穴道
黃連湯	腹痛欲嘔吐	胃黏膜	中脘、巨闕（痛）
黃芩湯	下利	大腸黏膜	中脘、左天樞
半夏瀉心湯	心下滿而不痛	胃、十二指腸、空腸、迴腸黏膜	中脘、巨闕（脹）
小柴胡湯類	胸脇滿痛	膽、胃、十二指腸黏膜	中脘、不容（痛或脹）

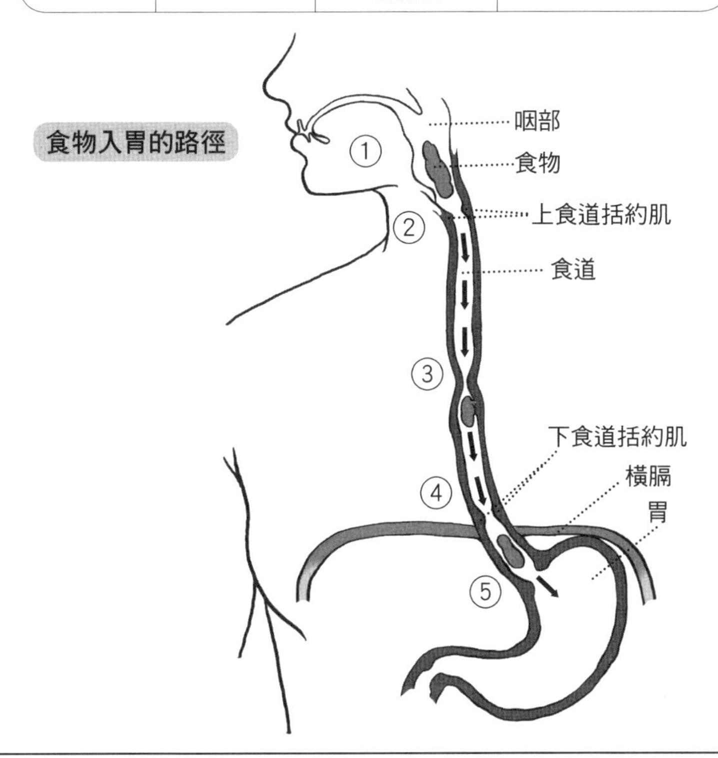

＋ 知識補充站

工作壓力越大，工時越長的人，都是從食道方面開始出現問題。現代醫學中，除非食道出大問題才會治療，否則就是建議患者ADL與QOL，治病一定要改善病人的生活習慣。

《傷寒論》和《金匱要略》養護咽喉口腔，以苦酒湯、百合雞子湯為代表，春夏可以在清晨飲檸檬汁與蜂蜜，秋冬煮紅蘿蔔取湯加檸檬汁，酸養肝、甘甜益脾胃，養護消化道造血功能。

3-18 熱利下重，白頭翁湯（331~338）

331.**下利欲飲水者，以有熱故也**，白頭翁湯主之。**熱利下重者**，白頭翁湯主之。

332.傷寒下利，**日十餘行**，脈反實者，死。

333.傷寒六、七日不利，**便發熱而利，其人汗出不止者，死**。有陰無陽故也。

334.發熱而**厥七日，下利者，爲難治**。

335.**下利，脈沉而遲，其人面少赤，身有微熱，下利清穀者，必鬱冒汗出而解**，病人必微厥，所以然者，其面戴陽，下虛故也。

336.**下利清穀，裏寒外熱，汗出而厥者**，通脈四逆湯主之。

337.大汗出，熱不去，**內拘急，四肢疼，又下利、厥逆而惡寒者**，四逆湯主之。

338.大汗，**若大下利而厥冷者**，四逆湯主之。

下重是肛門重墜的感覺，多伴見肛門管的**肛門竇靜脈曲張**，肛門管皮膚有色素沉澱、脂腺、汗腺、毛囊等，肛門管深部是沒有毛囊與汗腺，肛門管移行部 1~1.5 公分的帶狀區域稱爲梳膜（梳狀肌），肛門瓣出現於梳狀肌的凹凸線，梳狀肌將肛門分爲近位（上）與遠位（下），是血液的供給及還流的重要境界。

梳狀肌遠位由髂內動脈分枝中直腸動脈，及內腹部動脈分枝下直腸動脈供給血液，梳狀肌近位部分的肛門管與直腸一樣，由下腸間膜動脈分枝上直腸動脈供給血液。

梳狀肌近位（上）的肛門管內壁有約 1.5 公分長的縱走狀黏膜皺褶肛門柱，約 10 個左右，肛門柱遠位端（下）有小的黏膜皺褶肛門瓣。肛門柱的靜脈透過肛門瓣來溝通，各肛門瓣的正上方有小的肛門竇形成肛門柱，肛門瓣及肛門竇的黏膜皺褶裡面，有上直腸靜脈與中直腸靜脈的終末枝，黏膜皺褶內形成內直腸靜脈叢（反應直腸的功能狀況），肛門竇怒張靜脈特別多，各肛門竇靜脈怒張會造成膨隆，直腸診觸及輪狀隆起帶，就是痔帶（痔輪），痔帶的靜脈易形成靜脈瘤，內直腸靜脈叢引起的痔核稱爲內痔（核）。

梳狀肌遠位（下）存著下直腸靜脈終末枝，形成外直腸靜脈叢，它的靜脈瘤引起外痔核不比內痔核多。外痔核方面不限於靜脈血栓疾病，通常不會很痛，內、外直腸靜脈叢互相交通，總稱爲直腸靜脈叢。

直腸梳狀肌上的肛門管靜脈血，從上直腸靜脈通過肝門靜脈系統回心臟，直腸梳狀肌下的肛門管靜脈血，從下直腸靜脈直接通過下腔靜脈回心臟。熱利宜白頭翁湯，虛冷宜通脈四逆湯。

小博士解說

梳膜部分的接點是肝門靜脈與下腔靜脈互相交通，因此，肝癌、肝硬化等肝臟障礙造成門脈閉塞的時候，直腸靜脈叢就成為肝門靜脈的側副循環路，靜脈怒張時而下重就會漸漸形成靜脈瘤，出現痔核為多。白頭翁湯（白頭翁、秦皮、黃連、黃柏等分煮湯）治濕熱下灌肛門，即清理直腸，特別是其中的肛管。

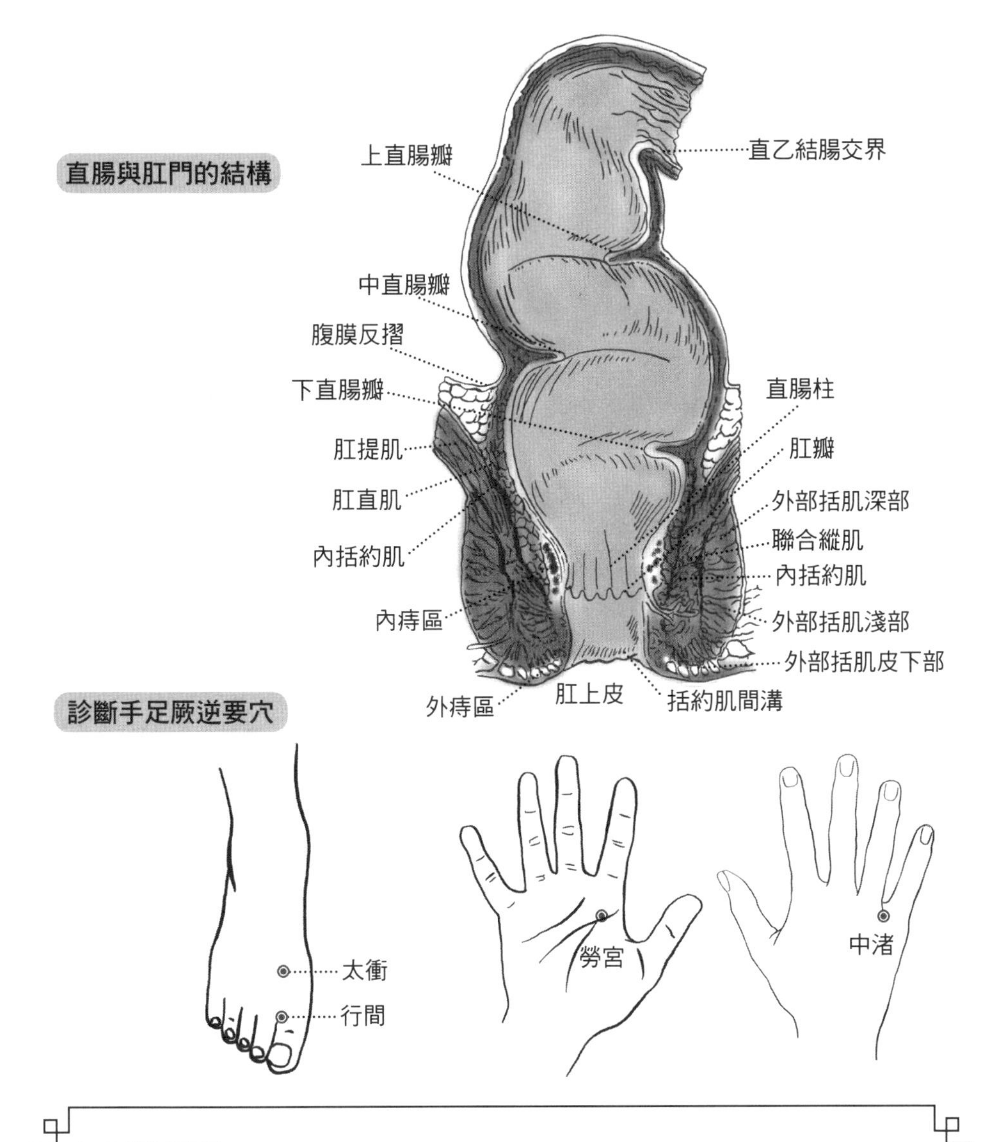

+ 知識補充站

厥冷都從手腳末端開始，厥陰是兩陰交盡，手大拇指是手太陰，手小指是手少陰，兩陰交盡手厥陰是手中指；手厥陰勞宮穴區與手少陽中渚穴區的冷熱比較，診察表裏之異，勞宮穴區冰冷是四逆湯、通脈四逆湯，中渚穴區冰冷是四逆散。

腳大拇趾內側是足太陰，小腳趾下是足少陰，兩陰交盡足厥陰是腳大拇趾與第二趾之間，太衝穴區與絕骨穴區的塌陷比較，診察陰陽之異，太衝穴區較塌陷是當歸四逆湯，絕骨穴區較塌陷是四逆湯、通脈四逆湯。

3-19 脈絕，手足厥冷，晬時脈還，手足溫者生，脈不還者死（339~344）

339.下利，手足厥冷，無脈者，灸之不溫，若脈不還，反微喘者，死。下利後，脈絕，手足厥冷，晬時脈還，手足溫者，生。脈不還者，死。

340.傷寒發熱，下利厥逆，躁不得臥者，死。傷寒發熱下利至甚，厥不止者，死。

341.嘔而脈弱，小便復利，身有微熱，見厥者，難治，四逆湯主之。

342.乾嘔，吐涎沫，頭痛者，吳茱萸湯主之。

343.嘔家有癰膿者，不可治嘔，膿盡自愈。

344.厥陰中風，脈微浮，為欲愈。不浮為未愈。

經脈與動脈、靜脈無法完全劃上等號，但是，其微妙且錯綜複雜的生理作用，近似的比擬生理循環，可以體會經脈循環及是動、所生病的診治效益。肝經脈「循喉嚨之後」、心經脈「上挾咽」，肝經脈與氣管關係密切，心經脈與食道關係密切，這之中意味著肝經脈與呼吸及外界空氣的關係，會呈現在臉部的「嗌乾、面塵脫色」，心經脈與食道及營養的關係會呈現出「嗌乾、心痛、渴而欲飲」及「目黃、痛」；儘管肝主目，眼睛黃與肝關係最密切，可是心與肝的標本選擇，就從吞嚥的「嗌」。

嗌乾與痛，是反應會厭部分順暢與否：

1.嗌痛，下巴腫，是小腸經脈問題。

2.嗌乾，又喉嚨不舒服，是三焦經脈問題。

3.嗌乾、心痛、渴欲飲，是心經脈問題。

4.嗌乾，又臉色不好，是肝經脈問題。

5.嗌乾，又口熱舌乾及心痛，是腎經脈問題。

心肌梗塞與狹心症的胸痛是沉重而痛苦的，會有壓迫感、緊縮、絞痛、火燒的感覺等，多出現在胸骨下面的左前胸部、心窩部，還有伴見上肢及下肢的放射疼痛，十二經脈的循行路線與是動病、所生病，就是古人累積對生理病理的症狀，如「嗌乾心痛渴而欲飲」是心臟問題多，「嗌病頷腫不可以顧」是小腸問題多，「嗌乾面塵脫色，胸滿嘔逆」則是肝臟問題多。

小博士解說

口腔咽喉問題可能是耳鼻咽喉方面的疾病(逆流鼻腔)，也可能是其他臟器影響的疾病(如咳嗽)，內部臟器影響的口腔咽喉疾病中，咽頭方面的問題較難確診，很容易混淆，難分清是感冒或飲食造成。

咽乾及痛與膽經脈、肝經脈

經脈	是動病	診治穴道
膽經脈	口苦善太息，心脇痛，不能轉側	絕骨穴
肝經脈	腰痛不可以俛仰，……甚則咽乾	太衝穴

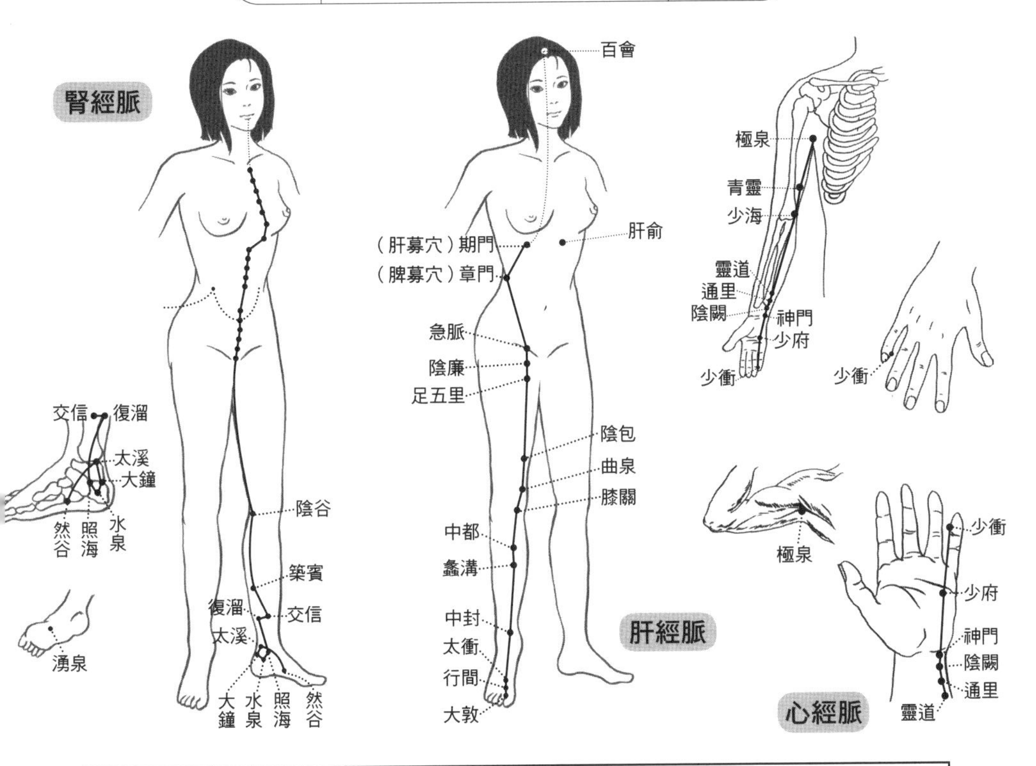

✚ 知識補充站

鼻咽部分三部分：

1.鼻部：上方從頭蓋外底開始，到鼻腔後方為止。

2.口部：口峽（軟口蓋、口蓋弓、舌根等圍繞的部位）的後部開始到喉頭蓋。

3.喉頭部：下方從喉頭蓋開始到第六胸椎高部。

《內經》本輸篇、寒熱病篇所述六陽經脈，人迎、扶突、天窗、天容、天牖、天柱穴都在鼻咽部區域。

咽頭的肌肉是隨意肌，咽頭肌肉層的內層有上舉咽頭的舉咽頭肌（口蓋咽頭肌、耳管咽頭肌、莖突咽頭肌）與收縮咽頭肌群（上、中、下咽頭收縮肌），負責將食物壓入食道，都由咽頭神經叢控制，咽頭神經叢與頸臂神經叢都來自頸椎，前者偏上半部頸椎，後者偏下半部頸椎，兩者密不可分。

3-20 厥陰病欲解時，交戰時間 （345）

345.厥陰病欲解時，從丑至卯上。（1:00am~7:00am）

厥陰經欲解時分 1:00am~7:00am（丑寅卯）是人們睡著與起床的交戰時間，常常是勤勞的人起床活動與清倉的時間，也常是懶人睡得最甜美的時候。厥陰謂之兩陰交盡，就是有身心纏綿悱惻的狀況。六經欲解時分規劃不良，厥陰時分無法落實，則少陽時分就無法晨曦燦爛。

1.太陰與少陰共享子、丑時辰（11:00pm~3:00am）

2.少陰與厥陰共享丑、寅時辰（1:00am~5:00am），此時人睡得最沉、最甜美，或是半夜醒來再睡回籠覺的時候。

3.少陽與厥陰共享寅、卯時辰（3:00am~7:00am）

地球自轉以日夜爲主，月亮繞著地球轉，而有月圓、月缺、初一、十五，女人的月經與地球上的潮汐都與之相關。地球公轉繞著太陽，以春、夏、秋、冬爲主，而有春分、夏至、秋分、冬至，《傷寒論》只提及「立夏」是一以概之，少陽、太陽、陽明、太陰四經的欲解時辰，就是因應《內經・順氣一日分爲四時》，少陽一晨一春，太陽一午一夏，陽明一夕一秋，太陰一夜一冬。

六經欲解時辰的主要條文是125.太陽、213.陽明、244.少陽、259.太陰，少陽 3:00am~9:00am，太陽 9:00am~3:00pm，陽明 3:00pm~9:00pm，太陰 9:00pm~3:00am，少陰與厥陰並無獨立的欲解時辰。針灸子午流注是一套別於《內經》條文的針灸療法，演繹經脈學說，少陽是初陽，以膽與三焦，以及黏膜相關淋巴組織爲主；太陽是盛陽，以膀胱與小腸，及體液與營養吸收爲主。陽明是兩陽合明，以胃與大腸，消化與排泄爲主。

三陽含括的時間就是 3:00am~9:00pm，是大部分人們活動的時間，午時是日正當中，是春夏季晚睡早起，廣步於庭，無厭日光，養心血的時候。亥時（9:00pm~11:00pm）是十二時辰之末，子時之前。秋冬季要早睡，就是要亥時或亥時以前睡覺。秋季早起與雞俱興（1:00am~3:00am），冬季晚起必待日光（5:00am~7:00am）。亥子丑（9:00pm~3:00am）是主要的睡眠時間，子丑（11:00pm~3:00am）是膽經脈、肝經脈，也是副交感神經、褪黑激素最有力的時間，副腎上激素是午未（11:00am~3:00pm）前後，爲分泌最旺盛的時間，褪黑激素的分泌從經過副腎上腺激素的刺激開始，再經過肝臟的色胺酸作業才完備，腎經脈時辰是申酉（3:00pm~7:00pm），從正常內分泌的分泌十二經脈、十二時辰的運轉，養護身體作業，最好就是好好規劃六經欲解時分，具體落實，不要落爲條文 552. 中的「尸厥」，從條文 1. 中的「太陽之爲病」來看「尸厥」，生命的珍貴就是在「欲解時分」與「緩步於庭」。

小博士解說

少陰與太陰隨著《內經・上古天真論》春夏秋冬的活動觀念，少陰與厥陰作調整，睡覺方面—春夏之季晚睡，就是將「太陰」移往少陰，秋冬之季早睡，固守太陰時辰。至於醒來方面—春夏秋都是早起，也是固守「太陰」，冬季晚起，則彈性調整將「太陰」移往「少陰」、「厥陰」。

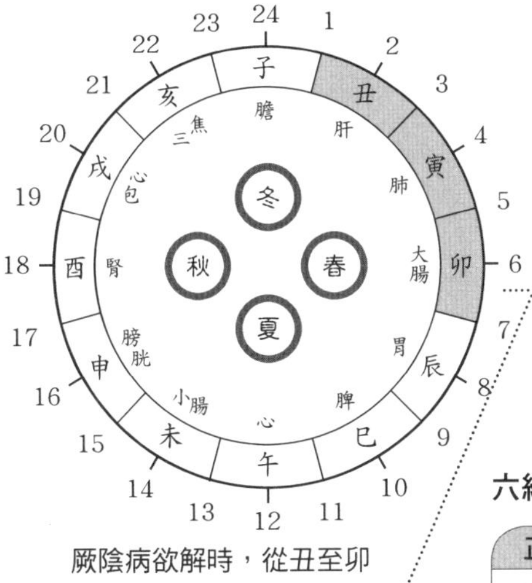

厥陰病欲解時，從丑至卯
(1:00am~7:00am)

厥陰經欲解時辰 1:00am~7:00am（丑、寅、卯）是人們睡著與起床的交戰時分。涵蓋著太陰睡眠時間一個時辰，少陽整備時間二個時辰，讓人們在不得已的生活壓力下，有著緩衝與再彈性調整的時間，生命印章的紀錄可以規劃依循調整生活軌跡。

六經欲解規律

正規律	輔規律	作息韻律	自律神經
9:00pm ｜ 太陰 3:00am	1:00am ｜ 厥陰 7:00am	午夜	副交感神經亢奮期
｜ 少陽 9:00am		雞鳴	交感神經亢奮期
｜ 太陽		平旦	
3:00pm ｜ 陽明 9:00pm	11:00pm ｜ 少陰 5:00am		副交感神經亢奮期

+ 知識補充站

風水是風生水轉，台灣東北部宜蘭的棲蘭山莊與明池(明池是北橫最高點)，是冬北季風穿過大雪山與太平山之間的地點。棲蘭山是淡水河三大支流中，最大的大漢溪起點。台灣南部台東的成功港，是天熱時期颱風很常登陸的地點。一南一北，一夏一冬。

由此可見，天地風水與人的生理運作是無法脫勾的。風生是肝魂與肺魄，水轉是心神與腎志，養生貴於持恆以繼、生生不息，一日之計在於晨，一年之季在於春，好好規劃如何在六經欲解時辰，確實遵循各時辰應為之活動，落實璀璨的生活步驟，早睡早起和運動是不二法門。

血壓的概日韻律，與三個調節系統有關：

1.RAS（Renin angiotensin system）腎素—血管收縮素系統

2.自律神經系統（Autonomic nervous system）

3.概日時鐘系統（Circadian system）

第 4 章

非六經病

∮合病併病（條文 346~356）

346.347. 太陽與陽明病（葛根湯、葛根加半夏湯）、348. 太陽病與少陽病（黃芩湯、黃芩加半夏生薑湯）、349. 陽明少陽合病（大承氣湯）、350.351. 三陽合病（白虎湯）、352.353. 二陽併病（大承氣湯）、354. ～ 356. 太陽少陽併病（刺大椎、大杼、肺俞、肝俞、期門等穴）

∮差後勞復食復陰陽病（條文 357~363）

357. 枳實梔子豉湯、358. 小柴胡湯、359. 牡蠣澤瀉散、360. 理中丸、361. 竹葉石膏湯、363. 燒褌散

∮壞病條文（364~387）

368. 調胃承氣湯、371. 麻黃升麻湯、372. 柴胡加龍骨牡蠣湯、373. 禹餘糧丸、379. 灸核上各一壯，與桂枝加桂湯，更加桂、386. 桂枝去芍藥加蜀漆龍骨牡蠣救逆湯、387. 桂枝甘草龍骨牡蠣湯

∮濕病（條文 388~408）

394. 葛根湯、395. 桂枝加葛根湯、396. 太陽病，發汗太多，因致痙、398. 內藥鼻中則愈、404. 桂枝附子湯、去桂枝加白朮湯、405. 甘草附子湯

∮霍亂（條文 409~419）

413. 五苓散、理中丸、414. 桂枝湯、415. 四逆湯、416. 四逆湯、417. 通脈四逆加豬膽汁湯、418. 四逆加人參湯

4-1 自下利，葛根湯；不下利但嘔，葛根加半夏湯（346~347）

346.太陽與陽明合病者，**必自下利**，葛根湯主之。太陽與陽明合病，**不下利，但嘔者**，葛根加半夏湯主之。

347.太陽與陽明合病，**喘而胸滿者，不可下**，宜麻黃湯。

「濈然汗出」與「蒸蒸而振，卻發熱汗出」是全身皮膚毛孔出汗，不同於桂枝湯、葛根湯與麻黃湯「溫覆取微似汗」，出汗若有若無。

葛根湯是治療感冒常用要藥，不在六經病中，第一次出現在條文 346.「太陽與陽明合病者，必自下利，葛根湯主之。太陽與陽明合病，不下利，但嘔者，葛根加半夏湯主之」，346. 葛根湯與葛根加半夏湯、394. 葛根湯、395. 桂枝加葛根湯，四個藥方都有葛根，前三個藥方都有麻黃。

合病併病一不歸併一經者曰「合病」，歸併一經曰「併病」。兩經、三經，陰陽混淆，不可以一經名者；或一經未罷又傳一經，二經、三經同病，不歸併一經者，名曰「合病」。或二經、三經同病，其後歸併一經者，名曰「併病」。診斷更精準，治療更有效，腸胃發炎又感冒是合病，要合而治之，如條文 346. 下消化道問題重用葛根湯，上消化道問題重用葛根加半夏湯，如三陽併病已全然歸於陽明，如條文 353. 的大承氣湯。

217.「傷寒五、六日中風，往來寒熱，胸脅苦滿」、220.「傷寒四、五日，身熱惡風，頸項強，脅下滿，手足溫而渴者，小柴胡湯主之」、221.「陽明病，發潮熱，大便溏，小便自可，胸脅滿不去者，與小胡柴湯」，都是消化道出問題，且橫膈膜運作不良以致造成胸脅滿。

「乾嘔」是沒有嘔吐出任何東西，只有要嘔吐的感覺，一如乾過癮一樣。鼻鳴先是鼻乾了，鼻黏液無法分泌，處於乾燥狀態，等感冒嚴重、呼吸道發炎之後，就會鼻塞而有鼻涕，而進入濕的狀態。鼻腔是第一個呼吸器官，鼻咽、口咽是相互通暢的，鼻涕大部分從鼻子流出，部分鼻腔後壁的濃痰或乾涸的痰，有可能從口腔吐出，乾嘔比較日常化的感覺是「口乾舌燥」或「咽喉不舒服」，甚至「頭痛」。

小博士解說

黏膜下相關淋巴組織（MALT）較弱的人，食麻辣湯多會肛門灼熱疼痛，同時較易被辛辣嗆到。消化道從口腔到肛門是一條管道，苦酒湯、半夏散及湯就是針對口腔及咽喉黏膜，梔子豉湯、瓜蒂散、小陷胸湯等以食道為主，甘草乾薑湯、芍藥甘草湯、芍藥甘草附子湯、四逆湯以胃腸為主，調胃承氣湯、大陷胸湯以腸道為主，帶動改善MALT與所屬的肛門靜脈。

不啜熱稀粥，只覆取令微似汗

湯名	服用要領	組成
103.、104. 大青龍湯	溫服，取微似汗	麻黃、桂枝、杏仁、甘草、生薑、大棗、石膏
346. 葛根湯	溫服，覆取令微似汗	葛根、麻黃、桂枝、芍藥、生薑、炙甘草、甘草、大棗
346. 葛根加半夏湯	溫服，覆取令微似汗	葛根、麻黃、桂枝、芍藥、生薑、炙甘草、甘草、大棗、半夏
347. 麻黃湯	溫服，覆取令微似汗	麻黃、桂枝、杏仁、甘草
357. 枳實梔子豉湯	溫服，覆取令微似汗	枳實、梔子、淡豆豉

感冒症候群

症狀	胃腸不適	急性鼻炎、咽頭炎	亞急性氣管炎、支氣管炎、肺炎	恢復期
病情	普通	葛根湯	小柴胡湯	竹葉石膏湯
	弱	小青龍湯 桂枝附子細辛湯	柴胡桂枝湯	小建中湯
	虛弱	真武湯	柴胡桂枝乾薑湯	

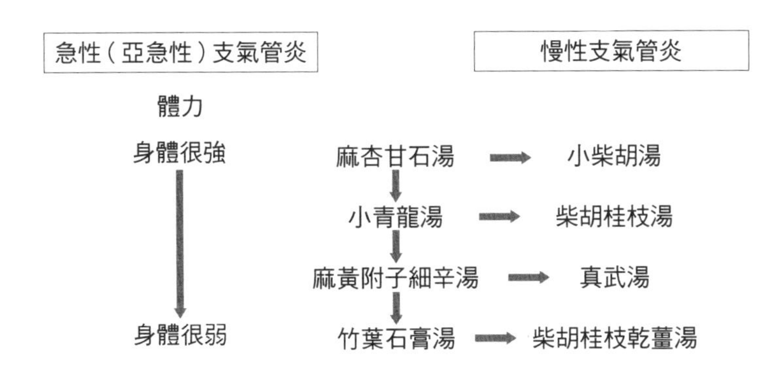

＋ 知識補充站

一般感冒症候群，臨床症狀及發病，常與季節及流行有關。

1.流鼻水、鼻塞、打噴嚏：葛根湯

2.咽喉痛、咽喉乾燥感、失聲：麻杏甘石湯

3.咳嗽、咳痰：小青龍湯

4.發燒（未滿38℃）、頭痛、全身倦怠：柴胡桂枝湯

4-2 自下利者黃芩湯，嘔者黃芩加半夏生薑湯（348~351）

348.太陽與少陽合病，**自下利者，與黃芩湯。若嘔者，黃芩加半夏生薑湯**主之。

349.陽明、少陽合病，必下利。**其脈不負者，爲順也**。負者，失也。互相剋賊名爲負也。**脈滑而數者，有宿食也**，當下之，宜大承氣湯。

350.三陽合病，**脈浮大上關上**，但欲眠睡，目合則汗。

351.三陽合病，腹滿身重，難以轉側，口不仁，面垢， 語，遺尿。發汗則 語；下之則額上生汗，手足逆冷。若自汗出者，**白虎湯**主之。

黃芩湯、黃芩加半夏生薑湯、大承氣湯、白虎湯，此四方皆是全天服飲，分三至六次服用，很平和地啓動口腔黏膜機制，助益唾液腺分泌，唾液一天分泌1.5公升，隨著咀嚼而下嚥，耳咽的耳咽管與乳突的蜂巢息息相關，吞嚥口水的時候，耳咽管會爲之一時開通，正常人一天吞嚥300次，食飲時吞嚥50次，言語之際100次，睡眠之際150次，口乾舌燥、胸腹不舒服，以黃連湯治腹痛欲吐，黃芩湯治下利。

小隱靜脈經過膀胱經脈崑崙穴區，上行小腿後面注入膝窩靜脈，小腿後面的承山、承筋、委中、委陽是放血要穴區；一時扭傷的腰痛，或長期腰酸背痛，小隱靜脈範圍內出現血絡（即靜脈突顯），意味著腹腔的靜脈已有相當程度的瘀滯。肝經脈是動病「腰痛不可以俛仰」、腎經脈所生病「脊股內後廉痛」、膀胱經脈是動病「脊痛，腰似折」，肝經脈、腎經脈是大隱靜脈的責任區，大隱靜脈是人體內最長的靜脈，對人體組織的影響及其間的變化，一定比小隱靜脈大。

小隱靜脈走到膝窩靜脈，行走較深層組織，大隱靜脈主要是皮下組織到腹股溝後，與髂外靜脈結爲至親，與腹股溝淺層淋巴結成近鄰，小隱靜脈與腹股溝深淋巴結成好友，某個臟器出問題，就逆流反應在小隱靜脈的小腿膀胱經脈穴區，浮現青筋（靜脈浮現）。小隱靜脈在小腿部分有9~12個靜脈瓣，多少因人而異，體質及生活環境差異很大，小隱靜脈在大腿近位部與大隱靜脈合流。

小博士解說

《傷寒論》五個常用腰痛方，條文372.、351.、404.是治療屬於肝、脾、腎經脈之腰痛，屬大隱靜脈；條文89.和413.為膀胱經脈之腰痛，屬小隱靜脈。

大隱靜脈比小隱靜脈分布的區域廣，大、小隱靜脈所涵蓋的靜脈區域，大隱靜脈比小隱靜脈大很多，大隱靜脈多走表層，小隱靜脈走得較深層；因此，小隱靜脈的曲張形成的血絡常像黍粒，若色紫黑的話，必然是一針見血、立竿見影。

柴胡加龍骨牡蠣湯、白虎湯、白朮附子湯、抵當湯、五苓散

條文	湯名	主要症狀	經脈	針砭
372.	柴胡加龍骨牡蠣湯	一身盡重，不可轉側	肝	中都、中封
351.	白虎湯	腹滿身重，難以轉側	脾	地機、衝陽
404.	白朮附子湯（桂枝去桂加白朮湯）	身體疼煩，不能自轉側	腎	照海、陰谷
89.	抵當湯	少腹鞕滿	膀胱	委中、承山
413.	五苓散	身疼痛	膀胱	委陽、委中

大隱靜脈與小隱靜脈的走向

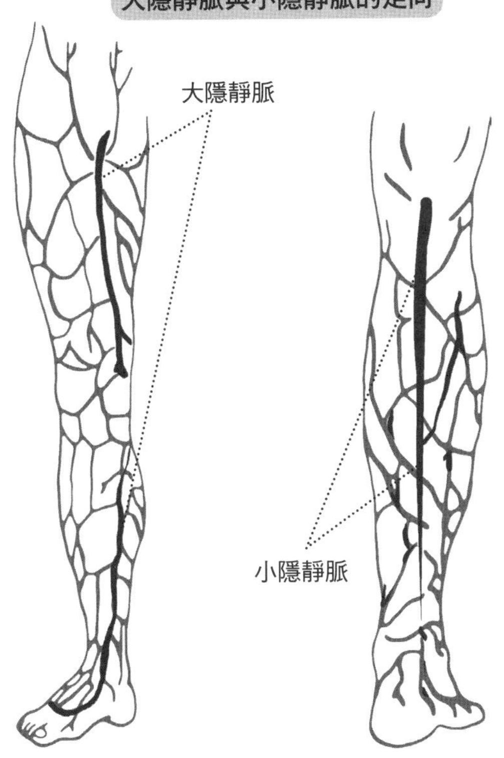

+ 知識補充站

橫膈膜負責人體70%的吸氣作業，與周圍臟器食道、氣管、肝臟、肺臟息息相關。脇下、心下與下部食道括約肌、橫膈膜韌帶有關係，因此，不論是食道鄰近的哪個臟器出問題，因為相關經脈的所生病或是動病，可能會出現手腳肌肉疲勞或僵硬不舒服的感覺。

4-3 太陽證罷，下之則愈宜大承氣湯（352~353）

352.二陽併病，太陽初得病時，發其汗，汗先出不徹，因轉屬陽明，續自微汗出，不惡寒。若太陽證不罷者，不可下，下之爲逆，如此可小發汗。設面色緣緣正赤者，陽氣怫鬱在表，當解之、薰之。若發汗不徹，不足言，陽氣怫鬱不得越，當汗不汗，其人躁煩，不知痛處，乍在腹中，乍在四肢，按之不可得，其人短氣，但坐，以汗出不徹故也，更發汗則愈。何以知汗出不徹？以脈濇故知也。

353.二陽併病，太陽證罷，但發潮熱，手足　汗出，大便難而　語者，下之則愈，宜大承氣湯。

小隱靜脈走於足三陽經脈，從腳背側靜脈弓外側開始，通過脛骨外踝，以胃經脈解溪、膽經脈坵墟、膀胱經脈崑崙爲主要診治穴。

大隱靜脈行走於足三陰經脈，從腳背側靜脈弓內側開始，通過脛骨內踝，肝經脈中封、脾經脈商丘、腎經脈太溪爲主要診治穴。

癱瘓在床的人，一開始垂足，這六個踝際穴道就會腫脹或僵硬，多針灸按摩此六穴區，可以緩和，甚至改善垂足狀況；同樣的，運動量少的人，該多針灸按摩此六穴區，達摩易筋經第三式韋馱獻杵、第十式臥虎撲食促進此六穴區的循環效益大，尤其是早上操作五到十分鐘，特別助益大隱靜脈，由於大隱靜脈是全身最長的靜脈，一如長江、黃河一樣，匯集很多支流。大隱靜脈行走於內踝前方、小腿與大腿的內側皮下，大隱靜脈匯集表層組織的支流，再與深靜脈連結在鼠蹊部，注入股靜脈；因此，小腿與大腿的內側，鼠蹊部、外生殖器（特別是睪丸與陰莖）及腹壁的血液皆入大隱靜脈，入腹壁之後進入髂外靜脈，一路上的太衝、太白、太溪、三陰交、漏谷、地機、中都、血海、築賓等穴區，都是調理腹腔臟器的要穴。通常，因爲左腎靜脈與椎骨內靜脈、腦部靜脈相通的可能性較大，左側組織出現問題的機率相對較高。至於臨床上治療，要針左側或右側，要比較兩側穴區的「寒、熱、陷下」的嚴重程度而取之。

小博士解說

上腹部疼痛或脹滿的潛在疾病很多，諸如消化性潰瘍、胃腸炎、食道疝氣、逆流性食道炎、盲腸炎、腸閉塞、腸膜炎、虛血性心臟病、腎結石等；另外，還有可能出現合併症，如急性膽囊炎、膽管膽結石、胰臟炎、膽囊癌、膽結石病毒等。無症狀膽結石與有症狀膽結石自然經過是不一樣的，無症狀膽結石有症狀約只有1~2%，大多數是無症狀膽結石容易反覆發作的時候，幾乎多出現急性膽囊炎等合併症。膽管結石方面合併閉塞性黃疸與化膿性膽囊炎，其出現敗血症及膽汁性肝硬化的危險性就升高。

痛症用方比較

條文	湯名	主要症狀	經脈	針砭
217	小柴胡湯	胸脇若滿，腹中痛	膽、胃	坵墟、絕骨
274	真武湯	腹痛，四肢沉重	腎、膀胱	太溪、築賓
289	四逆散	四逆，腹中痛	膽、胃	足三里、陽陵泉
276	通脈四逆湯	手足厥逆，腹中痛	腎、膀胱	大鐘、崑崙
413	五苓散、理中丸	頭痛，身疼痛	胃、膀胱	委中、上巨虛
97	生薑瀉心湯	心下痞硬，脇下有水氣，腹中雷鳴	膽、胃	豐隆、條口

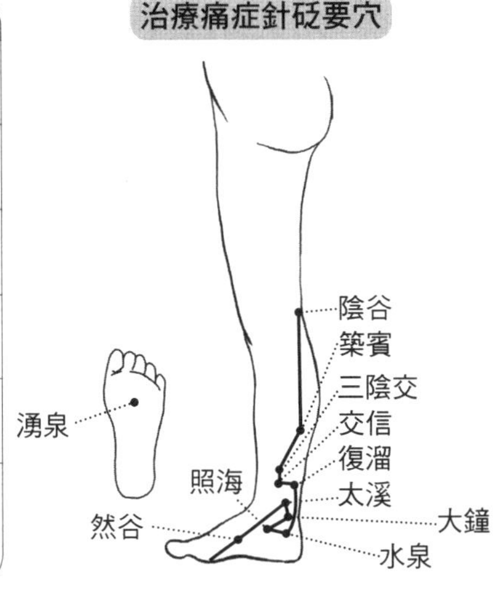

✚ 知識補充站

腰痛對病人而言，就是腰部疼痛、行動不方便，於醫者而言，辨證正確與否就很重要。臨床上，不少若有若無、時而腰痛的病症，未必出現條文372.、351.、404.提到的「轉側」的問題，關鍵在於要對症下藥，小柴胡湯、真武湯、四逆散、通脈四逆湯、五苓散、理中丸、生薑瀉心湯對腰痛確實都有神奇療效。

橫膈膜的腱中心包裹著心臟，橫膈膜在此稍微地塌陷，橫膈膜的呼氣相吸氣相，與立位、臥位姿勢有關，病理上，橫膈膜與腹部內臟的關係更密切。橫膈膜筋性部分始於周邊部，筋束是球狀的腱性部，向腱中心呈放射性收斂（回歸任脈與督脈），腱中心與骨不即不離，生理功能上也是若有若無，重點在左三魂要安然（肝臟功能—飲食），與右七魄要自在（肺臟功能—空氣）。

橫膈膜中央部接近胸廓前部腱中心的孔，是大靜脈孔，下腔靜脈經過此境界進入心臟，橫膈膜周圍分成三個部位：

1.胸骨部：由胸骨肌形成，在劍突後面，但不一定每個人都有胸骨部。

2.肋骨部：廣範圍的筋束構成，附著於下部六根肋軟骨與接近的肋骨內面，構成肋骨部的左右膨隆。

3.腰椎部：兩個腱性弓，起始於內側弓狀韌帶、外側弓狀韌帶、三個上部腰椎，腰椎部是形成左右肌肉性腳之後，向腱中心上行。

橫膈膜腳是肌腱束，起始於上部三個腰椎體前面，前縱韌帶，四個椎間圓板，橫膈膜右腳比左腳粗而長，起始於最初的3~4個腰椎，左腳起始於最初的2~3個腰椎，因為正中線偏左側，橫膈膜右腳就容易形成食道裂孔。

4-4 心下痞鞕刺大椎、第一間、肺俞、肝俞（354~356）

354.太陽與少陽併病，頭項強痛，或眩冒，時如結胸，心下痞 者，當刺大椎第一間、肺俞、肝俞。愼不可發汗，發汗則譫語，脈弦，五、六日譫語不止，當刺期門。

355.太陽、少陽併病，心下硬，頸項強而眩者，當刺大椎、肺俞、肝俞，愼勿下之。

356.太陽、少陽併病，而反下之，成結胸，心下硬，下利不止，水漿不下，其人心煩。

條文 354. 355. 刺頸椎與胸椎交接的大椎，第一間是八會中的骨會大杼，肺俞屬膀胱經脈，所刺皆爲督脈與膀胱經脈的穴道，於《內經 · 素問 · 骨空論》中「水俞五十七穴」，即取《圖解內經》119 頁表格的水俞五十七穴。

《內經 · 素問 · 血氣形志篇》「治病必先去其血，乃去其所苦，伺之所欲，然後瀉有餘，補不足。」

《內經 · 素問 · 骨空論》「風從外入，令人振寒，汗出頭痛，身重惡寒，治在風府，調其陰陽，不足則補，有餘則瀉。大風頸項痛，刺風府，風府則上椎。大風汗出，灸譩譆，譆在背下（第六胸椎）俠脊傍三寸所，厭之令病者呼譩譆，譩譆應手。」在譩譆與風府之間的背俞穴針灸，改善胸腔血脈之循環，特別助益肺經脈與心經脈之氣血循環，並防範腦心血管疾病。

「腰痛不可以轉搖，急引陰卵，刺八髎與痛上，八髎，在腰尻分間。鼠　寒熱，還刺寒府（委中），寒府在附膝外解榮。取膝上外者使之拜，取足心者使之跪（湧泉）。」針灸八髎穴、委中、湧泉等穴多改善腹腔血脈之循環，特別助益肝經脈與腎經脈之氣血循環，並防範肝、腎方面之疾病。

每年的三伏日，於夏至後的第三個庚日爲初伏，第四個庚日（十天後）爲中伏，第五個庚日（再十天後）爲末伏，均爲一年內最炎熱的日子，人體陽氣最爲旺盛。在背部的大椎、肺俞、脾俞、定喘、膏肓等穴區以藥物敷貼；其藥物爲白芥子、細辛、甘遂、仙茅、生薑、麝香各一份，將其烘乾研成細末，加薑汁調匀製成小丸子，貼在穴上 6~8 小時，是爲三伏貼，可防治過敏性鼻炎、咽喉炎、哮喘、咳嗽、慢性支氣管炎、異位性皮膚炎等秋冬發作的疾病，有冬病夏治、防病於未然的效果。

小博士解說

「立夏」前後每天午後要睡個「午未覺」，天氣漸漸暖和炎熱，養足氣血、儲備能量，中午小睡一下，增強肝、膽、脾、胃功能；睡覺時，雙手交疊令勞宮穴輕置在臍下三寸關元穴處，放鬆全身，心想旭陽東昇，有補腎虛、防範虛喘、溫暖子宮、助孕、止經痛效果。

背五俞穴位置圖

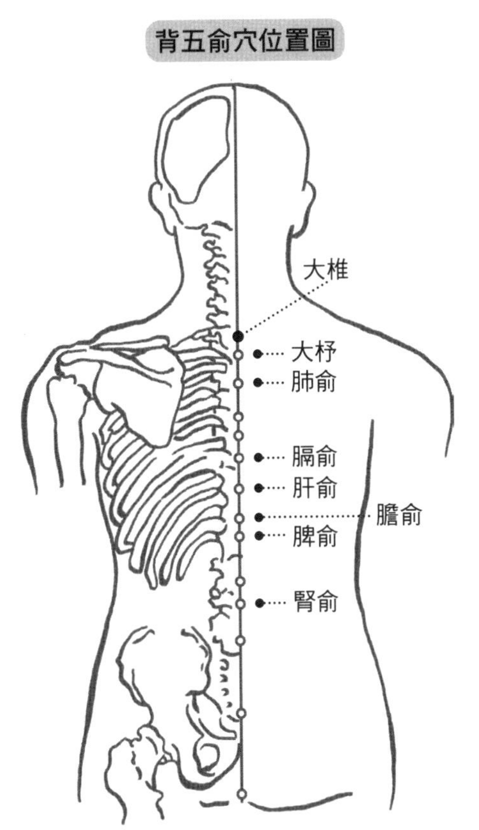

百勞穴位置圖

膏肓穴位置圖

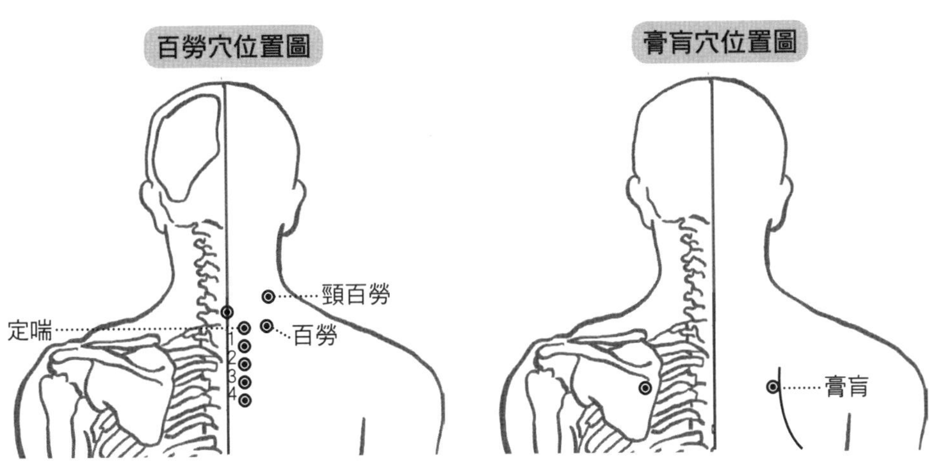

4-5 脈浮汗解，脈沉實以下解之（357~362）

357.大病差後，勞復者，枳實梔子豉湯主之。若有宿食者，加大黃，如博棋子五、六枚。

358.傷寒差已後，更發熱，小柴胡湯主之。脈浮者，以汗解之，脈沉實者，以下解之。

359.大病差後，從腰以下有水氣者，牡蠣澤瀉散主之。

360.大病差後，喜唾，久不了了，胸上有寒，當以丸藥溫之，宜理中丸。

361.傷寒解後，虛羸少氣，氣逆欲吐，竹葉石膏湯主之。

362.病人脈已解，而日暮微煩，以病新差，人強與穀，脾胃氣尙弱，不能消穀，故令微煩，損穀則愈。

條文 358.脈象有浮有沉，此 6 條條文中，可以確定無法用診脈來確定藥方，條文 362.「脈解」、「日暮微煩」，要吃少則愈；條文 425.「脈浮大、利者爲大逆」與 527.「脈浮而大，在寸爲格，吐逆，在尺爲關，不得小便」，對應之下，可知脈浮大有可能是 (1) 不汗 (2) 下利 (3) 吐逆 (4) 不得小便，望聞問切四診一定要「審問其所始病，與今之所方病」，實證醫學 EBM（Evidence Based Medicine）要落實，才能「各切循其脈，視其經絡浮沉，以上下逆從循之。其脈疾者不病，其脈遲者病，脈不往來者死。」仲景序中提示到《內經》的篇章就是陰陽應象大論、陰陽離合論、三部九候論、五色篇、脈要精微論、平人氣象論，一方面提醒學者「診脈」重要，一方面在條文中，也要求讀者要辨輕重緩急之異。

《傷寒論》中的小柴胡湯 18 條條文中，沒論及脈象的有 11 條占 61.1%，有脈象的只有 7 條占 38.9%，這之中，強調的是不能完全依據脈象治病，但也不能不診脈。條文 472.「呼吸者脈之頭」、473.「初持脈，來疾去遲，此出疾入遲，名曰內虛外實也」，就是要學者去體悟《內經－脈要精微論》。

肝性腦病變又稱肝性腦症，在生活中，只要睡眠習慣逆轉（日夜顚倒）、抑鬱寡歡、憂鬱、沒有體力、毫無動力、沒有方向感、健忘、嗜睡、溝通困難、昏睡等等狀況越多，表示肝門靜脈與下腔循環的系統無法各司其職，眞正的肝性腦病變多與肝硬化有密切關係。

肝經脈循環從大拇趾到大腦間的路徑上，就是一個人的生老病死、春夏秋冬、晨午夕夜的總體運作表現，生活上與睡眠關係最密切。

肝門靜脈是收集消化道的營養才回下腔靜脈，下半身其他部分都直接回下腔靜脈；前者與飲食有關，後者與兩腳的活動量關係非常密切，只要兩者未能正常運作，就有機會兩者混淆，出現側副路循環，諸如食道靜脈瘤與肝硬化，肝性腦病變與失智等疾病。

小博士解說

《胃癌與大腸癌》(榊原宣著，岩波新書出版)書中提及:「哈佛大學報告指出，一日二杯以上威士忌的酒精量，又吃食低營養的食物，大腸癌罹患率是一般人的三倍，若局限於降結腸部分則是七倍，日本人每天喝酒的人大有人在，尤其是從早喝到晚的人，罹患胃癌機率很高。大腸癌之中直腸癌方面，每天喝酒的人是一般人的二倍，酒精會改變肝臟出來的膽汁成分，而傷害黏膜進而增加癌症的危險性。」

枳實梔子豉湯、小柴胡湯、牡蠣澤瀉散、理中丸、竹葉石膏湯的比較

湯方	組成	煮服法	對象
枳實梔子豉湯	枳實、炙梔子、豆豉	清漿水七升，空煮取四升；內枳實、梔子，煮取二升；下豉，更煮五六沸，去滓，溫分再服，覆令微似汗。若有宿食者，內大黃如博碁子五六枚，服之愈	勞累者 大病初癒者
小柴胡湯	柴胡、黃芩、人參、半夏、甘草、生薑、大棗	水 2.4 升，煮取 1.2 升，去滓，再煎取 600 毫升，溫服 200 毫升。日三服	情緒不穩者 小毛病不斷者
牡蠣澤瀉散	牡蠣、澤瀉、蜀漆、葶藶子、商陸根	上七味等分，分別搗碎，下篩為散，更于臼中研之。白飲和服 1 克（方寸匕），日服三次；小便利，止後服	行走困難者 下身沉重者
理中丸	人參、白朮、乾薑、甘草	搗篩，蜜和為丸，如雞子黃許大。以沸湯數合，和一丸，研碎，溫服之，日三四、夜二服；腹中未熱，益至三四丸，然不及湯	畏寒者 體力不濟者
竹葉石膏湯	竹葉、石膏、半夏、麥冬、人參、炙甘草、粳米	水 900 毫升，煮取 600 毫升，去滓，納粳米，煮米熟，湯成，去米，溫服 200 毫升，日三服	虛弱者 悶悶不樂者

+ 知識補充站

酗酒的人易罹患胃癌與大腸癌，兩者的發生並不相同，胃的黏膜受酒精刺激之後，充血、發炎、黏膜剝落、缺損而摩擦，由於胃黏膜再生機能可以很快地修復它們，此時，出現腸上皮化生的問題，因而出現早期胃癌。

大腸癌與胃癌一樣，不會因為酒精直接刺激大腸黏膜而發生癌症。致癌物質融解入酒精中，進入體內，運往大腸，特別是直腸，而與癌發生關係，此外，酗酒者的營養失衡也有關係。

4-6 陰陽易病，宜燒褌散（363）

363.傷寒，陰陽易之爲病，其人身體重，少氣，少腹裏急，或引陰中拘攣，熱上衝胸，頭重不欲舉，眼中生花，膝脛拘急者，燒褌散主之。

臟器怨聲載道，風湧雲起。日久，女人婦科疾病多，男人性功能障礙多。排泄不暢，下體濕疹，甚至瘡疹，與下巴上下呼應，尤其是痘痘長在鼻棘下面，顏色又暗又黑，腹股溝一定有瘡疹；嚴重者，淋巴結腫大疼痛，同側的靜脈回流一定很不流暢，甚至有栓塞的情形，如何改善在於用心與否。

傷寒論第一奇方：燒褌散，「少腹裏急，或引陰中拘攣」就是陰莖的靜脈回流不良，錐狀肌與提睪肌也功能不良，提睪肌在發生學上，與腹外斜肌、腹內斜肌、腹橫肌、腹直肌是一體的，正常生理運作上看不出任何關聯，但是病理牽連時就無法單一的解析。《傷寒論》記述很多珍貴的醫療資料，條文 363.「少腹裏急，或引陰中拘攣」與「頭重不欲舉，眼中生花」，在血液運作上，就是下半身部分血液滯礙，上半身部分血液缺乏而不足供養頭與眼睛。因此，臨床上，可以看見男性患者睪丸腫大、頭頸腫脹僵硬。

從條文 1.「太陽之爲病，脈浮，頭項強痛」，到 363.「膝脛拘急者，燒褌散主之」，燒褌散的醫療價值姑且不論，然而，363 的條文字義，卻蘊含著豐富的生理、病理的診察意義，特別是服用法的解說「小便即利，陰頭微腫」，此感覺的重點在小便不利或小便即利；亦即髂外靜脈收集的外生殖器官（睪丸）的靜脈回流從不正常改善成正常；換言之，如果讓髂外靜脈的收集工作更完善，就可以直接或間接地改善外生殖器官的很多問題，例如陰頭萎縮或陰頭微腫。髂外靜脈所收集的靜脈血，包括了下肢，下肢的靜脈循環也與之息息相應，因此才有「膝脛拘急」。人體的血液循環必然是以「心爲五臟六腑之海」爲原則，下半身循環滯礙，無法回歸心臟，心臟的作業就會出問題，無法正常上輸頭部，那就會「頭重不舉，眼中生花」。

小博士解說

左睪丸（卵巢）靜脈注入左腎靜脈上行的時候，可以與椎骨外靜脈、椎骨內靜脈及頭顱的靜脈竇相通，正常生理運作上，是直接注入下腔靜脈；當運作出現問題時，它們就會出現側副循環路（Bypass）互相支援（Net），短期間可以改善的話，他們有可能恢復原來的循環管道，倘若無法改善的話，就會成了不歸路。臨床上，最常見的嚴重病例就是左睪丸（卵巢）癌轉移到腦部，就是這條側副循環路的不當支援造成。

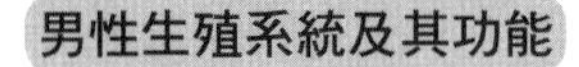

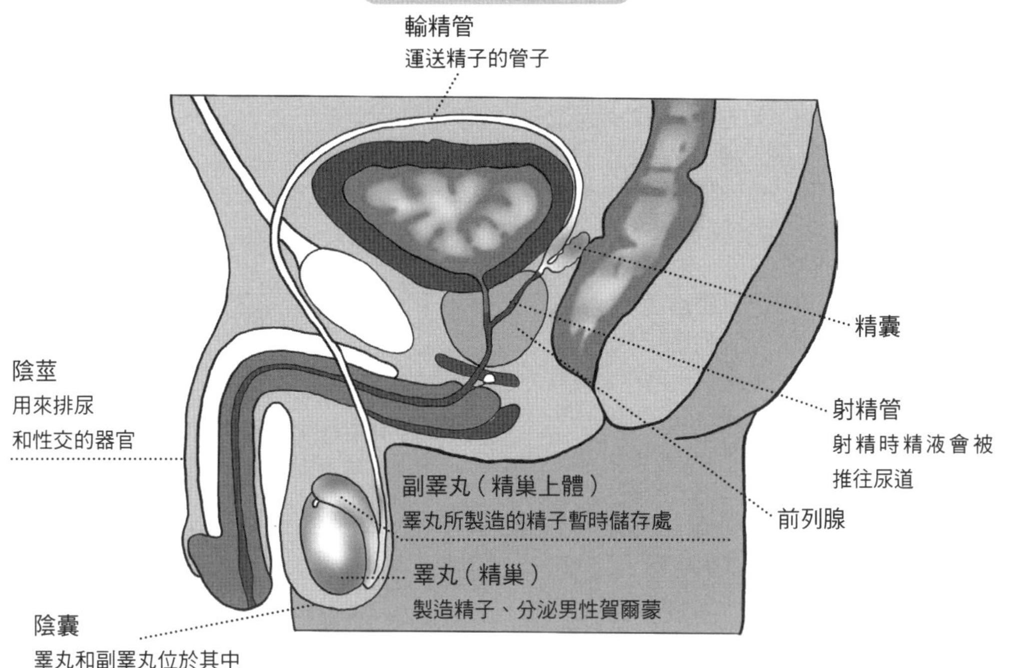

✚ 知識補充站

睪丸是男性附屬生殖腺之一，另外還包括前列腺、尿道球腺等，睪丸從膀胱底後方，穿過直腸的前方，橫徑長約5公分的一對袋狀構造；精囊分泌的液體，約占總精液量的60%；前列腺像甜甜圈樣的一個腺體，寬約4公分，高約3公分，前後約2公分的高爾夫球狀大小，前列腺圍繞著膀胱下面的尿道，前列腺在出生後到青春期漸漸地發達，前列腺分泌液體占精液總量的25%，負責精子的運動與生存。

尿道球腺是一對約蠶豆大的外分泌腺，在前列腺下方，尿生殖膈膜內的尿道橫膈部的兩側，這導管的開口在尿道海綿體部，性興奮的時候，尿道球腺分泌鹼性液體，中和尿道內尿的酸性環境，負責讓精子安全通過；同時黏液的分泌，有助陰莖尖端部與尿道裡面潤滑，防止射精時產生精子的妨礙與精子數目的減少。

4-7 觀其脈證，知犯何逆，隨證治之（364~367）

364.太陽病三日，已發汗，若吐、若下、若溫鍼，仍不解者，此爲壞病，桂枝不中與也。**觀其脈證，知犯何逆，隨證治之。**

365.本太陽病不解，轉入少陽者，脅下硬滿，乾嘔，不能食，往來寒熱，尚未吐下，脈沉緊者，與小柴胡湯。若已吐、下、發汗、溫鍼， 語，柴胡湯證罷，此爲壞病，**知犯何逆，以法治之。**

366.太陽病中風，以火劫發汗，邪風被火熱，血氣流溢，失其常度，兩陽相薰灼，其身發黃，陽盛則欲衄，陰虛則小便難，陰陽俱虛竭，身體則枯燥，但頭汗出，劑頸而還，腹滿微喘，口乾咽爛，或不大便，久則讝語，甚者至噦，手足躁擾，捻衣摸床。**小便利者，其人可治。**

367.太陽病，醫發汗，遂發熱惡寒，因復下之，心下痞，表裏俱虛，陰陽氣並竭，無陽則陰獨，復加燒鍼，因胸煩，面色青黃，膚瞤者，難治。**今色微黃，手足溫者，易愈。**

「壞病一施治失宜，所以成壞病也。」不當汗而汗，不當吐而吐，不當下而下，即當汗、吐、下而過甚，或當汗、吐、下而失時，皆爲施治失宜，所以成壞病也。壞病調理上，小柴胡湯有其獨到效果，原因有：

一、消化系統方面

222.與小柴胡湯，上焦得通，津液得下，胃氣因和，身濈然汗出而解。

223.若柴胡證不罷者，復與柴胡湯，必蒸蒸而振，卻發熱汗出而解。

小柴胡湯對於生理運作，當肝門靜脈循環系統稍有滯礙狀況下效果最好，因此，涵蓋病症較多，見條文218.「傷寒中風，有柴胡證，但見一證便是，不必悉具。」

二、循環系統方面

228.傷寒五、六日，頭汗出，微惡寒，手足冷，心下滿，口不欲食，大便硬，脈細者，此爲陽微結。必有表復有裏也，脈沉亦在裏也。汗出爲陽微，假令純陰結，不得復有外證，悉入在裏，此爲半在裏半在外也。脈雖沉緊，不得爲少陰病，所以然者，陰不得有汗，今頭汗出，故知非少陰也，可與小柴胡湯，設不了了者，得屎而解。

98.傷寒五、六日，嘔而發熱者，柴胡湯證具，而以他藥下之，柴胡證仍在者，復與柴胡湯。此雖已下之不爲逆，必蒸蒸而振，卻發熱、汗出而解。若心下滿而硬痛者，此爲結胸也，大陷胸湯主之。但滿而不痛者，此爲痞，柴胡不中與之，宜半夏瀉心湯。

229.傷寒陽脈濇，陰脈弦，法當腹中急痛者，先與小建中湯。不差者，小柴胡湯主之。

231.太陽病，十日以去，脈浮細而嗜臥者，外已解也。設胸滿脅痛者，與小柴胡湯；脈但浮者，與麻黃湯。

233.太陽病，過經十餘日，反二、三下之，後四、五日柴胡證仍在者，先與小柴胡湯。嘔不止，心下急，鬱鬱微煩者，爲未解也，與大柴胡湯下之則愈。

235.傷寒十三日不解，胸脅滿而嘔，日晡所發潮熱，已而微利，此本柴胡證，下之而不得利，今反利者，知醫以丸藥下之，非其治也。潮熱者，實也，先宜小柴胡湯以解外，後以柴胡加芒硝湯主之。

《內經・經脈篇》肝臟與腎臟的基本病色

篇名	主要疾病	臉部病色主要部位	臉色變化	診治要穴
經脈篇	肝經脈	額頭上與鼻骨部分	面塵脫色	太衝、中封
	腎經脈	下巴與頸部	黑如漆柴	太溪、照海

《內經・玉版論要》久病、大病與初病、小病臉色的變化

篇名	病色走向	病情逆從	臉色變化	診治要穴
玉版論要	從下往上走	上為逆（久病、大病）	下巴與頸部很黯	真武湯、腎氣丸
	從上往下走	下為從（初病、小病）	額頭與鼻骨稍黯	葛根湯、柴胡桂枝湯

脛脹的相關肌肉與治療要穴

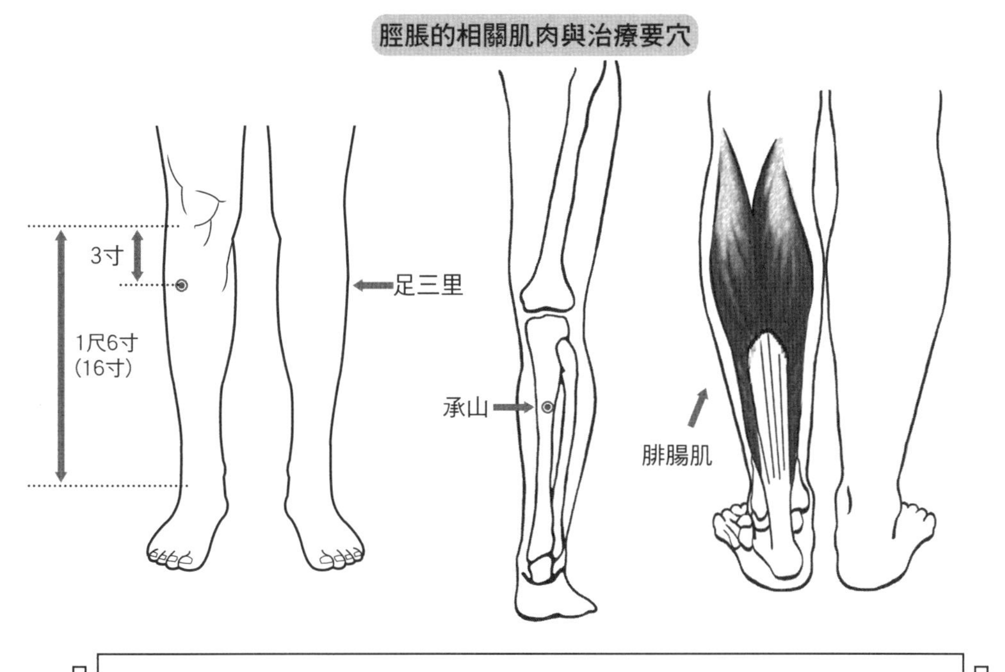

+ 知識補充站

脛脹是小腿後面腓腸肌群腫脹，承山穴區是《金匱要略》針砭「325. 病趺蹶，其人但能前，不能卻，刺腨入二寸，此太陽經傷也」，《內經》刺腰痛篇用來治療持重腰部扭傷疼痛；脛脹是深部靜脈栓塞症候群之一，可能演變成肺栓塞，脛骨內的血液隨著年齡增長而減少。

《難經》八會穴中髓會絕骨，就是外踝上三寸，腓骨長肌區，承山穴區以脛骨為主，絕骨穴區與足三里穴區以腓骨為主，脛骨與股骨的血液管道不同，脛骨只有一條營養動脈，股骨則有幾條營養動脈供給營養，骨頭內有豐富的血液與神經運轉，骨頭內存在紅色骨髓部分，特別是很多血管從骨膜進入骨頭內。這些骨膜動脈伴隨著神經，進入很多通過貫通管的骨幹，供給骨膜及緻密骨外側部分的血液。

4-8 咽中乾，煩燥吐逆，甘草乾薑湯（368~370）

368.傷寒脈浮，自汗出，小便數，心煩，微惡寒，腳攣急，反與桂枝湯，欲攻其表，此誤也。得之便厥，咽中乾，煩燥吐逆者，作甘草乾薑湯與之，以復其陽。若厥愈、足溫者，更作芍藥甘草湯與之，其腳即伸。若胃氣不和， 語者，少與調胃承氣湯；若重發汗，復加燒鍼者，四逆湯主之。

369.問曰：證象陽旦，按法治之而增劇，厥逆，咽中乾，兩脛拘急而 語。師言半夜手足當溫，兩腳當伸。後如師言，何以知此？答曰：寸口脈浮而大，浮爲風，大爲虛，風則生微熱，虛則兩脛攣，病形象桂枝，因加附子參其間，增桂令汗出、附子溫經，亡陽故也。厥逆，咽中乾，煩躁，陽明內結， 語煩亂，更飲甘草乾薑湯，夜半陽氣還，兩足當熱，脛尚微拘急，重與芍藥甘草湯，爾乃脛伸，以承氣湯微溏，則止其 語，故知病可愈。

370.傷寒吐、下後，發汗，虛煩，脈甚微，八、九日，心下痞硬，脅下痛，氣上衝咽喉，眩冒，經脈動惕者，久而成痿。

芍藥甘草湯治療腹部及小腿抽筋，一如半夏散及湯，延伸出來小青龍湯。芍藥甘草湯延伸出來加味消遙散（丹皮、梔子、白朮、茯苓、當歸、芍藥、柴胡、薄荷、甘草、煨薑、大棗），用來治療血虛肝燥，咳嗽潮熱，骨蒸勞熱，口乾便澀，怒氣傷肝，血少目暗，有芍藥甘草湯的特質，維護下半身腹股溝淋巴結，有強化免疫力功能。現代很多剖腹產媽媽，腹腔的靜脈栓塞機率加大，下肢的靜脈曲張也相對加多，更年期之後，肺栓塞、肺水腫、經濟艙症候群機率也隨之加大；未生產的婦女，若有婦科肌瘤或腫瘤，壓迫腹部與下肢的靜脈循環也會相當嚴重。加味消遙散、桂枝茯苓丸（桂枝、茯苓、芍藥、丹皮、桃仁）都是改善下半身靜脈與淋巴循環的妙藥，尤其是婦女站久、坐久之際，服用三公克科學中藥，其療養效果是無以言喻的。

小博士解說

芍藥是「行經脈之藥」，特益肺經脈與脾經脈之循環，安脾肺而瀉肝火，活動肝門脈循環系統；太陽病之桂枝湯、太陽陽明合病葛根湯、少陰病附子湯及真武湯皆有用芍藥。芍藥有礙虛弱的肝門靜脈循環系統，因此產後及虛弱過度不宜用，一如條文256.「設當行大黃、芍藥者，宜減之，以其人胃氣弱」意即芍藥族群中，必要時，芍藥宜減量；反之，70.「心中悸而煩」、229.「腹中急痛」就要用小建中湯，即桂枝湯加倍芍藥用量加麥芽湯，此方注意事項是「嘔家不可用建中湯，以甜故也」。

甘草是「和事佬之藥」，注意事項是「中滿證忌之」，臨床上，腎臟功能不良者，都是從胃開始有恙，或可以說是肝門脈循環系統不良，營養運輸不當，甘草之甜，含鉀離子也高，即使是甘草也不可不慎，尤其是腎臟病患者。

經脈、臟腑與時辰及內分泌的關係

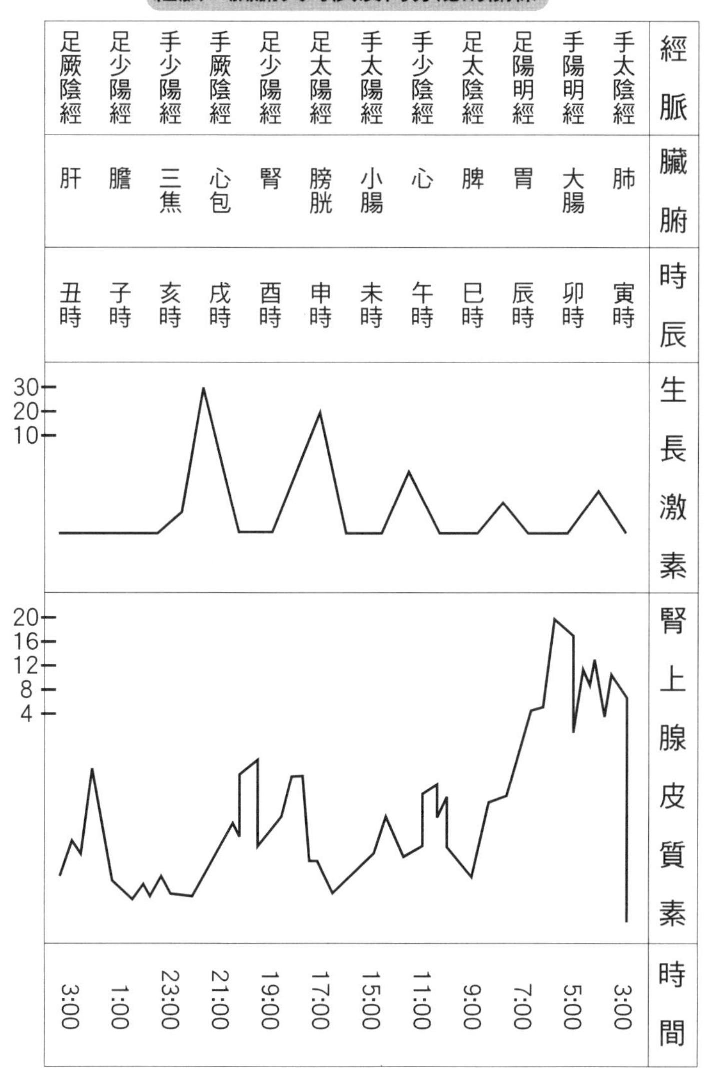

✚ 知識補充站

條文369.「夜半陽氣還」最神妙，體溫的變化幾乎在36.0~37.5℃，最高是上午4~6點（寅、卯時辰），最低是在下午4~6點（申、酉時辰），人體的腦時鐘（腦門脈循環系統），依循著下視丘、松果體與腦下垂體的細微運作，影響睡眠最重要的褪黑激素，隨著年齡增加而分泌減少，睡眠也會變得較差，年紀輕的人在早上3~5點時睡得最沉，通常體溫隨之下降些而入眠更深沉，年紀漸大，早上3~5點這時因為褪黑激素分泌少了很多而睡不著。

另外，腹時鐘（肝門靜脈循環系統）配合著自律神經系統作業，晚上副交感神經促進腸道蠕動增強，因此肛溫會隨之升高，規律的生理節奏韻律，較急性陽剛的人如春夏，由「肛溫」與「腹時鐘」主導早起床而活動；反之，較慢性陰柔的人如秋冬，由「腦時鐘」主導而不會刻意早起或活動、運動過度，以「緩」為主。

4-9 咽喉不利，唾膿血，泄利不止者，為難治（371~378）

371.傷寒六、七日，大下後，寸脈沉而遲，手足厥逆，下部脈不至，咽喉不利，唾膿血，泄利不止者，爲難治，麻黃升麻湯主之。
372.傷寒八、九日，下之，胸滿煩驚，小便不利， 語，一身盡重，不可轉側者，柴胡加龍骨牡蠣湯主之。
373.汗家重發汗，必恍惚心亂，小便已，陰痛，與禹餘糧丸。
374.衄家不可發汗，汗出必額上陷，脈緊急，目直視，不能眴，不得眠。
375.亡血家不可發汗，發汗則寒慄而振。
376.咽喉乾燥者，不可發汗。
377.淋家不可發汗，發汗則便血。
378.瘡家雖身疼痛，不可發汗，發汗則痙。

條文226~235和372.所言湯方都含有礦石藥，226.柴胡桂枝乾薑湯有牡蠣、235.柴胡加芒硝湯有芒硝、372.柴胡加龍骨牡蠣湯有鉛丹（現代已不適用）、龍骨、牡蠣，對消化道而言，礦石屬重墜性物質，於消化三相之中，對腸相(Intestinal phase)影響較大，腸相的荷爾蒙性控制主要是膽囊收縮素(Cholecystokinin，CCK)與胰泌素(Secretin)，CCK含豐富消化酵素促進分泌胰素，Oddi括約肌使胰液與膽汁順利進入十二指腸，促使幽門括約肌收縮，改善消化功能。

小博士解說

食道的黏膜由非角化重層扁平上皮、黏膜固有層（結締組織）、黏膜筋板（平滑肌）構成，保護口腔來的飲食物與分泌液的有黏液腺。食道黏膜下組織是結締組織，有血管、黏液腺，食道只分泌黏液及部分消化酵素，因此不見吸收功能。食道上1/3部分是骨骼肌，中部1/3部分是骨骼肌與平滑肌，下部1/3是平滑肌，平滑肌的上下端有微微縫隙，各有一括約肌，上食道括約肌是骨骼肌從咽頭進入食道，與下頜舌骨肌（吞嚥）息息相關，下食道括約肌是平滑肌的腳構成，與橫膈膜（呼吸）息息相關，調節食道往胃的食物移動。
煩與悸對病人而言是很難分辨的，尤其是症狀不明顯的時候，只要出現腹部痞滯症狀輕微者會心煩不安，嚴重者則心悸動，甚至心痛。
39.病如桂枝證，頭不痛，項不強，寸脈微浮，胸中痞硬，氣上衝咽喉不得息者，此為胸有寒也，當吐之，宜瓜蒂散。此為下食道1/3滯礙，壓迫氣管造成呼吸不順暢。
41.太陽病，脈浮而動數，浮則為風，數則為熱，動則為痛，數則為虛，頭痛發熱，微盜汗出，而反惡寒者，表未解也。醫反下之，動數變遲，膈內巨痛，胃中空虛，客氣動膈，短氣躁煩，心中懊 ，陽氣內陷，心下因硬，則為結胸，大陷胸湯主之。若不結胸，但頭汗出，餘處無汗，躋頸而還，小便不利，身必發黃。此為下食道與胃之症狀，尤其是賁門，多伴見胃食道逆流而嘈雜。
45.寒實結胸，無熱證者，與三物小陷胸湯、白散亦可服。
47.結胸者，項亦強如柔痙狀，下之則和，宜大陷胸丸。此為上食道1/3滯礙，或伴見輕症胃食道逆流。

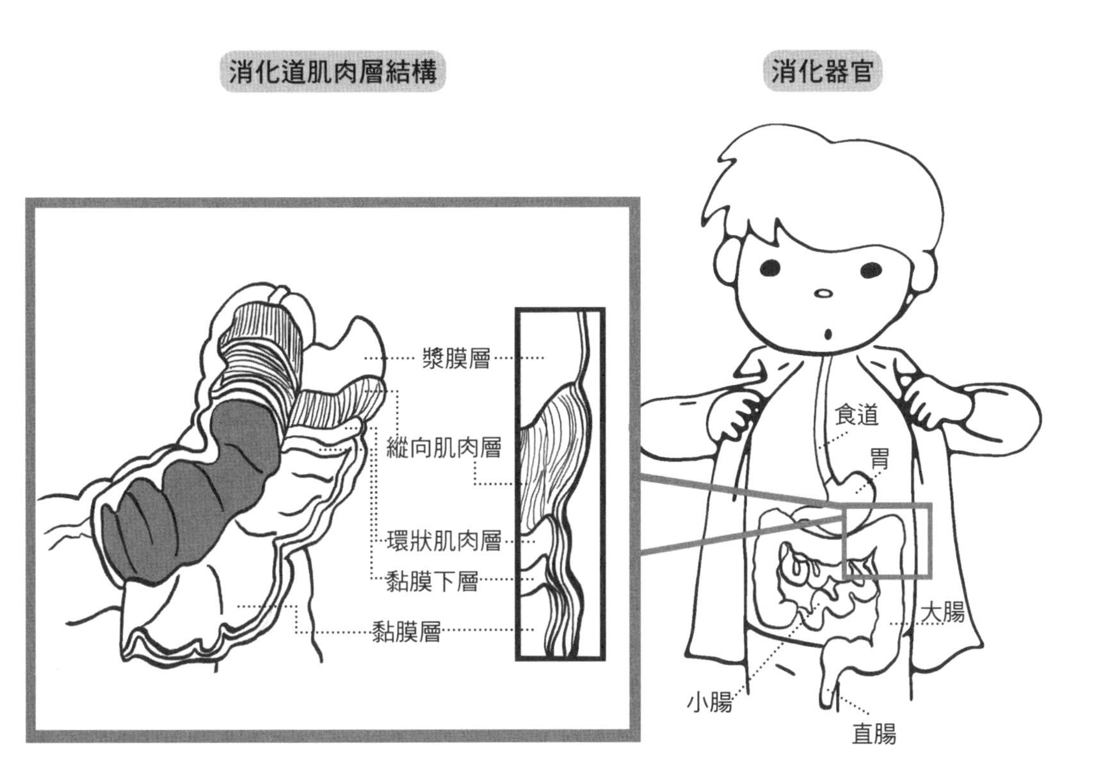

+ 知識補充站

膽囊收縮素（CCK）於腦下視丘，令人有飽腹感，CCK促進胰臟分泌的功能，增強胰泌素（Secretin）的效果，胰泌素促進胰液分泌緩衝從胃進入十二指腸的糜粥的酸性，增強CCK效果，條文226.、235.、372.對「胸脇滿」有效益，腸道順暢則心肺功能正常，呼吸順暢，胸脇不再「滿」、「悶」，不少胸悶而非陷胸湯證，也非梔子湯證，是早期消化道出問題。如果是胃相（Gastric phase）則屬於瀉心湯群、小柴胡湯、柴胡桂枝湯等，胃相中的荷爾蒙性控制，主要是促進副交感神經分泌的乙醯膽鹼等，分泌胃泌素（Gastric），刺激胃腺分泌大量胃液，強化下食道括約肌，防止酸性糜粥逆流向食道，活潑胃的活動，弛緩幽門括約肌，促進糜粥從胃相出十二指腸，胃泌素在血液中循環全身，柴胡桂枝湯、半夏瀉心湯、黃連湯、小建中湯、理中丸（湯）都有調和胃相的作用，助益CCK、Secretin、Gastric的和諧運作。

4-10 奔豚，灸核上各一壯，與桂枝加桂湯（379~387）

379.太陽傷寒者，加溫鍼必驚也。燒鍼令其汗，鍼處被寒，核起而赤者，必發奔豚，氣從少腹上衝心者，**先灸核上各一壯，與桂枝加桂湯，更加桂。**

380.太陽病，以火薰之，不得汗，其人必躁，到經不解，**必圊血，名為火邪。**

381.**脈浮熱甚，反灸之**，此爲實，實以虛治。因火而動，故咽燥而吐血。

382.**微數之脈，甚不可灸**，因火爲邪，則爲煩逆，追虛逐實，血散脈中，火氣雖微，內攻有力，焦骨傷筋，血難復也。

383.**榮氣微者，加燒鍼**，則血留不行，更發熱而躁煩也。

384.**脈浮，宜以汗解，用火灸之**，邪無從出，因火而盛，病從腰以下，必重而痺，名火逆也。

385.形作傷寒，**其脈不弦緊而弱，弱者必渴，被火者必譫語**。弱者，發熱脈浮，解之當汗出愈。

386.**傷寒脈浮，醫以火逼劫之**，亡陽，必驚狂，起臥不安者，桂枝去芍藥加蜀漆龍骨牡蠣救逆湯主之。

387.火逆下之，因**燒鍼煩躁者，桂枝甘草龍骨牡蠣湯主之。**

易筋經第三式韋馱獻杵歌訣「腳尖著地立身端」，刺激足三里、絕骨、坵墟、衝陽等穴，養益肝、膽、脾、胃功能，促進下肢靜脈回流腹腔，持恆操作，效果比針灸更具長效。

灸法，用艾絨或其他藥物放置在穴位上燒灼、溫熨。借熱力將藥效透入肌膚，通過經絡的作用，達到治病和保健目的。常用灸的穴位及方法如下。

1.足三里穴：補脾益腎、調和氣血，足三里爲足陽明胃經合穴，多灸此穴，預防中風與消化道疾病惡化，爲保健要穴。平時可單灸足三里，配合絕骨穴。嚴重者採用化膿灸，「若要安，三里莫要乾」。灸此穴可改善老花眼，艾灸足三里可調整臟腑功能，促進機體新陳代謝，增加白血球、紅血球的數量和呑噬細胞的呑噬功能，增強免疫力。

2.神闕穴：又名臍中，溫補元陽、健運脾胃、益氣延年。隔薑灸或隔鹽灸，每次3~5壯，每日1~2次，10次爲一療程。以感到局部溫熱舒適，稍有紅暈爲度。夏天手腳燥熱，冬天手腳冰冷最有效。

3.關元穴：位於臍下一寸半，補元氣、益腎固精、補氣回陽、通納衝任、養益自律神經系統，溫和灸、隔薑灸和附子灸。孕婦禁用。

4.肺兪穴：背部第三胸椎左右旁一寸半，清心寧神、降逆止嘔，改善呼吸不順暢，多採用溫和灸法，用煙卷大小的艾條，每次5~10分鐘，隔日一次，每月不超過10次。

5.風門穴：背部第一胸椎旁一寸半，宣肺解表，祛風通絡、預防感冒，在感冒流行期間，每日清晨灸一次，每次5~10分鐘，連灸10天。

6.中脘穴：肚臍上四寸，健運脾胃，補中益氣。常用隔薑灸、溫和灸。每日灸一次，每次5~9分鐘，連灸10天。

桂枝去芍藥加蜀漆龍骨牡蠣救逆湯、桂枝甘草龍骨牡蠣湯

湯名	組成	煮服法	診治穴道
桂枝去芍藥加蜀漆龍骨牡蠣救逆湯	桂枝、炙甘草、生薑、大棗、熬牡蠣、蜀漆、龍骨	以水一斗二升，先煮蜀漆，減二升；內諸藥，煮取三升，去滓，溫服一升	太衝穴 太溪穴
桂枝甘草龍骨牡蠣湯	桂枝、炙甘草、熬牡蠣、龍骨	以水五升，煮取二升半，去滓，溫服八合，日三服	足三里 內關穴

灸寒熱之法：先灸項大椎，以年為壯數，次灸橛骨，以年為壯數。

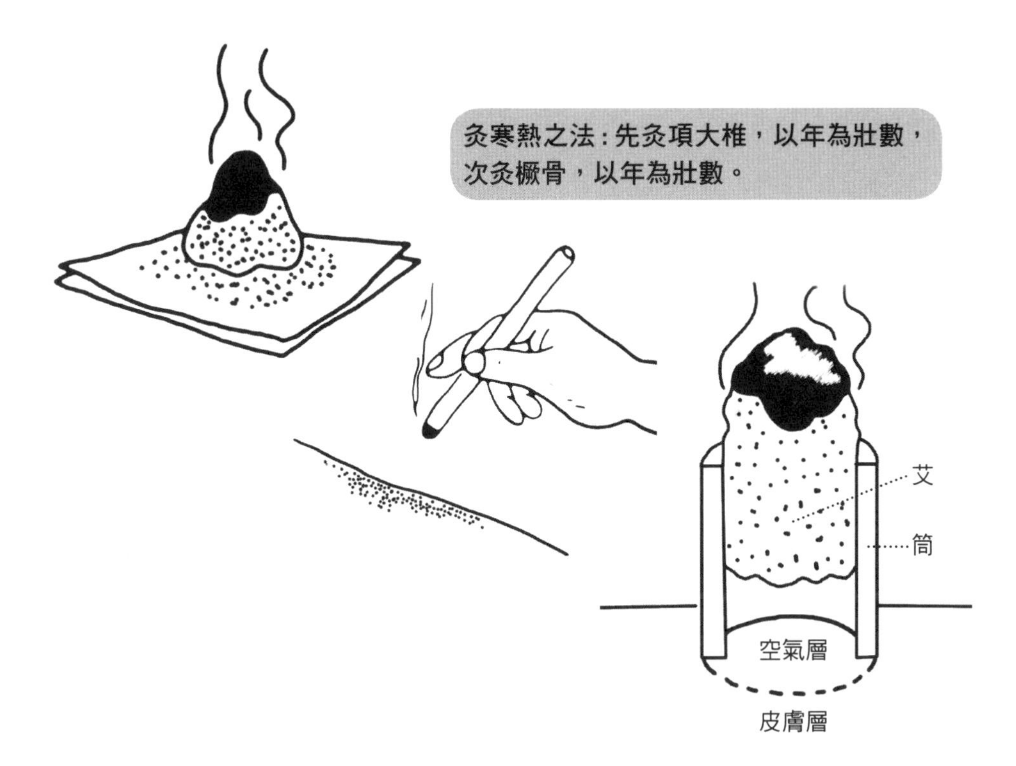

+ 知識補充站

灸法有很好的治病和保健效果，然而還是要因病施治，臨床上禁灸病症如下：

1.陰虛火旺之體質與病症，如陰虛癆、喀血、吐血、心悸怔忡、口燥咽乾等症。

2.陽症如發高燒、神昏譫語、血壓過高，及中風實症、陽明胃實、脈象洪大弦數等症。

4-11 發汗已，身灼熱者，名風溫（388~389）

388.師曰：伏氣之病，以意候之，今月之內，欲有伏氣。假令舊有伏氣，當須脈之。若脈微弱者，當喉中痛，似傷，非喉痺也。病人云：實咽中痛。雖爾，今復欲下利。

389.太陽病，發熱而渴，不惡寒者，爲溫病。發汗已，身灼熱者，名風溫。風溫爲病，脈陰陽俱浮，自汗出，身重多眠睡，鼻息必鼾，語言難出。若被下者，小便不利，直視失溲；若被火者，微發黃色，劇則如驚癇，時瘈瘲；若火薰之，一逆尚引日，再逆促命期。

隨著春夏秋冬四季變化，將冬至到次年冬至整個回歸年時間分成十二等分，每個分點爲「中氣」，將中氣間長均分爲二，其分點爲「節氣」。十二中氣和十二節氣合稱爲「二十四節氣」，二十四節氣分成四類：

1.寒暑變遷：立春、春分；立夏、夏至；立秋、秋分；立冬、冬至。

2.氣溫變化：小暑、大暑、處暑、小寒、大寒。

3.降雨量：雨水、穀雨、白露、寒露、霜降、小雪、大雪。

4.農事活動：驚蟄、清明、小滿、芒種。

冬至到春分是冬季早睡晚起、好好休息的時候，夜長日短，天冷是睡覺的好時候，如果體弱多病，或素有慢性生活習慣病，就更該早睡晚起；「必待日光」就是要盡量避免或減少不必要的活動與大量運動，《內經．陰陽二十五人篇》歸納分類爲五形人，其中，又因應四季天候變化，大分爲二類，一類是能春夏不能秋冬，另一類是能秋冬不能春夏，簡單來說，前者不怕熱怕冷，後者比較怕熱不怕冷。

《內經》本藏篇、師傳篇、通天篇、瘦夭剛柔篇、逆順肥瘦篇等都是分析人的體態、體質及其疾病狀況，與陰陽二十五人篇，或許有些出入，然而分而論之後，再參而合之，就可以對仲景的「每覽越人入虢之診，望齊侯之色，未嘗不慨然嘆其才秀也」有所理解。基本上，亦是有二大分類，可以約略說是能春夏不能秋冬，以木形人、土形人爲主；能秋冬不能春夏，包括金形人土形人與水形人；五形人統計比例上，火形人多猝死，水形人多意外死亡。

421.大法春夏宜發汗，發汗要領：
422.、423.、424.、425.

436.大法春宜吐，吐要領：
437.、438.、439.、440.

441.大法秋宜下，下要領：
442.、443.、444.、445.、446.、447.、449.、450.、451.

小博士解說

《內經．素問．評熱病論》「病傷寒而成溫者，先夏至日者為病溫，後夏至日者為病暑，暑當與汗皆出，勿止」，夏至是太陽直射北回歸線，先夏至日是立夏到夏至之間，是入夏，後夏至日是夏至到立秋之間，是出夏，出夏要出汗，入夏要養心潤肺。傷寒因傷時令之寒而得名也，溫病、熱病，亦隨時而易其名。

南北半球節氣的天氣變化

太陽位置	太陽直射	北半球	天氣變化	南半球	天氣變化
北移	北回歸線	夏至	一年中夜間最短的時候	冬至	一年中夜間最長的時候
南移	赤道	秋分	天氣開始變涼的時候	春分	天氣開始變熱的時候
南移	南回歸線	冬至	一年中夜間最長的時候	夏至	一年中夜間最短的時候
北移	赤道	春分	天氣開始變熱的時候	秋分	天氣開始變涼的時候

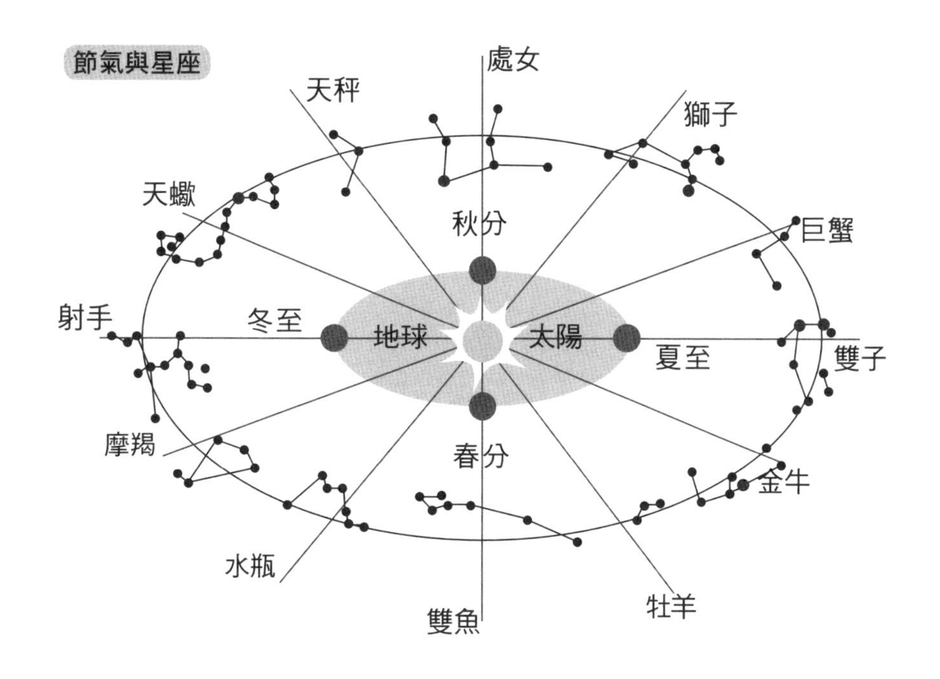

✚ 知識補充站

地球繞著太陽公轉構成的軌跡就是「黃道」，黃道吉日是十二宮中找到最適合活動的日子。太陽規律地運行一年，背景星座依序為春分點的雙魚座，接著是牡羊座、金牛座、雙子座、巨蟹座、獅子座、處女座、天秤座、天蠍座、射手座、摩羯座、水瓶座等十二個星座，每個人誕生的日子都屬於一定的星座，就是每個人生命中的黃道吉日。

地球自轉，其垂直軸與繞太陽公轉的黃道面間有23.5度的夾角，地球繞行太陽公轉期間有春、夏、秋、冬四季的氣候變化。地球上的萬物作息，會隨著這個周期一年一年的變化，有很明顯的周期性規律。人生活作息的二十四節氣，就是順應天時地利人和。

4-12 無汗惡風，葛根湯；汗出惡風，桂枝加葛根湯（390~396）

390.傷寒所致太陽病，痙、濕、暍，此三種，宜應別論，以為與傷寒相似，故此見之。
391.病身熱足寒，頸項強急，惡寒，時頭熱面赤，目脈赤，獨頭面搖，卒口噤，背反張者，痙病也。
392.太陽病，發熱，脈沉而細者，名曰痙。
393.太陽病，發熱無汗，反惡寒者，名曰剛痙，太陽病發熱，汗出，而不惡寒，名曰柔痙。
394.太陽病，項背強几几，無汗惡風，葛根湯主之。
395.太陽病，項背強几几，反汗出惡風者，桂枝加葛根湯主之。
396.太陽病，發汗太多，因致痙。

葛根湯是桂枝湯加葛根、麻黃，煮法是先煮麻黃葛根，再加其他藥煮取汁；服法是溫服一升，「覆取微似汗」，不需配合喝粥。桂枝湯之所以是《傷寒論》第一方，不因它是常用方，卻是所有藥方的標準方，五味藥中，桂枝與芍藥，算是藥物，生薑、甘草、紅棗，可說是食材。其特色有：①五味藥重量一樣、②微火煮藥、③適寒溫服一升、④服已須臾，喝熱稀粥一升餘以助藥力、⑤溫覆令一時許，遍身漐漐微似有汗者益佳，不可令如水淋漓，病必不除、⑥一服汗出病差，停後服，不必盡劑、⑦若不汗，更服，依前法又不汗，後服，當小促其間，半日許，令三服盡、⑧若病重者，一日一夜周時觀之、⑨服一劑盡，病證猶在者，更作服，若汗不出者，乃服至二、三劑、⑩禁生冷、黏滑、肉麵、五辛、酒酪、臭惡等物。

葛根湯不需喝熱粥助藥力，桂枝加葛根湯則需喝熱粥助藥力。現代人煮藥機率很低，全然配合上述十項注意要項，幾乎不可能，尤其是服用了加澱粉製成的科學中藥，那麼，權宜之計就是①葛根湯服用時間較不受限，桂枝湯則宜在飯前服用，以餐食來助藥力。②禁食生冷、黏滑、肉麵、五辛、酒酪、臭惡等物，則寧可信其有，不可信其無。③溫覆取微似汗，就是冬天天冷或怕冷的狀況，要多穿衣服，甚至帽子、圍巾、手套、襪子等一應俱全，夏天天熱或不怕冷的人，則服藥後，頻頻多喝熱開水。將十項注意要項，濃縮成三項，事實上，都是聚焦於黏膜相關淋巴組織，消化道是從口腔到肛門的一條管道，時而直通，時而迂迴，時而薄，時而厚，但是全部都有黏膜，特別是胃與小腸，尤其是十二指腸要接受膽囊與胰臟分泌過來的膽汁與胰液，食物進入口腔到胃是幾秒鐘的事，通常食物在胃可以停留到 6 小時，在小腸幾乎不會超過 1 小時，因此，半日許三服盡，或一日一夜服都在激活黏膜相關淋巴組織，促進它的吸收功能。

《傷寒論》葛根湯群診治比較

條文	湯方	主要症狀	病理解說	診治穴道
346.	葛根湯	自下利	腸道的肝門靜脈循環不良	足三里、太衝
346.	葛根加半夏湯	不下利但嘔吐	下三分之一食道與胃的肝門靜脈循環不良	曲池、足三里
394.	葛根湯	項背強几几，無汗惡風	奇靜脈、椎靜脈、頸外靜脈循環不良	崑崙、曲池
395.	桂枝加葛根湯	項背強几几，汗出惡風	奇靜脈、椎靜脈、頸外靜脈循環不良	風府、風池

《金匱要略》痓濕暍病篇之湯方運用及其診治

湯方	主要症狀	病理解說	診治穴道
葛根湯	無汗，氣上中胸，口噤不得語	奇靜脈、頸內靜脈循環不良	太衝、足三里、液門
大承氣湯	胸滿口噤，齘齒，臥不著席，腳攣急	下腔靜脈、奇靜脈、頸內靜脈循環不良	太衝、足三里、曲池
栝蔞桂枝湯	惡寒，頭項強痛，身體強，几几然	奇靜脈、椎靜脈、頸外靜脈循環不良	肺俞、肝俞、曲池

+ 知識補充站

頭項強痛或項背強几几，都是頭項、肩背不舒服，日久多僵硬，只是程度輕重差異而已，對病患而言都是一樣的，可能是頸臂神經叢影響相關肌肉群，更可能是腦部或內臟有狀況；肝膽腸胃方面的問題，也可能出現頸項僵硬、肩背疼痛。

《金匱要略》「身體強几几然，脈反沉遲，此為痓，栝蔞桂枝湯主之」、「痓為病，胸滿口噤，臥不著席，腳攣急，必齘齒，可與大承氣湯。」

4-13 病在頭中寒濕，故鼻塞，內藥鼻中則愈（397~401）

397.濕家之爲病，一身盡疼，發熱，身色如似薰黃。
398.濕家病，身上疼痛，發熱，面黃而喘，頭痛鼻塞而煩，其脈大，自能飲食，腹中和無病，病在頭中寒濕，故鼻塞，內藥鼻中則愈。
399.太陽病，關節疼痛而煩，脈沉而細者，此名濕痺，濕痺之候，其人小便不利，大便反快。但當利其小便。
400.濕家，其人但頭汗出，背強，欲得被覆、向火。若下之早則噦，胸滿，小便不利，舌上如胎者，以丹田有熱，胸中有寒，渴欲得水，而不能飲，口燥煩也。
401.濕家下之，額上汗出，微喘，小便利者死。若下利不止者，亦死。

桂枝湯加桂治「胸腔」（379. 桂枝加桂湯），桂枝湯加芍藥治「腹腔」（理中湯），仲景處方都本著條文218.「但見一證便是，不必悉具」的原則，小青龍湯、小柴胡湯、理中丸、眞武湯、通脈四逆湯、四逆散六方全是基本加減方，都是以「或」來加減，如①四逆散或悸加桂枝、②小柴胡湯或不渴，外有微熱去人參加桂枝（溫服微汗）、③理中丸臍上築（腎氣動也）去白朮加桂枝。

桂枝湯獨立一方無法與以上六方一齊加減，原方加減就有23方，上述①、②、③是原方，只加重其中的一味藥，①改善鼻腔口腔的症狀（上腔靜脈循環），②改善胸腔的症狀（奇靜脈、半奇靜脈循環），③改善腹腔的症狀（下腔靜脈循環），它們全都入胃、小腸，走的是肝門靜脈循環系統。

鼻鳴就是喘鳴，鼻子不舒服，呼吸也不可能順暢，與眞正的氣喘是不一樣的，鼻腔內生有黏膜佔據臉部上，眼窩與口腔之間相當大的空間，是氣管的起始部，也負責嗅覺與構音，因爲有鼻腔負責加濕、加溫、除塵等空調作用，肺泡才能順利的交換空氣。鼻腔型黏膜下有豐富的血管分布來作空調作用，鼻腔上面的天庭部分，以篩板與大腦額葉作境界，通過這些的血管（特別是上矢狀靜脈竇、海綿靜脈竇）、淋巴管、神經的交流，使得鼻與腦的關係非常密切。桂枝湯的鼻鳴之外，條文398.「濕家病，身上疼痛，發熱，面黃而喘，頭痛鼻塞而煩，其脈大，自能飲食，腹中和無病，病在頭中寒濕，故鼻塞，內藥鼻中則愈」，鼻與眼睛關係密切，鼻竇問題常引起眼睛方面的疾病，因爲鼻竇的黏膜與鼻腔黏膜，是同樣的覆蓋著呼吸上皮，鼻腔的鼻竇是一個連續單位構成上呼吸道，這關係與耳朵的鼓室與乳突蜂巢相似，其中上頷竇與第二對臼齒、第一、二大臼齒關係密切。

在聲音生理學上，鼻腔構成喉頭附屬管腔的一部份，負責聲音與語音的共鳴腔。鼻竇失職，鼻音m、n、ng是無法完全發音，音質損傷造成鼻塞（閉塞性）鼻音，通常刺激交感神經使鼻黏膜血管收縮，刺激副交感神經則擴張血管促進鼻腺分泌；臨床上，鼻腔狹窄或閉塞伴見鼻塞原因是，變動性（可逆性、一時性）鼻塞與固定性（非可逆性、持續性）鼻塞，變動性鼻塞常見的鼻塞過敏症（過敏性鼻炎、血管運動性鼻炎），呼吸道發炎初期，如桂枝湯之「鼻鳴」就會併發鼻塞；固定性鼻塞如肥厚性鼻炎（鼻中膈彎曲症）、慢性鼻竇炎、上咽頭腫瘤等，如果是上咽頭疾病，鼻塞也可能併發滲漏性中耳炎（耳道機能障礙）。

上矢狀靜脈竇

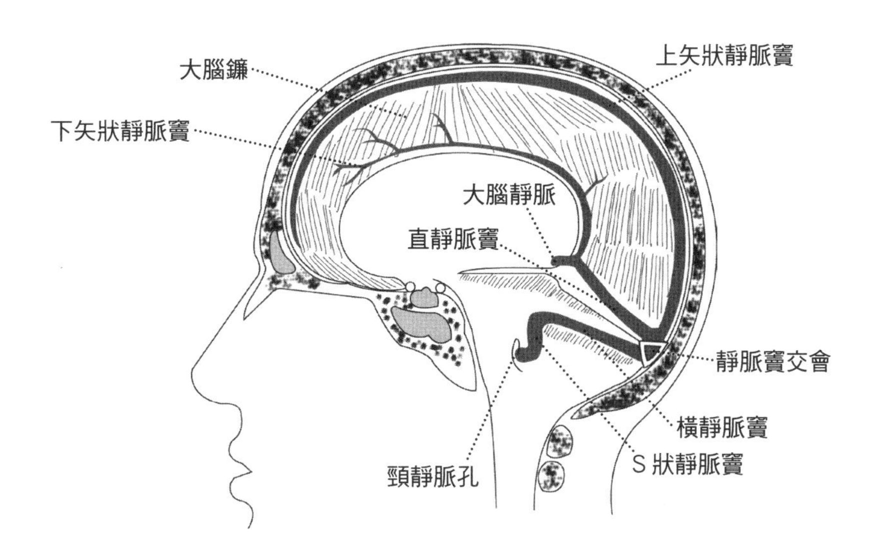

✚ 知識補充站

上矢狀靜脈竇位於頭蓋表面硬膜與移行於大腦鐮的部分，從雞冠開始，終止於內枕隆突起附近，在此區域，上矢狀靜脈竇、直靜脈竇、枕靜脈竇、左右橫靜脈竇等合成靜脈竇交會。條文10.「大煩，目重瞼，內際黃」，和條文398.「面黃而喘，頭痛鼻塞而黃」，都是頭顱部靜脈回流心臟不良，反應甲狀腺轉化胡蘿蔔素為維生素A，及肝臟、膽囊、胰臟的生理作業狀況。

上矢狀靜脈竇交流額、鼻及頭皮（含蓋膽經脈、胃經脈、膀胱經脈的路徑），S狀靜脈竇分別交流後耳靜脈（膽經脈、三焦經脈）和枕下靜脈（膀胱經脈）。

硬腦膜竇的橫靜脈竇收納（集）上矢狀靜脈竇，與乳突髁導靜脈，發汗（出汗、流汗）是導靜脈從腦部走向頭皮，無汗則頭皮走向腦部，因此感冒有汗服桂枝湯，促進上矢狀靜脈竇循環，感冒無汗則服麻黃湯，促進導靜脈循環。

4-14 一身盡疼，發熱，日晡所劇者，名風濕（402~405）

402.病者一身盡疼，發熱，日晡所劇者，此名風濕。**此病傷於汗出當風，或久傷取冷所致也。**

403.問曰：風濕相摶，一身盡疼痛，法當汗出而解，值天陰雨不止，醫云此可發汗，汗之病不愈者，何也？答曰：**發其汗，汗大出者，但風氣去，濕氣在，是故不愈也。**若治風濕者，發其汗，但微微似欲汗出者，風濕俱去也。

404.傷寒八、九日，風濕相摶，**身體疼煩，不能自轉側**，不嘔不渴，脈浮虛而濇者，桂枝附子湯主之。若其人大便硬，小便自利者，去桂枝加白朮湯主之。

405.風濕相摶，**骨節疼煩，掣痛不得屈伸，近之則痛劇**，汗出短氣，小便不利，惡風不欲去衣，或身微腫者，甘草附子湯主之。

血壓的上升與下降，在一天之中的變化是很微妙的，最重要的背景因素是每天工作的疲勞、壓力、失眠、抑鬱等，生理韻律容易混亂的高齡者，或血壓方面有問題的人，都該天天記錄血壓與心跳情形。

生命現象是多重時間構造，在生命與環境間相互作用，早上、中午、晚上三個時間軸，在生理時鐘圍繞線圈中，從混淆之中，建立秩序，養成良好的生活韻律，記錄時間印章（Chronodex），逐一比較每天的活動，減少生理時鐘副回饋線圈的產生，就可以安養天年。

視交叉上核（SCN）有控制自律神經系統與內分泌系統的神經元，SCN 的神經胜肽（Neuron peptide）是神經傳達物質，包括血管活動性腸道多胜肽（Vasoactive Intestinal Polypeptide，VIP）與血管收縮素（Vasopressin，VP），VIP 含有神經元分布在外側部，VP 神經分布在背內側部，兩者的神經元透過網膜的神經聯絡，光照射透過網膜投射在肝臟、胰臟、胃，抑制副交感神經活動，也投射在肝臟、胰臟、脾臟、副腎、腎臟，令交感神經亢進。

小博士解說

條文369.「兩脛拘急而　言」可能是腹腔虛弱引起，「虛則兩脛攣，病形象桂枝，因加附子參其間，增桂令汗出，附子溫經，亡陽故也。」到此為止，最指標性的是條文404.「身體疼煩，不能自轉側，桂枝附子湯」，或405.「骨節疼煩，掣痛不得屈伸，近之則痛劇，汗出短氣，小便不利，惡風不欲去衣，或身微腫者，甘草附子湯主之」，改善之後才有368.「厥愈，足溫者，更作芍藥甘草湯與之」，於現實生活中，調理以檸檬蜂蜜汁、酸辣湯等即有類似效益。

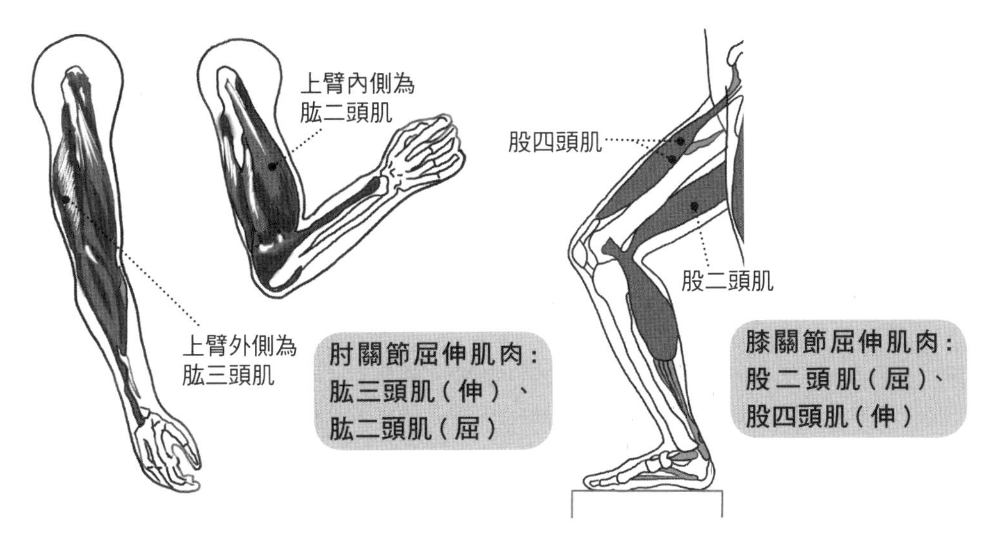

桂枝加附子湯、白朮附子湯、桂枝附子湯、甘草附子湯、四逆加人參湯

湯名	組成	主要症狀	重點
桂枝湯	桂枝、芍藥、炙甘草、生薑、紅棗	身痛不休	身體疼痛
桂枝加附子湯	桂枝、芍藥、炙甘草、生薑、紅棗、附子	四肢微急、難以屈伸	四肢不靈活
甘草附子湯	白朮、炙甘草、桂枝、附子	骨節疼煩，掣痛不得屈伸，近之則痛劇	四肢不靈活 小便不利
桂枝附子湯	桂枝、炙甘草、生薑、紅棗、附子	身體疼煩，不能自轉側	腰脊不靈活
白朮附子湯	白朮、炙甘草、生薑、紅棗、附子	身體疼煩，不能自轉側	腰脊不靈活 大便硬，小便自利
四逆加人參湯	附子、乾薑、甘草、人參	四肢拘急，手足厥冷，脈微而後	四肢冷縮

＋ 知識補充站

《傷寒論》桂枝湯領軍，四逆加人參湯壓軸，一共116方，桂枝湯之後的桂枝加附子湯，與四逆加人參湯之前的桂枝附子湯、白朮附子湯與甘草附子湯，前後呼應。

比較《傷寒論》風濕相摶部分，404.桂枝附子湯、白朮附子湯(桂枝去桂加白朮湯)與405.甘草附子湯，服法都是溫服，服量增加與服用次數，以「微汗」、「輕微麻痺狀」(胸部或肢節有麻麻的感覺，因人而異)或冒狀(頭微暈，藥眩，如針灸之得氣)為解。不同在於服桂枝湯、桂枝加附子湯後，要再以熱稀粥來助藥力，熱稀粥的量要比藥量大些，服用五苓散後則要多飲暖水，令汗出愈。

4-15 太陽中暍，身熱疼重，脈微弱，夏月傷冷水（406~408）

406.太陽中熱者，暍是也。其人汗出惡寒，身熱而渴也。

407.太陽中暍者，發熱惡寒，身重而疼痛，其脈弦細芤遲，小便已，灑灑然毛聳，手足逆冷，小有勞身即熱，口開，前板齒燥。若發汗則惡寒甚，加溫鍼則發熱甚，數下之則淋甚。

408.太陽中暍者，身熱疼重，而脈微弱，此亦夏月傷冷水，水行皮中所致也。

發燒就是提高免疫力，顯示白血球的運作能力，體溫升高一度，免疫力提高5~6倍，體溫降至35℃時是癌細胞活躍的時候；反之，39.6℃以上，癌細胞多會死掉。

心臟只有體重的1/200，卻負責提供1/9的體溫；脾臟是紅血球集中的部位，也屬高溫器官，小腸（十二指腸）負責消化，可以一分鐘蠕動10~20下，其他食道、肺、胃、大腸、直腸、卵巢、子宮、輸尿管都是中空的器官，細胞較少，體溫易下降；乳房是突出體外的而溫度低，身體冰冷（厥逆），細胞代謝變差，體溫下降一度，代謝會減少12%，免疫力會降低30%。

人體體溫最低的時候是死亡率最高的時候，清晨3~5點寅時是氣喘、胃腸道、心臟方面惡化的時候；夏季是中暑季節，冬季是中風季節；上吐下瀉的霍亂多見於秋季魚鮮蟹肥；花粉過敏多見於春暖花開。每個人的體質、免疫力不同，自律神經的協調不一樣，生體作業上，自律神經可以賦活免疫力，免疫力也可以協調自律神經。

冬季冷，基礎代謝升高，夏季熱，基礎代謝降低，夏季負荷溫熱，短時間內出汗，發汗量多、鈉濃度低，現代空調普及和飲食的改變，季節變化對人體的影響減弱。

熱帶居民發汗量要少才能生存，暑熱時發汗較遲，發汗量不多，汗中的鈉濃度低，人的基礎代謝率與居住地氣溫成反比關係；嘉義在北回歸線上，台北緯度比嘉義高，嘉義居民會比台北居民來得比較耐熱，發汗會比較慢開始；環境的適應「里仁為仁，擇不處仁，焉得知」，《內經》陰陽二十五人篇、瘦夭剛柔篇、逆順肥瘦篇、異法方宜論，都在解析因環境、地域、體質、生活習慣、情志等變化而生不同病。

《傷寒論》有五個藥丸甚具前瞻性與實用性（116方中，共有5個藥丸），分別是大陷胸丸、抵當丸、烏梅丸、麻子仁丸、理中丸。大陷胸丸、抵當丸屬於寒涼性藥丸，激活副交感神經叢，通暢消化道。麻子仁丸、烏梅丸藥性較為緩和，改善副交感神經循環功能，助益腸道蠕動。理中丸屬於溫熱性藥物，改善交感神經循環功能，有助心跳加速。

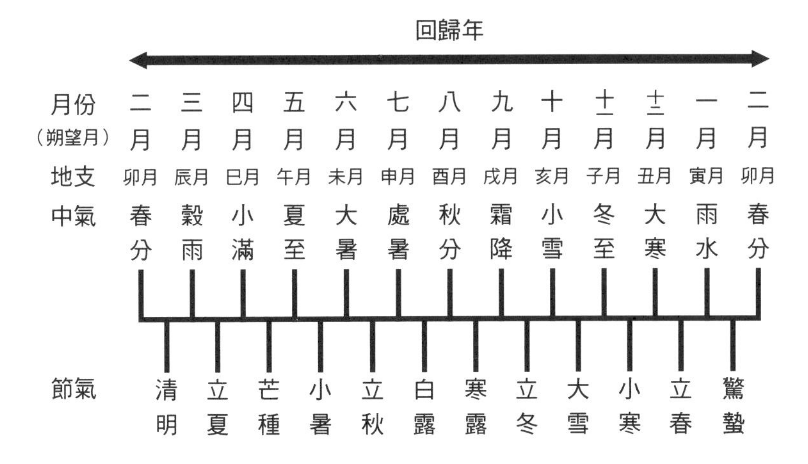

依季節汗吐下之大法

季節	大法	條文	要領
春夏	汗	421	微汗二小時 不要汗水淋漓
春	吐	436	中病便止（437）
秋	下	441	中病便止（442）

冬季不宜汗、吐、下療法，適合補養，以和為貴。

✚ 知識補充站

夏季中暑高溫是主因，免疫力低下是次因，鍛鍊身體，充分休息，補充高蛋白及維生素、礦物質是必要的。午、未（11:00am~3:00pm）時辰是中暑機率較高的時段。「先夏至日為病溫」，即夏至之前（立夏到夏至之間即入夏），可能提早到巳時（9:00am~11:00am），「夏至之後為病暑」，即夏至之後（夏至到立秋之間即出夏）會延伸到申時（1:00pm~3:00pm），夏天冷氣房溫差大易中暑，冬天暖氣房溫差大易中風。

4-16 下利後，當便硬，硬則能食者愈（409~412）

409.問曰：病有霍亂者何？答曰，嘔吐而利，此名霍亂。

410.問曰：病發熱頭痛，身疼惡寒，吐利者，此屬何病？答曰：此名霍亂，自吐下，又利止，復更發熱也。

411.傷寒，其脈微澀者，本是霍亂，今是傷寒，卻四、五日至陰經上，轉入陰必利，本嘔下利者，不可治也。欲似大便而反失氣，仍不利者，此屬陽明也，便必硬，十三日愈，所以然者，經盡故者。

412.下利後，當便硬，硬則能食者愈。今反不能食，到後經中，頗能食，復過一經能食，過之一日當愈。不愈者，不屬陽明也。

進食時胃的蠕動（一分鐘三下）與十二指腸的蠕動（一分鐘二十下）協調紛亂的時候，胃的不通可能透過食道而嘔吐出來，小腸的不通可能透過腸道而下利；至於影響的原因，除了感染病菌之外，一下子熱食、一下子冷食，也可能傷及胃腸而出現上吐下瀉的霍亂現象。

霍亂是因風寒暑熱，飲食生冷之邪，雜揉交病於中，正不能堪，一任邪之揮霍撩亂，故令三焦混淆，清濁相干，亂於腸胃也。表甚，則有頭痛身痛、發熱惡寒之證；裏甚，則有嘔吐瀉利、腹中大痛之證；寒甚，則轉筋厥逆冷汗；暑甚，則大渴引飲不已。

條文360.「大病差後，喜唾，久不了了，胸上有寒，當以丸藥溫之，宜理中丸」，現代人偏食、暴飲暴食，理中丸與小建中湯是養護胃腸的妙方。理中丸是人參、白朮、炙甘草、乾薑、蜂蜜（四君子湯去掉茯苓與紅棗），小建中湯是桂枝湯加麥芽糖。

用科學中藥的理中湯可再加蜂蜜，小建中湯可再加麥芽糖來養胃健脾。蜂蜜、麥芽糖、炙甘草、粳米、糯米、苦酒（醋）、清酒……，很不起眼的食物，卻是《傷寒論》中藥物鏈條的環扣，沒有它們的接合，很多藥方會失去功能；有的藥方，像白通加豬膽汁湯，沒有豬膽汁也可以處方治病，但小柴胡湯、小建中湯、黃連湯、半夏瀉心湯、生薑瀉心湯、甘草瀉心湯、理中丸、桂枝湯等，都不能沒有薑與甘草，而且甘草多是用蜂蜜製過，蜂蜜與麥芽糖是成長發育中及老弱婦孺，養生延壽的至寶。

小博士解說

不論是暖胃之方或清倉藥方，都是胃腸蠕動不良，食物在消化道內，胃一分鐘蠕動約三下、小腸十二下、空腸六下、迴腸九下，大腸是一天蠕動一、二次，理中丸是暖胃之方，是很緩和的好藥，陷胸、抵當、承氣類都是利藥，見條文360.「大病瘥後，喜唾，久不了了，胸上有寒，當以丸藥溫之，宜理中丸。」煮法以沸湯數合，和一丸，研碎溫服之，主要讓食道、下食道括約肌、賁門、胃都緩緩的暖和起來；加至三、四次，理中湯比理中丸更能祛腹寒，讓腹中熱起來。若是久病胃寒，體質枯瘦，長期服用理中丸優於理中湯。現代科學中藥的理中丸或附子理中丸，一天可服用五至八次劑量以上，少量頻服以暖胃，也是本著仲景立方之本意「雖未能盡癒諸病，庶可以見病知源」（張仲景原序），「藥劑用時方恨少」，用得及時最巧妙。

理中丸的煮服法與療效

丸名	組成	煮服法	條文
理中丸	人參、乾薑、炙甘草、白朮各三兩，蜂蜜適量，蜜合為丸，如雞蛋黃大	沸湯數合，和一丸，研碎，溫服之，日三四、夜二服；腹中未熱，益至三四丸，丸不及湯。 四物依兩數切，用水八升，煮取三升，去滓，溫服一升，日三服。服湯後，如食頃，飲熱粥一升許，微自溫，勿揭衣被。	360. 大病瘥後，喜唾，久不了了，胸上有寒，當以丸藥溫之，宜理中丸。 413. 霍亂，頭痛發熱，身疼痛，熱多欲飲水者，五苓散主之；寒多不用水者，理中丸主之。

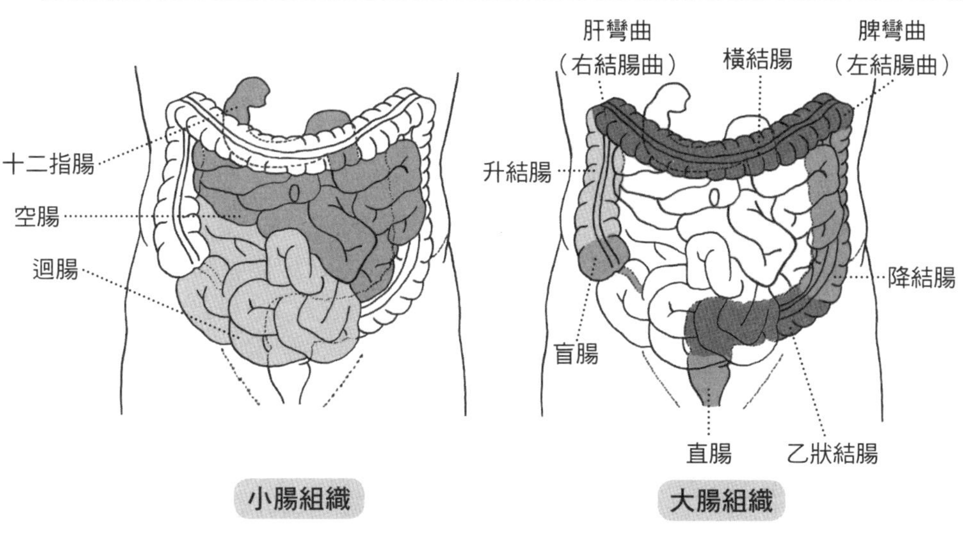

小腸組織　　大腸組織

✚ 知識補充站

「滿頭大汗」，後腦部分的風府與風池（左右各一穴）三穴是椎靜脈、板障靜脈、頭顱導靜脈的循環反應，主要是腦幹（中腦、橋腦、延腦）。「汗流浹背」，脊背部分，關鍵的大杼、風門四穴，主要是肺臟，特別是肺尖的功能表現，針灸、熱熨、指壓這些穴道，可以促進頭部與胸腔的血液循環，有助排毒與增強免疫功能。

條文7.「**反煩不解者，先刺風池、風府**（激活頭後大直肌、頭後小直肌、頭後上下斜肌、枕下靜脈、頸內靜脈、椎靜脈等，進而促進心臟血液循環），**卻與桂枝湯則愈**」，風府、風池是頭顱與軀體的關卡，人的腦重量只占全身重量的2~2.5%，需要心臟供應的血液量占1/6，主要來自頸內動脈與椎動脈，大量輸送到頭顱部（頸動脈閉塞嚴重，如一側全閉塞，另一側閉塞80%，有可能都沒有感覺，因為椎動脈取代了頸動脈的大部分功能），然後，透過動脈鄰近的硬膜靜脈竇回流心臟。「硬膜」是三叉神經末梢控制的領域，動脈送上頭顱部靠心臟的有力跳動就可以，可是，靜脈回流就要靠鄰邊的組織幫忙，過勞的人休息不夠，如果長期透支，營養及肢體活動保養不夠，就會像賈伯斯，徹底地燃燒自己照亮別人。

4-17 熱多欲飲水五苓散，寒多不用水理中丸（413~419）

413.霍亂，**頭痛發熱，身疼痛，熱多欲飲水者，五苓散主之；寒多不用水者，理中丸主之。**

414.吐利止，而**身痛不休者，當消息和解其外，宜桂枝湯小和之**。

415.既吐且利，小便復利，而大汗出，下利清穀，內寒外熱，**脈微欲絕者**，四逆湯主之。

416.吐利汗出，發熱惡寒，四肢拘急，**手足厥冷者，四逆湯主之。**

417.吐已下斷，汗出而厥，四肢拘急不解，**脈微欲絕者，通脈四逆加豬膽汁湯主之。**

418.惡寒，**脈微而復利**，利止，亡血也，**四逆加人參湯主之。**

419.吐利發汗，脈平，小煩者，以新虛不勝穀氣故也。

桂枝湯因爲有生薑、甘草、紅棗而珍貴。生薑與甘草都是根莖類的根，甘草的乾燥根及地下根狀莖，盛產於中國大陸華北、東北、西北的乾旱荒漠草原裡，甘草性味甘平，用來滋潤緩和其他藥物的「烈性」，生用止痛、解毒，胃腸潰瘍，炙用改善脾胃功能，止心悸、咳嗽。紅棗是樹上的果實，營養豐富，尤其富含微量礦物質，配合生薑、甘草效益更大。

《傷寒論》116 方中，桂枝出現在 39 方，桂枝湯加味有 17 方，桂枝湯減味再加味有 5 方，非桂枝湯加減味有 17 方，掛名而無實則有 2 方（桂枝去桂加茯苓白朮湯與桂枝附子湯去桂加白朮湯）。另外，四逆湯、小柴胡湯、理中丸 3 方，加減也有加桂枝分別治①悸、②不渴外有微熱、③臍上築（腎氣動也），因此，116 方之中，有用到桂枝的共有 42 方之多。桂枝非常重要，條文 3.「太陽中風，陽浮而陰弱，陽浮者熱自發，陰弱者汗自出，嗇嗇惡寒，淅淅惡風，翕翕發熱，鼻鳴乾嘔者，桂枝湯主之」是開路先鋒，「惡風、惡寒、發熱」是下視丘與腦下垂體和延腦生命中樞的反應，「鼻鳴、乾嘔」是呼吸道與消化道相關淋巴組織的反應，特別是鼻鳴，人們都會聯想到牛鳴、狗鳴……等，是情緒或身體出現問題的反應動作，人體則是體內免疫力開始出問題的第一徵兆。

小博士解說

慢性胃炎分為三種：

1.輕度：臨床上的胃炎，可能消化不良，有腹脹的感覺，屬於機能性消化不良。

2.中度：使用內視鏡檢查，以內視鏡所看到的變化的「胃炎」。

3.重度：組織學上的胃炎，以病理學檢查胃。

一般胃炎是胃的下部(前庭部)，黏膜萎縮逐漸向上部發展惡化；任脈的中脘穴在臍上四寸，是胃的募穴，臍上二寸為下脘穴，臍上五寸為上脘穴。腹部壓診，慢性胃炎，上脘穴最痛，是賁門與胃的窟窿部(胃底)；中脘穴最痛是胃體部；下脘穴最痛是幽門與胃的前庭部；三穴皆痛則是胃發炎嚴重；併見頭痛、身痛口渴者宜服用五苓散，不渴者宜服用理中湯，只有身體疼痛者宜服用桂枝湯與熱稀粥。

理中丸加減藥味

症狀	去藥	加藥
臍上築（腎氣動也）	白朮	桂枝四兩
吐多	白朮	生薑三兩
下多	白朮	還用白朮
悸	白朮	茯苓二兩
渴欲飲水	白朮	白朮一兩半
腹中痛	白朮	人參一兩半
寒	白朮	乾薑一兩半
腹滿	白朮	附子一枚

理中丸主治：①上有寒，喜唾、②寒多頭痛，發熱，身疼痛、③下多、④渴欲飲水（有①或③）

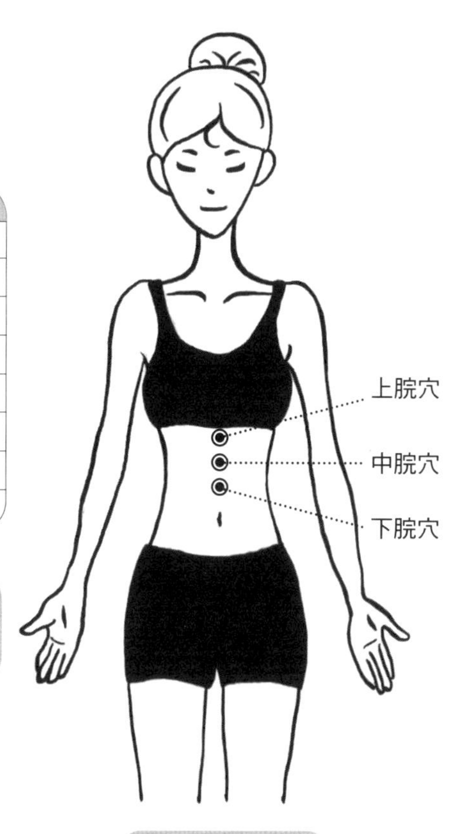

壓診胃炎三脘穴

＋ 知識補充站

現代幽門桿菌陽性的胃腸潰瘍，多採用消炎藥並用制酸劑來治療，經此幽門桿菌除菌療法之後，多不需要維持療法。在此之前，消化性潰瘍「再患」的機會始終存在著，經常是治療後再患，一年內再患率高達70%。施用預防潰瘍藥劑的維持療法之後，一年內再發率降低到10～20%。

多數消化性潰瘍患者自覺病狀很少，時下人們生活緊張壓力大，胃腸方面疾病罹患率高，診治方法日新月異，目前胃腸方面的潰瘍病例減少了，但是，胃食道逆流的病例卻大幅增加，因此，生活習慣的改善才是保健腸胃、防治胃病之道。

第 5 章
汗吐下

∮汗吐下（條文 420~470）

大法春夏宜發汗。凡發汗，欲令手足俱周時出，以漐漐然，一時間許，亦佳，不可令如水淋漓。若病不解，當重發汗。汗多者必亡陽，陽虛不得重發汗也。凡服湯發汗，中病即止，不必盡劑也。可發汗，無湯者，丸散亦可用，要以汗出為解。然不如湯，隨證良驗。脈浮大，汗出而解，脈浮當以汗解。脈浮大，應發汗，醫反下之，此為大逆。

大法春宜吐。凡用吐湯，中病便止，不必盡劑也。病胸上諸實，胸中鬱鬱而痛，不能食，欲使人按之，而反有涎唾，下利日十餘行，其脈反遲，寸口脈惟滑，此可吐之，吐之利則止。病手足逆冷，脈乍結，以客氣在胸中，心下滿而煩，欲食不能食者，病在胸中，當吐之。宿食在上脘者，當吐之。

大法秋宜下。凡可下者，用湯勝丸散，中病便止，不必盡劑也。下利，三部脈皆平，按之心下硬者，急下之，宜大承氣湯。下利，脈遲而滑者，內實也。利未欲止，當下之，宜大承氣湯。寸口脈浮而大，按之反濇，尺中亦微而濇，故知有宿食，當下之，宜大承氣湯。下利不欲食者，以有宿食故也，當下之，宜大承氣湯。脈數者，不可下，下之必煩，利不止。

5-1春夏宜發汗，服湯發汗，中病即止，不必盡劑（420~425）

5-2脈濡而弱，不可發汗，發汗則寒慄，不能自還（426~429）

5-3動氣在右左上下，不可發汗（430）

5-4咽中閉塞，不可發汗；發汗則吐血（431~434）

5-5傷寒頭痛，翕翕發熱，形象中風（435~440）

5-6秋宜下，用湯勝丸散，中病便止，不必盡劑 (441~446)

5-7下利差，至其年月日時復發者(447~451)

5-8脈濡而弱，不可下，下之則心下痞硬（452~454）

5-9脈濡而緊，濡則衛氣微，緊則榮中寒（455~457）

5-10脈數者，不可下，下之必煩，利不止（458~461）

5-11動氣在右，不可下；下之則津液內竭（462）

5-12咽中閉塞，不可下（463~464）

5-13太陽病，有外證未解，不可下，下之為逆 (465~470）

5-1 春夏宜發汗，服湯發汗，中病即止，不必盡劑（420~425）

420.夫以爲疾病至急，倉卒尋按，要者難得，故重集諸可與不可，方、治，比之三陰三陽篇中，此易見也。又時有不止，是三陰三陽，出在諸可與不可中也。

421.大法春夏宜發汗。

422.凡發汗，欲令手足俱周時出，以漐漐然，一時間許，亦佳，不可令如水淋漓。若病不解，當重發汗。汗多者必亡陽，陽虛不得重發汗也。

423.凡服湯**發汗，中病即止，不必盡劑也。**

424.凡云可**發汗，無湯者，丸散亦可用，要以汗出為解。然不如湯，隨證良驗。**

425.夫病脈浮大，**問病者，言但便硬耳。設利者為大逆。硬為實**，汗出而解，何以故？**脈浮當以汗解。**

條文421.、423.、424.、425.、428.、429.，參合桂枝湯「救邪風（風邪）」與「小和之」。

421.「大法春夏宜發汗」**先其時發汗則愈**，確實掌握喝藥的時間與藥量。

423.「凡服湯發汗，中病即止，不必盡劑也」**營衛和諧**，如繼續服桂枝湯或麻黃湯，有可能變症。

424.「凡云可發汗，無湯者，丸散亦可用，要以汗出爲解，然不如湯，隨證良驗」，**丸散發汗不如湯劑快速有效。**

候有氣候（Climate）、守候（Keep）之意，氣候(Weathering)15日、時候（Timing）30日、歲候(Yearing)365日。以天地之氣、時、歲來候，是養生至則。暑熱與寒冷是環境中的溫熱條件，戶外環境是一般的氣象條件，氣象環境與人體關係密切，人體感受溫熱條件是輻射加熱，空氣接觸皮膚會去熱，氣象報告溫度與濕度（下雨、風、太陽……等）、空氣中離子及紫外線等，溫熱要素包括溫度、濕度、氣流（風速）、熱幅（放）射等。

《內經．素問．六節藏象論》「積氣盈閏，願聞何謂氣。五日謂之候，三候謂之氣，六氣謂之時，四時謂之歲，各從其主治。治小病急病一候，養生一歲、三歲」，從小開始就該安排度假時間，每季小度假5天；每年大度假二到三次，每次7~15天；65歲退休之後要退而不休，多參加公益活動、培養多種類運動習慣，養天地生命之氣。在台灣四、五月，是過敏族群最煩的季節，或因花粉過敏，或因氣候多變化，而產生不適應現象，可稱之爲「五月病」。

2015 年八大節氣

立 standing（四季出入）	立春 2/4 西南風	2/4 之前為入春，2/4 之後為出春	太陽直射北回歸線與赤道中間
	立夏 5/6 南風	5/6 之前為入夏，5/6 之後為出夏	
	立秋 8/8 東北風	8/8 之前為入秋，8/8 之後為出秋	太陽直射南回歸線與赤道中間
	立冬 11/8 北風	11/8 之前為入冬，11/8 之後為出冬	
至 greatest（日夜長短）	夏至 6/22	日最長、最熱、最陽、活動多	太陽直射北緯 23.5 度
	冬至 12/22	夜最長、最冷、最陰、睡夢多	太陽直射南緯 23.5 度
分 separate（冷熱變化）	春分 3/21	陰消陽長，暖轉熱	太陽直射赤道
	秋分 9/23	陽消陰長，涼轉冷	

重要觀念：夏至之前為病溫，夏至之後為病暑，暑當與汗出不止，溫則不宜汗出不止。

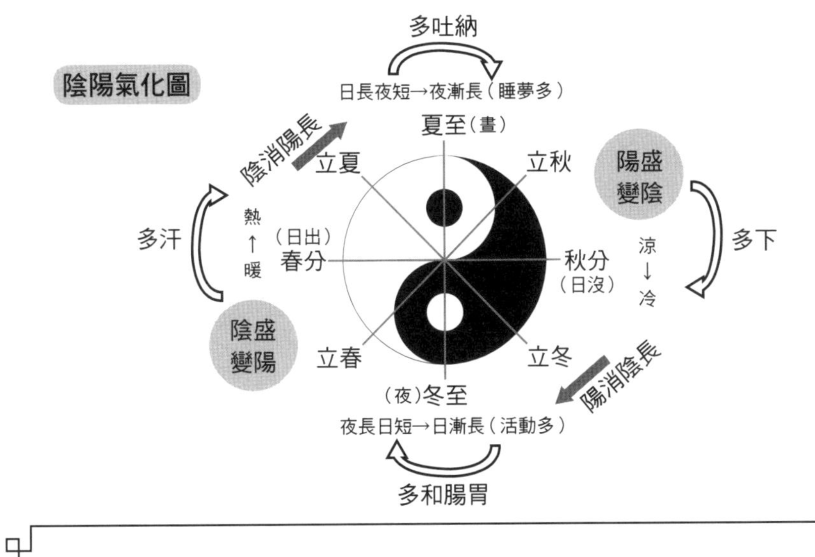

✚ 知識補充站

養生大法：

1.春宜吐納─藥以汗之、吐之（客氣在胸中，欲食不能食或宿食在上脘）

（1）436.大法春宜吐（春吐納之，夏流汗之）。

（2）437.凡用吐湯，中病即止，不必盡劑也。

（3）439.病手足逆冷，脈乍結，以客氣在胸中，心下滿而煩，欲食不能食者，病在胸中，當吐之。

（4）440.宿食在上脘者，當吐之。

2.秋宜下和─藥以下之、和之（有宿食在中脘或下脘，或不能食、不欲食）

（1）441.大法秋宜下（秋排泄之，冬和養之）。

（2）442.凡可下者，用湯勝丸散，中病便止，不必盡劑也。

（3）443.下利，三部脈皆平，按之心下硬者，急下之，宜大承氣湯。

（4）446.下利，不欲食者，以有宿食故也，當下之，宜大承氣湯。

5-2 脈濡而弱，不可發汗，發汗則寒慄，不能自還（426~429）

426.脈濡而弱，弱反在關，濡反在巔，微反在上，濇反在下；**微則陽氣不足，濇則無血。陽氣反微**，中風汗出，而反躁煩，濇則無血，厥而且寒，**陽微發汗，躁不得眠。**

427.脈濡而弱，弱反在關，濡反在巔，**弦反在上，微反在下，弦為陽運，微為陰寒，**上實下虛；意欲得溫，微弦爲虛，**不可發汗，發汗則寒慄，不能自還。**

428.諸脈得**數動微弱者，不可發汗；**發汗則大便難，腹中乾，胃燥而煩，其形相像，根本異源。

429.**厥，脈緊，不可發汗；**發汗則聲亂咽嘶，舌萎聲不得前。

診脈浮取、沉取以及過本位是診察主動脈脈象變化，脈是一條，不是兩條，更不是兩截。主動脈的脈象變化主要有二：

1.主動脈瓣閉鎖不全，會出現小脈與遲脈（想像成脈管寬鬆）。

2.主動脈瓣狹窄，會出現大脈與速脈（想像成脈管縮窄）。

診脈最重要看心臟，心臟的主動脈瓣結構，反應心臟的功能，進而反應全身臟腑器官的現狀，全身器官運作盈虧都會向心臟彙報損益情形，得以瞭解疾病的本末與輕重。

「本位」分長脈、短脈，是因爲脈波長短的差異。長脈是脈波動的幅度長，過於本位，應指有盈餘之感。短脈是脈波動的幅度短，不及本位，應指有虧損之感。若在關部較明顯，而寸、尺兩頭則有不足之感，不視之爲眞弱脈，有可能是大承氣湯證，如條文 445.「寸口脈浮而大，按之反濇，尺中亦微而濇」。

「桂枝湯配合大量的熱稀粥」與「十棗湯得快下利後，糜粥自養」，吳茱萸湯可比照桂枝湯與十棗湯的調理，來加強治療「乾嘔吐涎沫頭痛」與「久利」的效果。吳茱萸湯如治乾嘔、吐涎沫、頭痛，需依照桂枝湯配合「熱稀粥」（湯汁多米粒少）的服法；若是治久利，則宜下利後頻頻服「糜粥」（米粒多湯汁少）；前者溫胃暖小腸，後者健胃整腸。

下利不一定是嚴重痛苦的瀉泄，通常只要排便次數多又不成形，就要考慮服用科學中藥的烏梅丸、桃花湯、四逆加人參湯和四逆湯等藥方，此四方全部用乾薑。311.「手足厥寒，脈細欲絕者，當歸四逆湯主之。若其人內有久寒者，宜當歸四逆，加吳茱萸，生薑湯。」其他藥方，如眞武湯下利加乾薑、嘔加生薑，理中丸吐多加生薑，小柴胡湯咳加乾薑。日常生活中，養益胃腸者多生薑，助益小腸大腸者多乾薑；觀念上，肺與胃多生薑，胃與腸多乾薑，麻油雞就是老薑、乾薑，薑絲炒肉片就是生薑……依此類推。

小博士解說

夏秋季以紅棗為主，攝取天地菁英來養益人體機能；薑暖胃益肺，紅棗養益榮衛氣血，維生素各異。桂枝湯用生薑三兩，吳茱萸湯用生薑六兩；桂枝湯七升煮成三升溫服一升，吳茱萸湯七升煮成二升溫服七分日三服，吳茱萸湯治頭痛與久利，上走肝經脈與督脈，下入陰毛中過陰器抵小腹挾胃屬肝絡膽與任脈，助益消化系統與內分泌系統。

四季常見病症與藥方

季節	症狀	藥方
春季	花粉過敏，心花怒放，魂不守舍（春宜吐）	梔子豉湯
夏季	心火上旺，心神不寧，口舌多瘡（夏宜汗）	大黃黃連瀉心湯
中夏之季	暑熱煩躁，食不下嚥，多食冰涼，肢體倦怠，意智渾沌，中暑（夏宜汗）	理中丸
秋季	秋高氣爽，舉足無措，魄不安寧，腸胃炎（秋宜下）	白虎加人參湯
冬季	天寒地凍，動彈不得，精志萎靡，中風（冬宜和）	真武湯

三陰病的欲愈脈症，以「微」為關鍵

三陰病	欲愈之脈症
258.太陰中風	四肢煩痛，陽微陰濇而長者，為欲愈
304.少陰中風	脈陽微陰浮者，為欲愈
344.厥陰中風	脈微浮，為欲愈，不浮為未愈

脈濡而弱，弱反在開（關），濡反在巔（寸）之發汗

寸口	尺中	病理	發汗	診治穴道
微		陽氣不足，中風汗出，而反躁煩	躁不得眠	厲兌、商陽
	濇	無血，厥而且寒		至陰、少澤
弦		陽運上實		太溪、崑崙
微		陰寒下虛，意欲得溫		太衝、行間
微弦		虛	寒慄，不能自還	太衝、太溪
數動微弱			大便難，腹中乾，胃燥而煩	足三里、曲池
緊			聲亂咽嘶，舌萎聲不得前	三陰交、內關

＋ 知識補充站

四季的病症多屬於表面性，三陰中風則屬於根本性，條文258.太陰中風、304.少陰中風、344.厥陰中風，此三條條文中的脈動，是心臟跳動較乏力，主動脈瓣的生理機能較弱，見於三陰證，只要休息、正常生活調理，可以不藥而癒。《傷寒論》最珍貴的理念，是「欲愈」、「令自愈」及「少少與之愈」，另外有兩條提及自癒經文：

307.厥陰病，渴欲飲水者，少少與之愈。

327.下利有微熱而渴，脈弱者，令自愈。

5-3 動氣在右左上下，不可發汗（430）

430.**動氣在右**，不可發汗；發汗則衄而渴，心苦煩，飲即吐水。**動氣在左**，不可發汗；發汗則頭眩，汗不止，筋惕肉瞤。**動氣在上**，不可發汗；發汗則氣上衝，正在心端。**動氣在下**，不可發汗；發汗則無汗，心中大煩，骨節苦痛，目暈惡寒，食則反吐，穀不得前。

肝臟在右側第 7~11 肋骨的深處，受胸廓與橫膈膜覆蓋保護，從正中垂直線來看，左側上面可以到達乳頭部，因此，肝臟佔據右季肋部與心窩上部的大半，向右季肋延伸。立位時受重力影響，肝臟存在於較下方，尖銳的下緣沿著右肋骨弓，仰臥位時，深吸氣狀態，橫膈膜與肝臟向下方移動，而可以觸及，觸診時是左手在腹部前方向上壓，右手放置在肋骨弓上方深處。

食道裂孔的兩側，橫膈膜腳收集於主動脈裂孔，左右腳與纖維性正中弓狀韌帶一起，橫切於主動脈前面的主動脈裂孔。橫膈膜起始於內側弓狀韌帶與外側弓狀韌帶，起始自腰大肌（起始於腰椎體部與第一腰椎橫突尖端）與腰方肌（終止於第一腰椎橫突與第一肋骨之間）所覆蓋的肥厚筋膜；橫膈膜的腱中心上面（所有停止於橫膈膜的所有肌肉束的腱膜性膜）是心膜的纖維性心膜，與纖維漿膜性心囊的外側部分融合。心包經脈與三焦經脈的密切網絡，就從橫膈膜的腱中心波及周圍，上通下達全身各部位。

橫膈膜上面的引流靜脈是心膜橫膈靜脈、肌橫膈靜脈進入胸內靜脈，右側方面是上橫膈靜脈進入下腔靜脈，來自橫膈膜的後方彎曲部的小靜脈進入奇靜脈與半奇靜脈，下橫膈靜脈從橫膈膜下面引流，通常是右下橫膈靜脈進入下腔靜脈，左下橫膈靜脈一般分爲兩條，一條是從食道裂孔橫切進入下腔靜脈，較後面的另一條則與左副腎靜脈合流。動氣在右與動氣在左，與這些靜脈循環息息相關。

小博士解說

橫膈膜不是臟器，卻負責70%的吸氣，上有肺，下有肝，從肝臟來看橫膈膜，就知道遠親不如近鄰。橫膈膜覆蓋著腹腔，前有肝經脈與膽經脈募穴（期門穴、日月穴），腰側有脾經脈與腎經脈募穴（章門穴、京門穴），觸壓診左右共八穴，比較痠痛、痲痛的程度，可診知所屬臟腑經脈的問題。

動氣與不可發汗

動氣	發汗	診治穴道	主要臟器
右	衄而渴，心苦煩，飲即吐水	右天樞	升結腸
左	頭眩，汗不止，筋惕肉瞤	左天樞	降結腸
上	氣上衝，正在心端	中脘	胃
下	汗則無汗，心中大煩，骨節苦痛，目暈惡寒，食則反吐，穀不得前	關元	小腸

內經素問四氣調神腹診

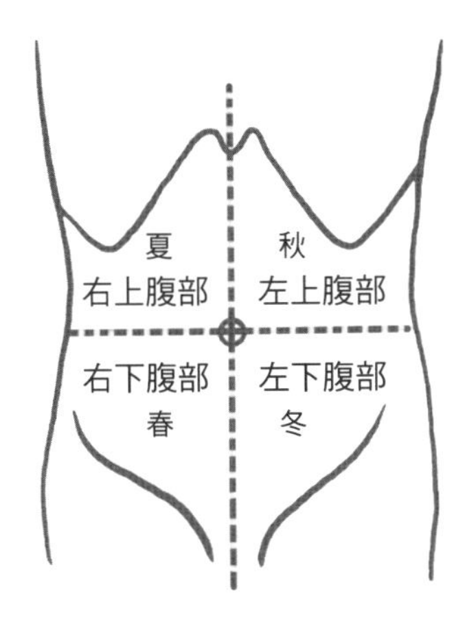

內經靈樞九宮八風腹診

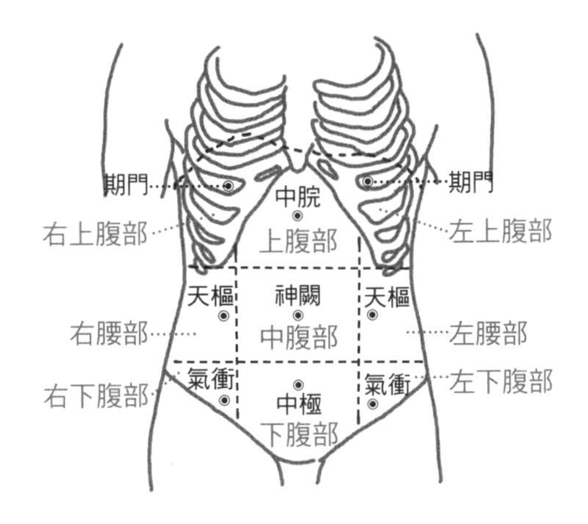

+ 知識補充站

條文430.462.動氣在右左上下，不可汗也不可下。解剖學以九領域劃分右下肋部、右側腹部（腰部）、右鼠蹊部（髖骨部）、左下肋部、左側腹部（腰部）、左鼠蹊部（髖骨部）、胃上部、臍部、下腹部（恥骨部）等比較清楚明白，以兩側乳頭（胃經脈）畫出兩條垂直線，上水平線是肋骨下緣線，下水平線是髂結節關節線，四條線畫出九個區域。當以上九區域的任何一區域出現異常的時候，以肚臍垂直線與水平線畫分成四區域，左上腹部、左下腹部、右上腹部、右下腹部，於診斷記錄及治療上更方便確實。

5-4 咽中閉塞，不可發汗；發汗則吐血（431~434）

431.咽中閉塞，不可發汗；發汗則吐血，氣微絕，手足厥冷，欲得踡臥，不能自溫。

432.欬者則劇，數吐涎沫，咽中必乾，小便不利，心中飢煩，晬時而發，其形似瘧，有寒無熱，虛而寒慄。欬而發汗，踡而苦滿，腹中復堅。

433.**欬而小便利，若失小便者，不可發汗；**汗出則四肢厥而逆。

434.**諸逆發汗，病微者難差；**劇者言亂，目眩者死，命將難全。

咽中乾，火氣大要退火，臨床上，①368.「煩躁吐逆，甘草乾薑湯」、116.「晝日煩躁，不得眠，夜而安靜，不嘔不渴，無表證，脈沉微，身無大熱者，乾薑附子湯主之」，要熱的乾薑來暖胃祛寒。②368.、369.「腳攣急，芍藥甘草湯」、294.「少陰病，咽痛與甘草湯，不差與桔梗湯」以甘草補養脾胃。③295.「咽中痛，半夏散及湯」、296.「咽中痛、生瘡，不能語言，聲不出者，苦酒湯」，取半夏和胃健脾，除濕化痰，化表開鬱。

腦的思考如電腦，關鍵字輸進去，一連串的反應，一味芍藥治「腹中痛」53.是單兵作業，加甘草成了芍藥甘草湯，芍藥甘草湯加附子成了「芍藥甘草附子湯」，發汗反惡寒者，虛故也；芍藥甘草湯加桂枝、生薑、紅棗，就成了桂枝湯，4.「汗出，欲救邪風，桂枝湯」、414.「身痛不休，消息和解其外，桂枝湯小和之」。

桂枝湯益氣血循環，調胃承氣湯和胃氣。活動量少、肢體關節不舒暢、排泄不順暢的患者，醒來時宜服用桂枝湯，睡前服用調胃承氣湯；桂枝湯溫暖「胃腸」添活力，調胃承氣湯清理「腸道」養腦助眠。

食道通過主動脈弓右後方，從心臟左後方通過，食道是心底壁後側的主要構造（小陷胸湯、大陷胸湯），食道向左側傾，在第10胸椎高度的主動脈前，通過橫膈膜的食道裂孔，食道在胸廓內有3個狹窄壓痕：①主動脈弓（梔子豉湯）、②左右支氣管（瓜蒂散）、③橫膈膜（大、小陷胸湯）。空的食道是狹窄的，充滿東西的食道（食物、異物或發炎物）是擴張的，間接地壓迫主動脈弓、左右支氣管與橫膈膜。

小博士解說

胃食道逆流、嘔酸、噁心……等，與橫膈膜及下食道括約肌有關，橫膈膜負責70%的吸氣，橫膈膜右腳構成下部食道括約肌，吸氣時，橫膈膜擴張將食道關閉，擠壓下腔靜脈孔促進靜脈回流心臟。食道的開關與呼吸息息相關，呼吸與食道也關係密切，《論語．鄉黨篇》中的「食不語」非常重要。咀嚼吞嚥與呼吸氣息的關係微妙，一面吃喝一面講話，一面走路一面吃東西，長期下來，食道與胃受到傷害，呼吸會不順暢。食道上1/3是骨骼肌構成，表面上是可以自我意識控制，它前面與氣管靠攏，吞嚥時食道擴張，氣管會稍被擠壓；反之，吸氣時，氣管擴張，食道稍被擠壓，吞嚥口水，食道開張的情形下，氣管就會配合吐氣而縮窄些。

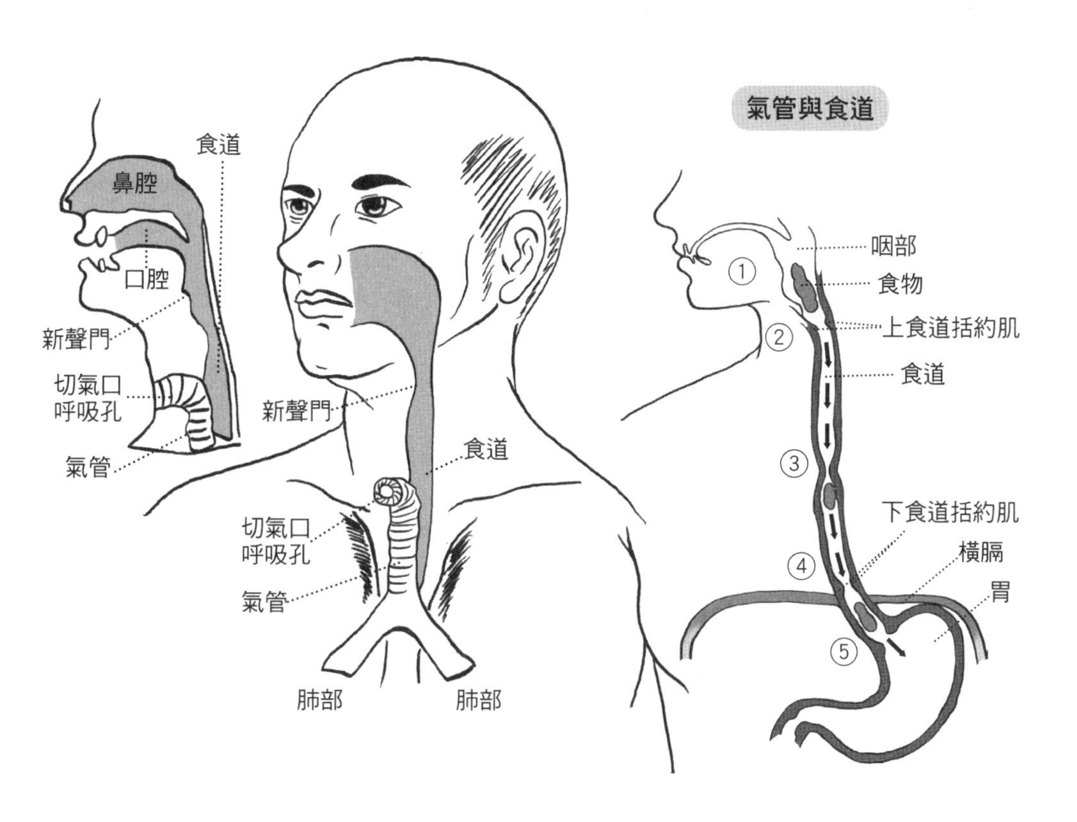

十 知識補充站

血液中的代謝物、免疫系統分泌的化學物質稱為細胞激素（Cytokines），它們在環境變化輸入視交叉上核（SCN）的路徑有三個，一是透過血流，不經過血液閥門腦領域的路徑，二是透過血液腦閥門的路徑，三是迷走神經的免疫神經應答系統（十二對腦神經除了迷走神經延伸到胸腔及腹腔外，其餘只分布在頭部與頸部）。

迷走神經連絡多數的內臟領域（食道、心臟、胃、腸道、肝、胰臟、大腸等），迷走神經是收集末梢領域來的情報，迷走神經末端將免疫神經應答傳到延髓孤立核，再傳送到SCN，SCN統合體內外的情報，依存生理時鐘運作引起自律神經活動變化，調節能量的新陳代謝，視丘上核有自律神經控制中樞，調節血糖、脂質的代謝及血壓、心臟的循環。

5-5 傷寒頭痛，翕翕發熱，形象中風（435~440）

435.傷寒頭痛，翕翕發熱，形象中風，當微汗出，自嘔者，**下之**益煩，心懊憹如飢；**發汗**則致痙，身強難以屈伸；**薰之**則發黃，不得小便；**灸**則發欬唾。

436.大法春宜吐。

437.凡用吐湯，中病便止，不必盡劑也。

438.病胸上諸實，胸中鬱鬱而痛，不能食，**欲使人按之**，而反有涎唾，下利日十餘行，**其脈反遲，寸口脈惟滑，此可吐之，吐之利則止。**

439.**病手足逆冷，脈乍結，以客氣在胸中，**心下滿而煩，**欲食不能食者**，病在胸中，當吐之。

440.**宿食在上脘者，當吐之。**

梔子豉湯治虛煩客熱，恢復上 1/3 食道與後面氣管的功能，長期飲食習慣不良造成虛煩、全身功能低下，多伴見容易嗆到，不時莫名咳嗽（非感冒等）。梔子豉湯與加甘草、生薑的二方，先煮梔子，取苦寒瀉邪熱解鬱火，加淡豆豉，取香氣調中下氣。以上三方治煩熱、胸中閉塞或虛煩不得眠（與黃連阿膠湯治病類似，治症不同），漱口含嚥，湯方效果最好，中病即止，不必盡劑。

科學中藥與生藥粉的優點是可以較長時間的服用，養益咽喉與上部食道括約肌，條文 438．439．440．「宿食在上脘者」是食道的輸送功能出現障礙，梔子豉湯相當養益上部食道的黏膜，有如炙臠之症（《醫方集解》七氣湯、《金匱要略》半夏厚朴湯）清晨服用梔子豉湯，效果很好。

條文 438.「胸中鬱鬱而痛，不能食，欲使人按之，而反有涎唾」是食道痙攣症，下部食道括約肌屬於不隨意肌，宜小陷胸湯。食道沒有漿膜，食道外膜　性結締組織，與縱膈內其他臟器（氣管、主動脈等）外膜連續，由於沒有漿膜（不似胃、小腸），因此食道癌容易浸潤周圍的器官而轉移。消化道的癌症中，食道癌危險率比大腸癌高很多，讓食道順暢是很重要的。梔子豉湯和瓜蒂散的科學中藥，取吐效果不如湯藥，然防治食道癌有一定效果。

下 1/3 食道，在平滑肌不受意識控制之外，靜脈的流動也非常玄妙；食道黏膜下面的食道靜脈叢很發達，若肝門靜脈循環出問題無法回流下腔靜脈，而與下腔靜脈產生側副血行路（Bypass），可透過奇靜脈、半奇靜脈回流上腔靜脈。

小博士解說

食道從第6頸椎的高度（輪狀軟骨的後緣），咽頭開始下行到第11胸椎高度的食道、胃結合部，共25公分：

1.頸部食道約3公分

2.胸部食道上部約6公分

3.胸部食道中部約8公分（氣管分喉部第4~5胸椎，主動脈交叉部為上部中部分界）

4.胸部食道下部約6公分

5.腹部食道約2公分（食道裂孔部到賁門）

《傷寒論》以灸治病常用穴

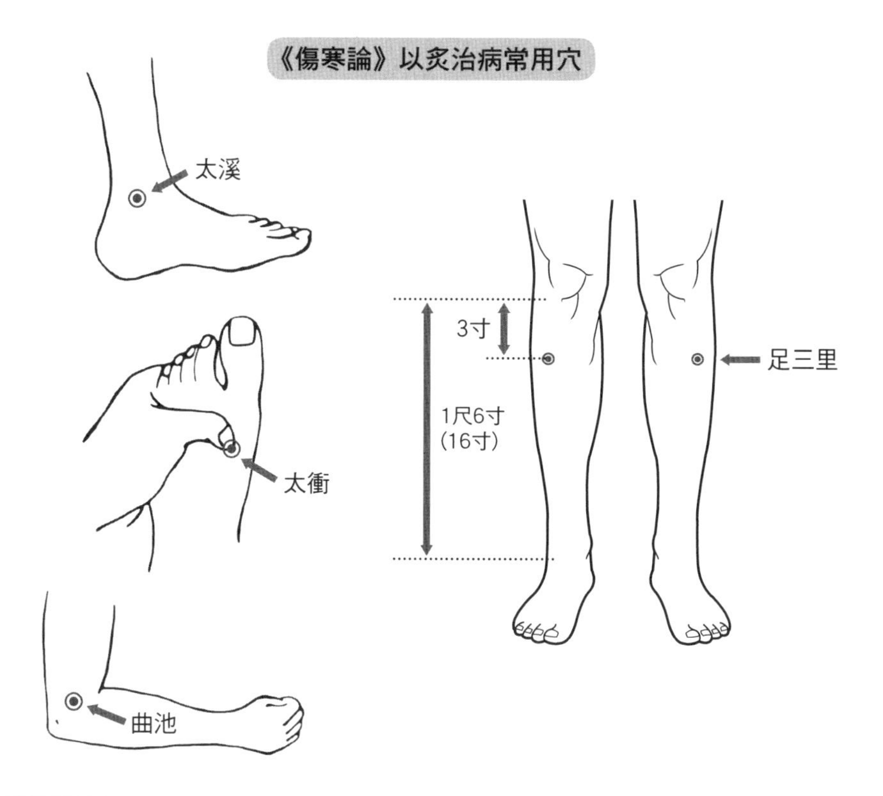

✚ 知識補充站

諸灸穴中灸少陰取太溪，灸厥陰取太衝，呼吸排泄取曲池，消化取足三里，吸收取關元。

灸：

266.少陰病，得之一二日，口中和，其**背惡寒者，當灸之**，附子湯主之。

277.少陰病，吐、利，手足不逆冷，反發熱者，不死；脈不至者，**灸少陰七壯。**

282.少陰病，下利，脈微濇，嘔而汗出，必數更衣，反少者，**當溫其上，灸之。**

310.傷寒六七日，脈微，手足厥冷，煩躁，**灸厥陰**，厥不還者，死。

320.傷寒脈促，手足厥逆，**可灸之**。

379.太陽傷寒者，加溫鍼必驚也。燒鍼令其汗，鍼處被寒，核起而赤者，必發奔豚。氣從少腹上衝心者，**先灸核上各一壯**，與桂枝加桂湯，更加桂（二兩）。

387.火逆下之，因**燒鍼煩躁者**，桂枝甘草龍骨牡蠣湯主之。

435.頭痛，翕翕發熱，形象中風，當微汗出，自嘔者，下之益煩，心懊憹如飢，發汗則致痙，身強難以屈伸，熏之則發黃，不得小便，**灸則發咳唾。**

5-6 秋宜下，用湯勝丸散，中病便止，不必盡劑（441~446）

441.**大法秋宜下。**

442.凡可下者，**用湯勝丸散，中病便止，**不必盡劑也。

443.下利，**三部脈皆平，按之心下硬者，**急下之，宜大承氣湯。

444.下利，**脈遲而滑者，內實也**。利未欲止，當下之，宜大承氣湯。

445.問曰：人病有宿食，何以別之？師曰：**寸口脈浮而大，按之反濇，尺中亦微而濇，故知有宿食**，當下之，宜大承氣湯。

446.**下利，不欲食者**，以有宿食故也，當下之，宜大承氣湯。

醫者持患者手腕，放在診墊時，第一個印象是手腕的輕重與靈活度，如果反覆二三次，不是重病患者，左右側的差異不會太大，一般人左右手收縮期血壓平均也相差 6~10mmHg，有些會差 20mmHg，如果是上肢血壓低下，有可能是鎖骨下動脈血行障礙。

1.鎖骨下動脈盜血症候群：椎骨動脈上行腦內形成大腦交通動脈，但是，椎骨動脈不正常而下行灌流上肢時，脊椎到腦底動脈就會出現虛血症狀，偶發的眩暈、視力障礙、半身麻痺、運動失調或複視，如苓桂朮甘湯證、眞武湯證，只要單側橈動脈的寸口跳動減弱的話，就有可能是鎖骨下動脈盜血症候群，其中94%患者的收縮期血壓會比健側低20mmHg以上，只要橈動脈減弱甚至消失的話，同側的鎖骨下動脈部位皆可聽取到收縮期的血管雜音，罹患頻率左側約70%，右側約30%。（表面上是診脈左右，脈動差異大）

2.主動脈剝離，多見急性胸痛患者（左右上肢血壓差過大），伴見上部背痛，主動脈剝離可見到：①腦或脊髓的動脈閉塞，出現神經徵候、②四肢動脈或頸動脈跳動很弱或沒有跳動，主動脈剝離會出現胸鎖關節部、鎖骨下動脈與單側股動脈的槍擊聲音。

3.主動脈縮窄症（Coarctation of the aorta）:主動脈弓與下降主動脈移行部（峽部）出現狹窄，分單獨主動脈縮窄型、合併心臟異常的複合型。主動脈弓到主動脈峽部有一部份缺損就是主動脈剝離症，除了先天胎生期主動脈血流減少，造成複合型心臟功能不全外，多爲左心室相關的主動脈瓣與二尖瓣狹窄造成主動脈血流減少，任何臟器長期出現功能障礙，日久都會影響主動脈的結構與功能。

小博士解說

主動脈中度縮窄透過側副血行路（Bypass）來改善，特別是胸內動脈與肋間動脈。嚴重縮窄會出現呼吸障礙，或腎臟機能低下（乏尿，甚至不尿）。活動與運動量充足、營養均衡之下有可能改善，否則下半身的側副血行路也不良，下肢與腹部的問題會隨之加多。條文444.中「脈遲而滑」的脈象出現在下利患者身上，顯現暫時腹部主動脈縮窄，反應出寸口脈遲而滑；同樣的，條文445.「寸口脈浮而大，按之反濇，尺中亦微而濇，故知有宿食」，是宿食造成暫時腹部主動脈縮窄。

大陷胸湯與承氣湯類

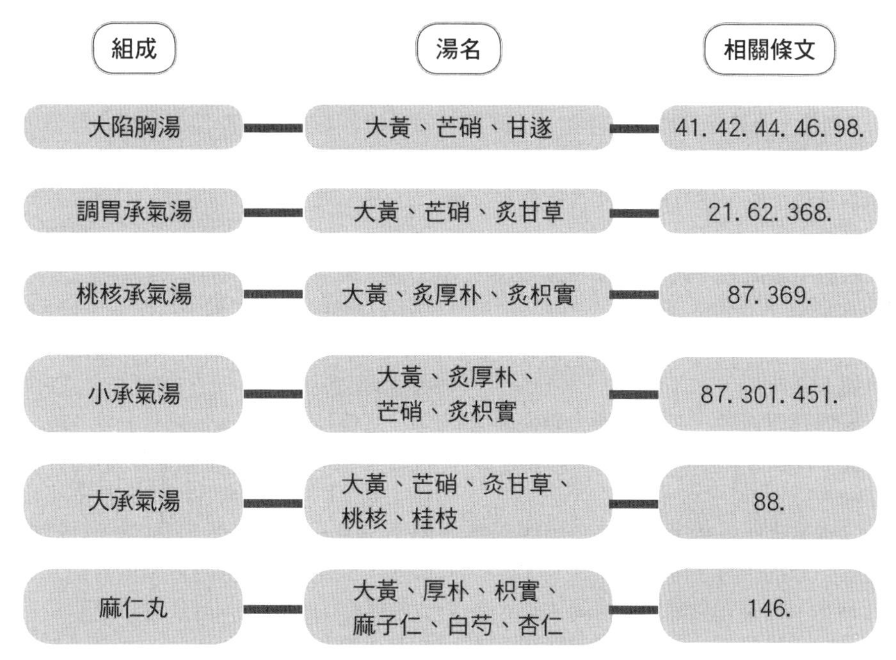

組成	湯名	相關條文
大陷胸湯	大黃、芒硝、甘遂	41. 42. 44. 46. 98.
調胃承氣湯	大黃、芒硝、炙甘草	21. 62. 368.
桃核承氣湯	大黃、炙厚朴、炙枳實	87. 369.
小承氣湯	大黃、炙厚朴、芒硝、炙枳實	87. 301. 451.
大承氣湯	大黃、芒硝、灸甘草、桃核、桂枝	88.
麻仁丸	大黃、厚朴、枳實、麻子仁、白芍、杏仁	146.

《傷寒論》中有大黃的藥方，藥味組成非常重要，劑量輕重與煮服法更重要。

✚ 知識補充站

麻仁丸屬「承氣族」，簡稱「大小調桃麻」，五方之中，麻仁丸是小承氣湯加麻仁、杏仁、芍藥。大承氣湯是小承氣湯加芒硝，桃核承氣湯是調胃承氣湯加桃仁、桂枝。大承氣湯得下，小承氣湯得汗，桃核承氣湯微小利，調胃承氣湯少少溫服之，麻仁丸以和為度，五方中，麻仁丸是最宜常用的藥丸，副作用少、顧忌不多。調胃承氣湯只有三味藥，胃弱的人服湯劑較易胃痛，科學中藥較緩和，仲景立方原意，桃核承氣湯是「先食溫服五合，日三服當微利」；「下」藥多為飯後服用，麻仁丸少少溫服之，如理中丸與黃連湯一天五、六次以上，都可養胃益腸。

《傷寒論》治療危急病證，多用大劑頓服以抑制病勢，如瓜蒂散、大陷胸丸、乾薑附子湯、桂枝甘草湯等，病在上不厭頻而少，在下不厭頓而多，少服則滋營於上，多服則峻補於下。

吳鞠通《溫病條辨》對頓服之法有其新解，認為用「頓服之法」，蓋有急而用之的意義。如桑杏湯頓服之，重者再作服；並指出：「輕藥不得重用，重用必過病所」。其他如牛乳飲、桃花粥、新加黃龍湯、活人敗毒散、小定風珠、桃花粥等之煮服法亦有其講究。

至於，攻伐或峻猛之劑，得效後減服或中病即止，取「多備少服法」，如承氣湯(先服一杯，不知再服)、桃仁承氣湯與抵擋湯等(得下利，止後服)、茵陳蒿湯及冬地三黃湯(小便得利為度)、白虎湯與白虎加桂枝湯(病退減後服，中病即已)。

5-7 下利差，至其年月日時復發者（447~451）

447.**下利差，至其年月日時復發者，以病不盡故也**，當下之，宜大承氣湯。

448.**下利脈反滑，當有所去**，下乃愈，宜大承氣湯。

449.**病腹中滿痛者，此為實也**，當下之，宜大承氣湯

450.**傷寒後脈沉。沉者，內實也**，下之解，宜大柴胡湯。

451.**脈雙弦而遲者，必心下硬，脈大而緊者，陽中有陰也**，可下之，宜大承氣湯。

大承氣湯、小承氣湯用辛苦溫的厚朴與苦酸微寒的枳實，厚朴消痰化實，厚腸胃行結水，枳實開胃健脾，除風去濕，皆不宜孕婦及虛弱人，小承氣湯三味藥一起煮，水四升煮成一升二合，分溫二服，初服當更衣（大便），不爾者（不大便）盡飲之，若更衣（大便）者勿服之。

大承氣湯與小承氣湯一樣三味藥，加芒硝，大黃酒洗，重用炙厚朴到八倍之多，炙枳實也加二倍，且先煮炙枳實，水一斗煮取五升去渣，再加酒洗大黃，煮二升去渣加芒硝微火，一兩沸，分溫再服得下餘勿服。

大承氣湯先煮炙厚朴、炙枳實，取其濃縮湯汁，取濃縮湯汁欲其下降，並加速膽汁濃縮與循環，助益膽汁從腸肝循環的迴盲腸段再回肝門靜脈。

汗、吐、下的條文有420.~470.共51條，自成一個單元，只有三個藥方，大承氣湯（443.~449.、451.）、大柴胡湯（450.）、當歸四逆湯（470.），443.~451.九條條文，不外乎「心下硬」與「宿食（內食）」，可下的九條條文中，八條是大承氣湯，只有一條450.「脈沉者，內實地，下之宜大柴胡湯」，一如424.「可發汗，無湯者，丸散亦可用，然不如湯，隨證良驗」，丸散不如湯來得有效，但是，湯不如丸散來得方便，現代人忙碌壓力大，先求方便再求有效是正向的，反觀有些人爲了求效，而無法貫徹療程，有吃藥等於沒有吃藥。

現代人多用科學中藥，大柴胡湯幾乎取代大承氣湯，較適合稍長時間的服用，尤其是暴飲暴食、偏食及便秘成習的人，大柴胡湯就可以全權調理；至於當歸四逆湯利於小腸的水分吸收，大柴胡湯、大承氣湯益大腸蠕動，以大柴胡湯爲優質。大承氣湯在《傷寒論》中共出現在28條條文，頻率最高，桂枝湯居次有25條條文，但此二單方使用頻率最低，大承氣湯最低、桂枝湯次之。

小博士解說

三方承氣湯在臨床使用率並不高，其中在《傷寒論》條文中出現比例最高的是大承氣湯，共有28條，使用率卻最低；調胃承氣湯具「調理」作用，小承氣湯具「和緩」作用，這二方各只有8條經文，卻是「經方」使用者的常用方。三方之運用及條文如下：

1.調胃承氣湯：21. 62. 122. 147. 148. 234. 236. 368.

2.小承氣湯：87.145.151.152.153.154.199.202.369.

3.大承氣湯：87. 144. 149. 150. 151. 152. 153. 155. 158. 159. 161. 200. 201. 253. 301. 302. 303. 349. 353. 443. 444. 445. 446. 447. 448. 449. 451.

《溫病條辨》溫病下之不通——五承氣湯

五承氣湯方	組成字訣	辯證重點
護胃承氣湯（取代新加黃龍湯）	元麥地，知丹大	脈沉而有力
宣白承氣湯	軍膏，杏蔞	寸口脈實
導赤承氣湯	軍連柏，硝芍地	左尺脈牢堅
牛黃承氣湯	軍牛雄犀麝梅，硃真金連芩梔	內竅不通
增液承氣湯	軍硝，元麥地	津液枯燥

《溫病條辨》新加黃龍湯（軍元麥地，人海甘歸硝薑）用調胃承氣湯（軍硝草）加減，舊方黃龍湯（軍朴實硝，參歸甘桔薑棗）用大承氣湯（軍朴實硝）加減。

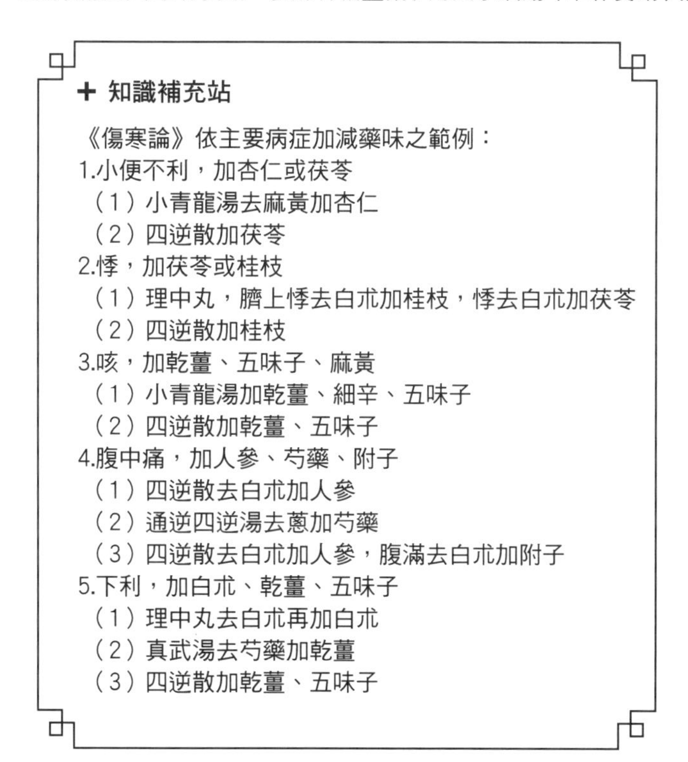

✚ 知識補充站

《傷寒論》依主要病症加減藥味之範例：

1.小便不利，加杏仁或茯苓
（1）小青龍湯去麻黃加杏仁
（2）四逆散加茯苓

2.悸，加茯苓或桂枝
（1）理中丸，臍上悸去白朮加桂枝，悸去白朮加茯苓
（2）四逆散加桂枝

3.咳，加乾薑、五味子、麻黃
（1）小青龍湯加乾薑、細辛、五味子
（2）四逆散加乾薑、五味子

4.腹中痛，加人參、芍藥、附子
（1）四逆散去白朮加人參
（2）通逆四逆湯去蔥加芍藥
（3）四逆散去白朮加人參，腹滿去白朮加附子

5.下利，加白朮、乾薑、五味子
（1）理中丸去白朮再加白朮
（2）真武湯去芍藥加乾薑
（3）四逆散加乾薑、五味子

5-8 脈濡而弱，不可下，下之則心下痞硬（452~454）

452.脈濡而弱，弱反在關，濡反在巔，微反在上，濇反在下。微則陽氣不足，濇則無血；陽氣反微，中風汗出，而反躁煩；濇則無血，厥而且寒。**陽微則不可下，下之則心下痞硬。**

453.脈濡而弱，弱反在關，濡反在巔，弦反在上，微反在下。弦爲陽運，微爲陰寒，上實下虛；意欲得溫，微弦爲虛，**虛者不可下也。**

454.脈濡而弱，弱反在關，濡反在巔，浮反在上，數反在下。浮爲陽虛，數爲無血；浮爲虛，數生熱。浮爲虛，自汗出而惡寒；數爲痛，振而寒慄；微弱在關，胸下爲急，喘汗而不得呼吸，呼吸之中，痛在於脅。振寒相搏，形如瘧狀，醫反下之，**故令脈數發熱，狂走見鬼，心下為痞，小便淋漓，少腹甚硬，小便則尿血也。**

桂枝湯服之　微似有汗，是讓交感神經得以緩緩復原，紓解壓力；四逆加人參湯養血護脈，讓副交感神經得以緩緩有勁。前者滋養交感神經，後者養護副交感神經，一以貫之，是調養自律神經失調的至寶。條文452~454的「不可下」，「陽微則不可下，下之則心下痞硬」、「微弦爲虛，虛者不可下」、「下之，令脈數發熱，狂走見鬼，心下爲痞，小便淋漓，少腹甚硬，小便則尿血。」

脈管大小與主動脈瓣大小成正比，脈動的快（速）慢（遲）也與主動脈瓣關係密切，大脈與速脈不見得就是主動脈循環不全，小脈與遲脈也不全然是主動脈瓣狹窄；但是，主動脈閉鎖不全會出現大脈與速脈，主動脈狹窄會出現小脈與遲脈。主動脈縮窄症（Coarctation of the aorta）是有可能心臟從主動脈瓣出來之後的上升主動脈、主動脈弓、下降主動脈（包括胸主動脈、腹主動脈）其所供應的臟器出現問題，該部分的主動脈結構就有可能出現縮窄的狀況，隨之反應在心臟輸出全身的脈動，寸口脈濡而弱（426.、427.「不至發汗」，452.、453.、454.「不可下」），都是體軀內某部分臟器及脈管循環不良所致。

食道裂孔在第10胸椎的水平位置，爲了讓食道通過，橫膈膜右腳的肌肉束在此形成一個圓孔，讓食道裂孔，還有前後迷走神經幹、左胃動靜脈的食道枝，以及數條淋巴管通過；橫膈膜右腳的肌肉纖維在裂孔下方交叉，形成下食道括約肌，橫膈膜收縮正常吸氣的時候，食道就關閉，呼氣的時候食道打開，一如吞嚥時，耳咽管打開。

小博士解說

條文512.「坐而伏者，短氣也，坐而下一腳者，腰痛也，裏實護腹，如懷卵物者，心痛也」，心臟跳動，呼吸出入，食飲之間都與橫膈膜息息相關，食道裂孔在主動脈裂孔的上方左側，70%的人，裂孔的兩條由橫膈膜右腳的肌肉來形成，30%的人則是由橫膈膜左腳的淺層肌肉來與裂孔右緣形成有關。

針灸補瀉要領

補瀉	方圓	進針與轉針	出針
補	圓	呼氣	吸氣
瀉	方	吸氣	呼氣

五難治之脈

五難治病症	異常脈象	正常脈象
發熱（發燒）	脈靜	脈速或躁
泄（拉肚子）	脈大	脈小
脫血（流血過多）	脈實	脈虛
病在中（內臟有問題）	脈實堅	虛小
病在外（內臟沒問題）	脈不實堅	實堅

五實死，五虛死（死證越多，死亡率越高）

虛實	死證	活證
五實	脈盛，皮熱，腹脹，前後不通，悶瞀	漿粥入胃，泄注止，則虛者活。身汗得後利，則實者活
五虛	脈細，皮寒，氣少，泄利前後，飲食不入	

脈濡而弱，弱反在關，濡反在巔

寸部	關部	尺部	病症	診治穴道
微		濇	中風汗出，而反躁煩；濇則無血，厥而且寒	孔最、太衝
弦		微	上實下虛；意欲得溫	內關、太衝
浮	微弱	數	汗出而惡寒；數為痛，振而寒慄；微弱在關，胸下為急，喘汗而不得呼吸，呼吸之中，痛在於脅	曲池、太衝

＋ 知識補充站

《內經・素問・八正神明論》具有「守門戶」要領，《傷寒論》八穴領軍，診治要領應該秉持《內經》之基本原則，先知三部九候的重要，與補瀉方圓，呼吸進出針之差別才是入門。

1.知診三部九候之病脈，處而治之。

2.見三部九候之氣，盡調不敗而救之。

3.三部九候為之原，九鍼之論不必存也。

5-9 脈濡而緊，濡則衛氣微，緊則榮中寒（455~457）

455.**脈濡而緊，濡則衛氣微，緊則榮中寒**；陽微衛中風，發熱而惡寒；榮緊衛氣冷，微嘔心內煩。醫爲有大熱，解肌而發汗，亡陽虛煩躁，心下苦痞堅，表裏俱虛竭，卒起而頭眩，客熱在皮膚，悵怏不得眠。**不知胃氣冷，緊寒在關元**，技巧無所施，汲水灌其身，客熱因時罷，慄慄而振寒；重被而覆之，汗出而冒巔，體惕而又振，小便爲微難，寒氣因水發，清穀不容間，嘔變反腸出，顛倒不得安，手足爲微逆，身冷而內煩，遲欲從後救，安可復追還。

456.**脈浮而大，浮為氣實，大為血虛；**血虛爲無陰，孤陽獨下陰部者，小便當赤而難，胞中當虛，今反小便利而大汗出，法應衛家當微，今反更實，津液四射；榮竭血盡，乾煩而不得眠，血薄肉消，而成暴液。醫復以毒藥攻其胃，此爲**重虛，客陽去有期，必下如污泥而死**。

457.傷寒，**脈陰陽俱緊，惡寒發熱，則脈欲厥；厥者，脈初來大，漸漸小，更來漸大，是其候也**。如此者，惡寒甚者，翕翕汗出，喉中痛；苦熱多者，目赤脈多，睛不慧。醫復發之，咽中則傷；若復下之，則兩目閉，寒多便清穀，熱多便膿血；若薰之，則身發黃；若熨之，則咽燥。若小便利者，可救之；若小便難者，爲危殆。

氣海穴、石門穴感應生殖器官，關元穴感應小腸經脈，中極穴感應膀胱經脈，此四穴區屬於生殖泌尿系統。男人陰下濕日久，攝護腺問題多；女人陰下濕日久，子宮、陰道、卵巢問題多，下肢結構或功能易出問題。

腳部的大、小隱靜脈進入髂總靜脈，與生殖器官的靜脈進入髂總靜脈，就會出現狀況，而造成腳部靜脈曲張。髂總靜脈直接進入下腔靜脈，它不同於消化道器官的靜脈（回歸肝門靜脈系統），因此，下體的下腔靜脈出問題，男人多兩腳弱或生病，容易出現性功能障礙，女人多兩腳弱而性冷感。

小博士解說

「針足陽明，使經不傳」最實用的是小腿外側的穴群，「足陽明」包括消化器官與消化附屬器官，小腿上半部反應消化器官，以半夏瀉心湯、黃連湯、小建中湯、小承氣湯等為主；小腿下半部反應消化附屬器官，以小柴胡湯、大柴胡湯、柴胡加芒硝湯、柴胡桂枝湯為主。

豐隆、條口、外丘、陽交都在小腿外側正中線上，此線上面八寸有足三里、上巨虛，皆屬於胃經脈，此線下面八寸有光明、陽輔、絕骨屬於膽經脈；小腿上八寸腫脹、僵硬、靜脈曲張多、冷熱等，消化器官方面問題多（胃、大腸、小腸），反之則是消化附屬器官（肝、膽、胰臟）問題多。

小腹的募穴

募穴	所屬經脈	主要病理問題
氣海穴	任脈	腹腔所有的臟器
石門穴	三焦經脈	生殖系統方面
關元穴	小腸經脈	消化道吸收方面
中極穴	膀胱經脈	泌尿系統方面

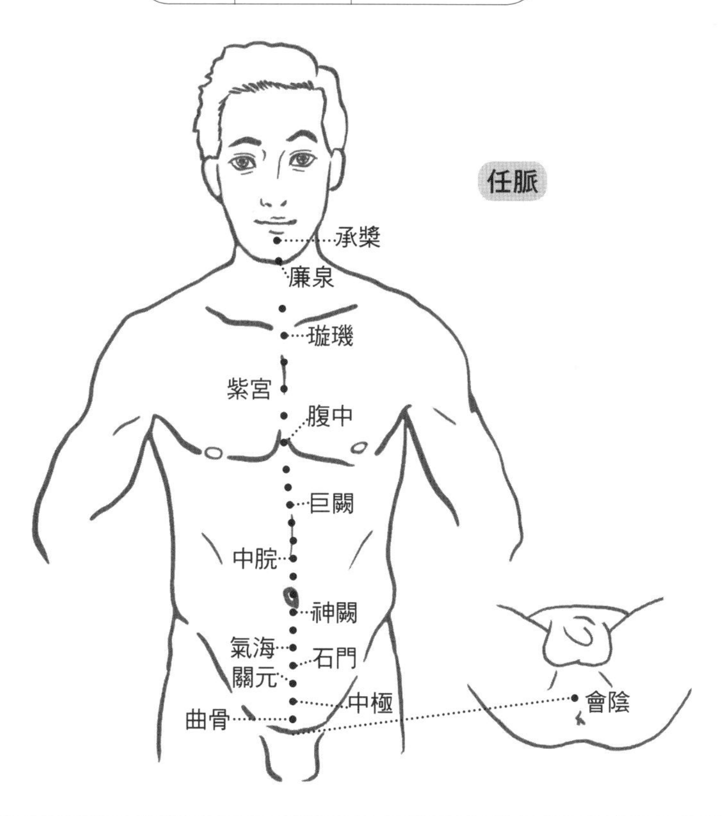

✚ 知識補充站

腹腔臟器感應小腹四個募穴，每一穴間各差一寸而已。臥位時壓按四募穴會痠麻疼痛，所屬病理問題不同，臨床上參考價值高。

橫膈膜在臥位時，居最上位，腹部內臟將橫膈膜向胸腔方向壓迫，側臥位時一側的橫膈膜較高位，此側的內臟也會被壓迫向胸腔；相反的，坐位與立位，橫膈膜居下方位置。因此，呼吸困難的患者喜歡坐姿比躺著來得多，嚴重者就要坐著睡覺。

氣海穴與關元穴是丹田氣穴，所謂「氣納丹田」就是橫膈膜與此二穴的互動。

5-10 脈數者，不可下，下之必煩，利不止（458~461）

458.傷寒發熱，口中勃勃氣出，頭痛目黃，衄不可制，貪水者必嘔，惡水者厥。若下之，咽中生瘡，假令手足溫者，必下重便膿血。頭痛目黃者，若下之，則目閉。貪水者，若下之，其脈必厥，其聲嚶，咽喉塞；若發汗，則戰慄，陰陽俱虛。惡水者，若下之，則裏冷不嗜食，大便完穀出；若發汗，則口中傷，舌上白胎，煩燥，脈數實，不大便六、七日，後必便血；若發汗，則小便自利也。

459.微則爲欬，欬則吐涎，下之則欬止，而利因不休；利不休，則胸中如蟲囓，粥入則出，小便不利，兩脅拘急，喘息爲難，頸背相引，臂則不仁，極寒反汗出，身冷若冰，眼睛不慧，語言不休。而穀氣多入，此爲除中。口雖欲言，舌不得前。

460.脈數者，久數不止，止則邪結，正氣不能復，正氣卻結於藏，故邪氣浮之，與皮毛相得。脈數者，不可下，下之必煩，利不止。

461.脈浮大，應發汗，醫反下之，此爲大逆。

胸痛常由小病變大病，條文4.「故使汗出，欲救邪風者，宜桂枝湯」，414.「身痛不休者，桂枝湯小和之。」這兩條條文正是**「風者，百病之始」**的衍生，從皮表毛孔及相關周圍神經調理，7.「太陽病，初服桂枝湯，反煩不解，先刺風池、風府，與桂枝湯則愈」，就是激活頸項的脈管與神經循環，讓桂枝湯可以入胃腸來和營衛，養益肝心。

從1.「太陽之爲病，頭項強痛而惡寒」開始」，到413.「頭痛發熱，身疼痛，熱多欲飲水，五苓散；寒多不用水，理中丸。」和342.「乾嘔，吐涎沫，頭痛，吳茱萸湯」，五苓散、吳茱萸湯是治頭痛要方，同樣是頭痛，前者是胃腸水分吸收不良，後者是胃腸蠕動不良。

張仲景的趺陽脈診斷，共有浮、沉、遲、數、大、微、芤、濇、滑、緊十個，其中，最珍貴的就是「緊」，緊脈與弦脈相似，緊脈按之會轉動如弦索無常，弦脈按之不會轉動，是浮而緊。

小博士解說

急性發燒期間，指二週內體溫偏高，37.1~38℃微發燒、38.1~38.5℃輕度發燒、38.6~39℃中度發燒、39.1℃以上為高燒，正常生理清晨(2~4點)體溫最低，傍晚(16~18點)體溫最高，正常人早上37.2℃以上，下午37.7℃以上為發燒，女性排卵期後到月經為止會上升0.6℃，腦部的視索前野、下視丘稱為體溫（調節）中樞，三週以上持續38.3℃以上的發燒為不明原因發燒，常見於感染症、自體免疫疾病、急性疾病等三大疾病。

診脈是醫生的食指腹觸按於寸脈，無名指觸按於尺脈，一開始（初持脈）必然是中指腹先觸按關部，診關脈因肥胖高矮、體態不同，橈骨與尺骨的架構也會不同，才有反關脈診法。

《內經 · 邪氣藏府病形》臟腑對應穴道及其病症

臟腑	穴道	病症
胃	足三里	面熱，兩跗之上脈堅陷，腹 脹胃脘當心而痛，上肢兩脇，膈咽不通，食飲不下
大腸	上巨虛	魚絡血，腸中切痛而鳴濯濯，冬日重感於寒即泄，當臍而痛，不能久立
小腸	下巨虛	小腹痛，腰脊控睪而痛，時窘之後，當耳前熱。若寒甚，若獨肩上熱甚，及手小指次指之間熱，若脈陷者
三焦	委陽	腹氣滿，小腹尤堅，不得小便，窘急溢則水留，即為脹
膀胱	委中	小腹偏腫而痛，以手按之，即欲小便而不得，肩上熱，若脈陷，及足小指外廉及脛踝後皆熱，若脈陷
膽	陽陵泉	善太息，口苦，嘔宿汁，心下澹澹恐人將捕之，嗌中吩吩然數唾，在足少陽之本末，亦視其脈之陷下者灸之，其寒熱

《內經 · 素問 · 熱論篇》六經之日病症

尺寸	受病	日期	經脈路徑與病症	診治原則
俱浮	太陽	當一二日發	脈上連風府，故頭項痛，腰脊強	未滿三日可汗之（未入於臟）
俱長	陽明	當二三日發	脈俠鼻、絡於目，故身熱、目疼、鼻乾、不得臥	
俱弦	少陽	當三四日發	脈循脅絡於耳，故胸脅痛而耳聾	
俱沉細	太陰	當四五日發	脈布胃中絡於嗌，故腹滿而嗌乾	滿三日可泄之（三陰三陽，五臟六腑皆受病，榮衛不行，五臟不通則死矣）
俱沉	少陰	當五六日發	脈貫腎絡於肺，繫舌本，故口燥舌乾而渴	
俱微緩	厥陰	當六七日發	脈循陰器絡於肝，故煩滿而囊縮	

5-11 動氣在右，不可下；下之則津液內竭（462）

462.**動氣在右**，不可下。下之則津液內竭，咽燥鼻乾，頭眩心悸也。**動氣在左**，不可下；下之則腹內拘急，食不下，動氣更劇，雖有身熱，臥則欲踡。**動氣在上**，不可下；下之則掌握熱煩，身上浮冷，熱汗自泄，欲得水自灌。**動氣在下**，不可下；下之則腹脹滿，卒起頭眩，食則下清穀，心下痞也。

橫膈膜從下部胸廓口開始，斜斜地上行，終止於胸廓內膨隆的腱中心，右膨隆因爲肝臟之故，幾乎到乳頭的位置，左側較低些，中央部是心囊包裹著心臟而稍微凹陷，心囊與腱中心的縱膈膜癒合，正常呼吸橫膈膜以第 8 胸椎與第 9 胸椎間的椎間圓板與胸骨劍突爲水平，鳩尾穴因此非常重要，右腳的肌肉纖維在第 10 胸椎水平處形成食道括約肌性裂孔，主動脈與胸管在橫膈膜第 12 胸椎水平處，下腔靜脈與橫膈膜神經通過橫膈膜第 8 胸椎水平位置。

胸部與腹部之間的橫膈膜孔，有血管、神經、淋巴管等通過，下腔靜脈、食道、主動脈及多數的小構造通過下腔靜脈，它的邊緣鄰接著橫膈膜，吸氣時橫膈膜收縮而徑面擴大，下腔靜脈也隨之擴張，有助下腔靜脈血回流心臟，因此，肝臟的肝門靜脈進入下腔靜脈，下體的所有器官組織及下肢，因爲吸氣橫膈膜收縮，產生幫浦效應，將血液加快送回心臟；相對的，心臟也會將血液隨之加快加量從主動脈輸出到全身。橫膈膜以下的臟器與下肢的功能，都會反應於下腔靜脈與橫膈膜鄰接的狀況。

下腔靜脈孔在腱中心，右橫膈神經的最終枝、從肝臟來的中橫膈淋巴結與縱膈淋巴結行走的淋巴管都在此通過，下腔靜脈孔在球狀的腱中心右側。下腔靜脈孔在第 8、9 胸椎的椎間板水平，是三個大孔中最上面的一個。

主動脈裂孔在橫膈膜後方，沒有連繫在橫膈膜上面，因此，橫膈膜的呼吸運動對動脈血流沒有直接影響。主動脈在正中弓狀韌帶後方，從腳之間通過，在第 12 胸椎下緣的水平位置，還有胸管，時而奇靜脈、半奇靜脈通過。有一小個胸肋三角孔，在橫膈膜的胸骨部與肋骨部間，從肝臟橫膈膜來的淋巴管與上腹壁血管在此通過，交感神經幹與最下內臟神經一起從內側弓狀韌帶的深處通過。橫膈膜的腳有兩個小孔，一個是大內臟神經通過，一個是小內臟神經通過。背俞、肝俞、膽俞、脾俞、胃俞、腎俞分別在第 9、10、11、12 胸椎與第 2 腰椎兩旁各一寸半，可觸壓診肝、脾、腎三經脈循環的虛實強弱。

動氣與不可下

動氣	下之	診治穴道	主要臟器
右	津液內竭，咽燥鼻乾，頭眩心悸	右天樞	升結腸
左	腹內拘急，食不下，動氣更劇，雖有身熱，臥則欲踡	左天樞	降結腸
上	掌握熱煩，身上浮冷，熱汗自泄，欲得水自灌	中脘	胃
下	腹脹滿，卒起頭眩，食則下清穀，心下痞	關元	小腸

腹部重要穴道

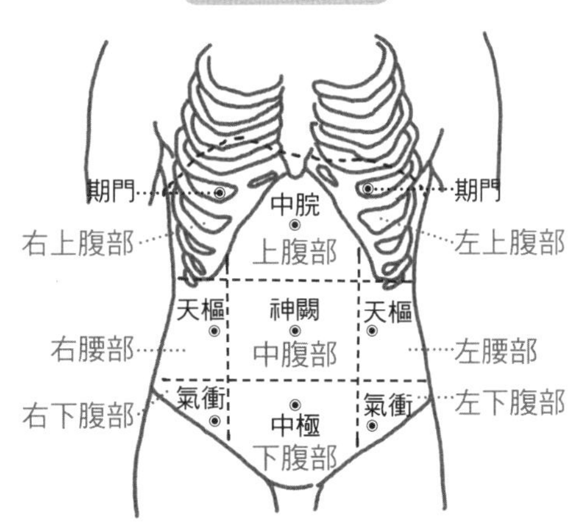

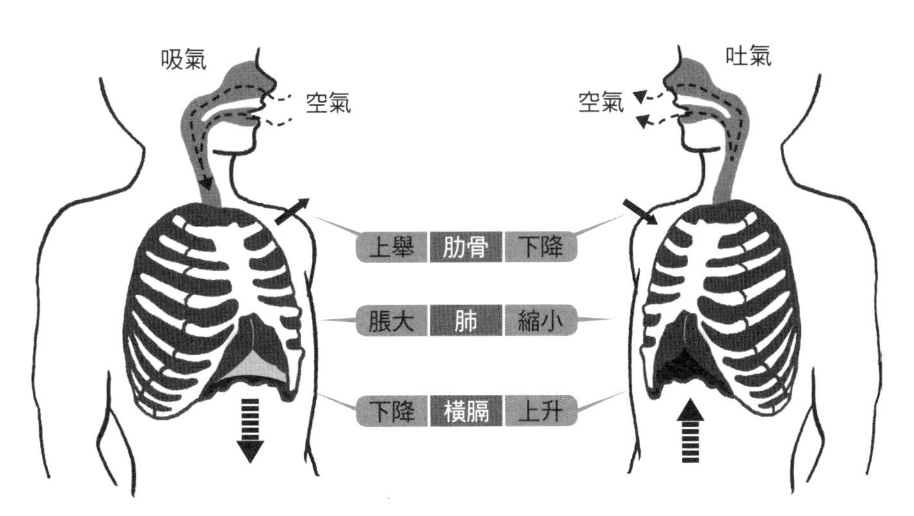

＋ 知識補充站

脾臟在左季肋部，第9~11肋骨間的腹側，此肋骨面向外彎曲，接近橫膈膜的下面與肋骨的彎曲面一致，仰臥位時，脾臟的上緣與第10肋骨的長軸幾乎一致（食道裂孔在第10胸椎水平位置），脾切痕在下方內側，深呼吸時可觸知，脾腫大更容易觸知。

胰頭是幽門水平面，即水平第1腰椎與第2腰椎，頭部在此面右下方，體部與尾部在左上方，胰臟在腹部深處，胃與網囊的後面，通常無法觸診得之。

5-12 咽中閉塞，不可下（463~464）

463.**咽中閉塞，不可下；**下之則上輕下重，水漿不下，臥則欲踡，身急痛，下利日數十行。

464.**諸外實者，不可下；**下之則發微熱。亡脈厥者，當臍握熱。

條文368提及四方，爲甘草乾薑湯（咽乾、煩躁吐逆）、芍藥甘草湯（腳攣急）、調胃承氣湯（胃氣不和， 語，少與之）、四逆湯（汗過多）。

條文368.「胃氣不和， 語，少與調胃承氣湯」，加上414.「身痛不休，消息和解其外，桂枝湯小和之」，是早期失智症及老人健忘症的良方。

芍藥甘草湯幾乎等於檸檬蜂蜜汁，夏季晨服養益肝胃，可以防中暑，也助益消除肌肉疲勞。口腔及牙齒的感覺，都反應消化道的狀況，寒冷性的食物，可能令人腹痛或拉肚子，時而伴見口臭、口瘡牙痛，檸檬含豐富維他命A、C和P，是「酸」味卻具高度鹼性，促進血液循環與助益鈣質吸收。

甘草乾薑湯則似桂圓薑母茶，冬季最宜，龍眼是溫性水果，性味甘溫，乾燥之後，性溫熱；桂圓薑母茶可以斟酌加黑糖，冬季睡前酌飲桂圓薑母茶助眠，夏季清晨檸檬蜂蜜汁，提神醒腦清腸道。

歸脾湯健脾溫胃，治用腦過度、心神不寧、健忘、失眠，體質燥熱者不適合，尤其是鼻黏膜薄弱，口乾舌燥、煩躁、多夢難眠者，天冷手腳冰冷頻尿者。

調胃承氣湯可以酸辣湯取代之，「去輕度虛寒」，而四逆湯和今日餐飲的麻辣湯有三分類似。人累多手腳痠痛無力，容易抽筋，需要補充營養、活絡血脈。酸辣湯是四川菜，內含「絲絲」入口的食材，將黑木耳、竹筍、紅蘿蔔、豆腐、豬血、豬肉或雞肉都切絲，並用太白粉勾芡，或再加煎蛋切絲，多用胡椒做湯底或煮好再加胡椒，或加辣油。至於坊間泰式酸辣湯，不同於川菜的是提味部分，有番茄、檸檬切片、薑片、辣椒、乾薑，配合海鮮蛤蠣、蝦子、魴魚、干貝，甚至加蚵仔、貢丸等。酸辣湯與芍藥甘草附子湯一樣，並不適合長期持續食用，除非是四川人、泰國人民族飲食慣性，一般人適合用來暫時性的調理身心，促進經脈循環。

小博士解說

麻辣鍋的標準材料，主要是牛骨、豬骨、牛油、醬油及米酒，水是以上材料的二倍左右，提味材料以辣椒類的辣椒、花椒為主，其次為蒜片、葱片、洋蔥、八角、小茴香、小荳蔻、肉桂、月桂葉、雞粉等，從材料的多少組成，可以體會到活化胃腸的功力，辣椒、胡椒等都是辛熱之物，可發汗散寒，暖胃快膈，入脾暖胃，濇大腸，解口臭氣、酒毒；多食則耗氣損目、齒痛損肺、走氣動火、發痔瘡臟毒，因此肺胃火氣大者不宜。

咽中閉塞之不可汗與不可下

治則	條文	症狀	發汗或下之	代表湯方
不可汗	431.	咽中閉塞	發汗則吐血，氣微絕，手足厥冷，欲得蜷臥，不能自溫	通脈四逆湯
	433.	欬而小便利，若失小便	汗出則四肢厥而逆	真武湯
	434.	諸逆	發汗，病微者難差；劇者言亂，目眩者死，命將難全	四逆散
不可下	463.	咽中閉塞	下之則上輕下重，水漿不下，臥則欲蜷，身急痛，下利日數十行	麻黃升麻湯
	464.	諸外實	下之則發微熱，亡脈厥者，當臍握熱	柴胡桂枝湯

觸診胸痛要穴

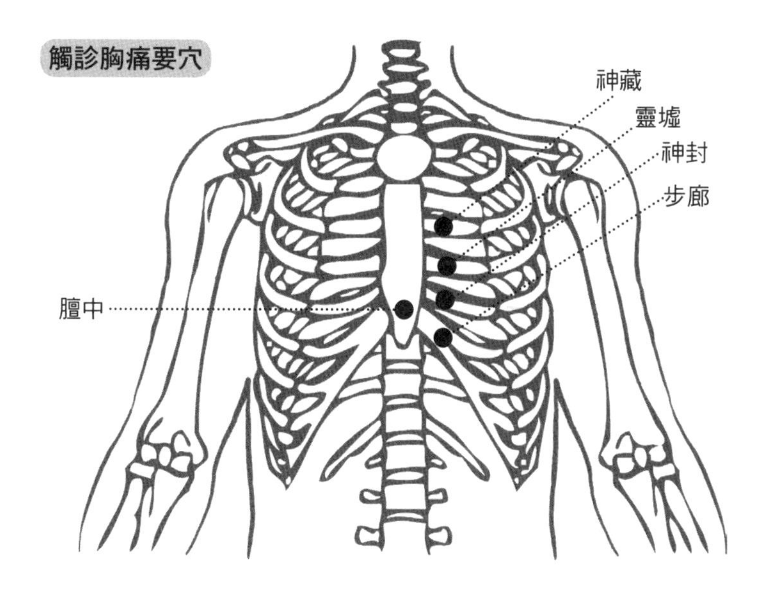

✚ 知識補充站

胸痛喜按屬虛，拒按屬實，梔子豉湯適合前者，瓜蒂散適合後者。膻中、中庭穴是氣管分歧部與主動脈交叉部；左側神封穴約在心尖區域，左側神藏穴約在心底處，左側的步廊、神封、靈墟、神藏穴是在胸肋骨五、四、三、二的縫隙間，在正中線任脈，與左乳頭垂直線胃經脈的中間。胸痛症狀，可循這些穴區來觸診，以掌握病之虛實。

5-13 太陽病，有外證未解，不可下，下之為逆（465~470）

465.太陽病，有外證未解，不可下，下之爲逆。

466.病欲吐者，不可下。嘔多雖有陽明證，不可攻之。

467.夫病陽多者熱，下之則硬。

468.無陽陰強，大便硬者，下之，必清穀腹滿。

469.傷寒，發熱頭痛，微汗出，發汗則不識人；薰之則喘，不得小便，心腹滿；下之則短氣，小便難，頭痛背強；加溫鍼則衄。

470.下利脈大者，虛也，以強下之故也。設脈浮革，因爾腸鳴者，屬當歸四逆湯。

鼻腔不順暢則口腔亦不舒暢，鼻腔、口腔、咽頭部、氣管與食道等組織器官屬於上焦，老而病者或消化道手術後的患者，仍在觀察生命機制，無法吃固體食物，只能進食半液體食物，是因爲消化器官及功能有問題，如果只能進食液體食物，基本上口腔食道間已出現問題。勞動者一大早吃飯多或大肉及重口味食物，因需要高熱量；白領階級喜吃食軟性食物，不吃硬性食物，常可見腸胃或其他臟器的問題。

食道與胃之間的賁門有下食道括約肌，由橫膈膜腱中心的右腳構成，橫膈膜負責 70% 吸氣功能，吸氣時，胸腔擴大，下食道括約肌收縮成閉鎖狀態，而無法吞嚥。吞嚥時耳咽管隨之通暢，讓吞嚥更順暢，條文 472.「呼吸者，脈之頭」，呼吸也是飲食吞嚥之根。「緩步於庭」不只是雙腳走路，呼吸也要盡求緩慢與和諧，《論語・鄉黨篇》「食不語，寢不言」就是要呼吸順暢，以助益血脈順暢。

小博士解說

吞嚥作用（Deglutition）是由三叉神經（五）、舌咽神經（九）及迷走神經（十）等傳入神經的一種反射性反應。相對的，傳出神經纖維，則由三叉神經（五）、顏面神經（七）及舌下神經（十二）進入舌、口腔，內容物在舌頭上的隨意動作推食物向後入咽，引發吞嚥，咽部肌肉非自主性推食物進入咽部，並抑制呼吸及關閉聲門等；嘴巴張開的時候，吞嚥困難，大大張開嘴巴甚至不可能吞嚥。反之，嘴巴閉緊吞嚥較容易。

上唇屬於大腸經脈路徑，下唇屬於胃經脈路徑，雙唇又反應脾胃，脾胃功能不好，雙唇顏色必然不良，口輪匝肌也會相對無力。上唇顏色非常不好，大腸必然有問題，不是便秘就是下痢；下唇顏色不好，胃都處於虛弱或發炎狀態；雙唇、舌頭、口腔、吞嚥都會反應體內臟器的功能。

便秘種類

便秘	食事性便秘	機能性便秘		痙攣性便秘	器質性便秘
		直腸性（習慣）便秘	弛緩性便秘		
原因	1. 偏食、食物含纖維質不多 2. 吃太少	1. 無視重度的排便刺激 2. 濫用瀉藥、灌腸劑	1. 大腸緊張低下，大腸運動遲緩 2. 腹肌力衰弱之故，排便時缺乏腹壓	副交感神經過度緊張造成，腸道（特別是乙狀結腸）過度緊張，妨礙大便的移送（過敏性結腸症候群）	腸道通過障礙（腸瘤、炎症造成腸道狹窄）或不足，腸道外的器質性疾病伴見大腸運動機能異常
治療	1. 意識上要求多攝取纖維質多的蔬菜及水果 2. 白朮附子湯	1. 養成規則的排便習慣 2. 蜜煎導、小柴胡湯	1. 麻子仁丸 2. 調胃承氣湯	1. 按摩、體操強化調節消化功能 2. 芍藥甘草湯、桂枝加大黃湯、五苓散、四逆湯	1. 大承氣湯 2. 小承氣湯 3. 抵當湯 4. 小建中湯 5. 附子湯

✚ 知識補充站

舌尖分辨鹹與甜，舌中間感受酸，一想到酸梅，腮腺會從舌間分泌出水狀的口水。舌根處感受苦味，辣要進入咽喉才強烈感覺。《論語．鄉黨篇》「食不語，寢不言」，因為吃飯時講話，唾液腺分泌會有問題。常人一天分泌唾液約1500毫升，20%在腮腺，70%在下頷腺，5%在舌下腺，5%在其他處。腮腺是水性的，方便咬斷東西，像打果汁；舌下腺是稠的，協助吞嚥；下頷腺介於腮腺與舌下腺之間，如果緊張或焦躁、吃東西還講話、邊走邊吃，70%下頷腺就發揮不了作用，由此可知，疾病亦是從上往下走。

中藥處方會依病症，斟酌藥之酸、苦、甘、辛、鹹不同性味來開藥方。同樣的，食療也要知道怎麼吃，才會恰到好處。以半下夏瀉心湯為例，有半夏（盛產於江蘇）、人參或黨參（盛產於甘肅）、黃連（盛產於四川）、黃芩（盛產於黑龍江）、甘草（盛產於寧夏）、薑（盛產於台灣、四川）、紅棗（盛產於南方），七味藥組成即可完整遍覽華北、華中、華南，其中只有紅棗是果實長在樹上，其餘都生在地下，因每個地域所含微量礦物質都不一樣，總和每味藥的療效及其所蘊含的營養，兼具醫療與食療之價值更足珍貴。

半夏瀉心湯目前被日本諸多醫生奉為治療胃疾的聖藥，是符合科學的；如是一般性胃不舒服，非關精神壓力問題，屬於過勞致腦神經有輕微衰弱、脾臟功能稍見不暢，服用半夏瀉心湯，即有一定效果。

第6章
脈法

現代診脈八個主要動脈部位：

1. 頸動脈（人迎穴）
2. 橈動脈（太淵穴）
3. 顳動脈（聽宮穴）
4. 肱動脈（青靈穴）
5. 股動脈（五里穴）
6. 膝膕動脈（陰谷穴）
7. 脛骨後動脈（太溪穴）
8. 足背動脈（衝陽穴）

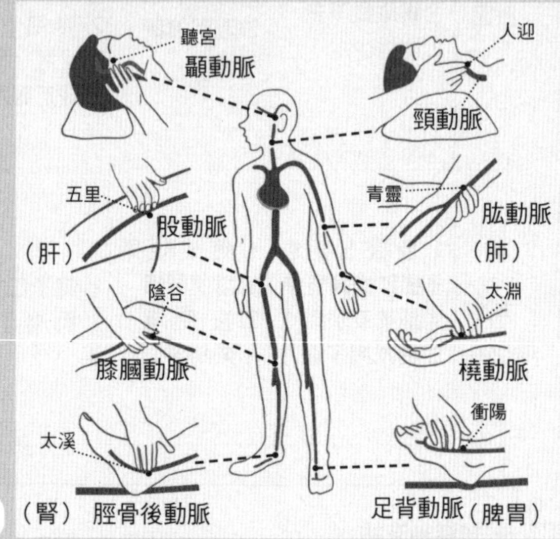

現代診動脈八部位

《內經・素問・三部九候論》三部九候的診治

三部	上部		中部		下部	
天	頭角之氣	兩額之動脈 頭維穴 （顳動脈）	肺	手太陰 太淵穴 （橈動脈）	肝	足厥陰 五里穴 （股動脈）
人	耳目之氣	耳前之動脈 聽宮穴 （顴耳動脈）	心	手少陰 神門穴 （尺動脈）	脾胃之氣	足太陰 衝陽穴 （足背脈）
地	口齒之氣	兩頰之動脈 大迎穴 （頰動脈）	胸中之氣	手陽明 合谷穴 （掌背動脈）	腎	足少陰 太溪穴 （脛骨後動脈）

6-1 脈有三部，尺寸及關，三部不同病各異端(471)

471.問曰：**脈有三部**，陰陽相乘，榮衛血氣，在人體躬，呼吸出入，上下於中，因息游布，津液流通，隨時動作，效象形容：**春弦秋浮，冬沉夏洪。**察色觀脈，大小不同。一時之間，變無經常，**尺寸參差，或短或長，上下乖錯，或存或亡，**病輒改易，進退低昂，心迷意惑，動失紀綱，願爲具陳，令得分明。師曰：子之所問，道之根源。**脈有三部，尺寸及關。**榮衛流行，不失衡銓。**腎沉心洪，肺浮肝弦，**此自經常，不失銖分。出入升降，漏刻周旋，水下二刻，一周循環，當復寸口，虛實見焉。變化相乘，陰陽相干，**風則浮虛，寒則牢堅，沉潛水滀，支飲急弦，動則爲痛，數則熱煩。**設有不應，知變所緣，三部不同，病各異端，**太過可怪，不及亦然，**邪不空見，終必有奸。**審察表裏，三焦別焉，**知其所舍，消息診看，料度藏府，獨見若神。爲子條記，傳與賢人。

寸口脈分寸、關、尺三部位，主要比較（一）脈位、（二）脈象、（三）脈動：

一、脈動的位置（**寸脈與尺脈**）

1.寸部診察胸喉中事，含括胸腔、上肢及頭面。位置指太淵到魚際，包括太淵到魚際的血絡，先察有無「外」離之脈。

2.尺部診察少腹腰腹膝脛足中事，含括腹腔及下肢，指經渠穴到列缺穴，包括經渠到尺澤的血絡，比較寸部與尺部，嚴重者爲病本，次者爲標。

二、脈動的形象（**滑濇大小浮沉**）

1.滑脈滑溜清楚，血管滑動有力結實，滑者陰氣有餘，多汗身寒。

2.濇脈若有若無，血管滑動無力浮動，濇者陽氣有餘，身熱無汗。

3.脈若滑若濇，陰陽有餘，無汗而寒。

4.脈粗大者陰不足、陽有餘，爲熱中。

5.脈沉細數，少陰厥。脈沉細數散者，寒熱。

6.脈浮而數，眩仆。脈浮不躁在陽爲熱，有躁在手。

7.脈細而沉在陰爲骨痛，脈靜則在足，脈數動一代病在陽，洩及便膿血。

三、脈動的速度(**疾徐快慢**)

1.來疾去徐，上實下虛，爲厥巔疾(頭痛、思考不清楚)；一摸到脈，脈走得很快，再摸仔細，脈走得慢。

2.來徐去疾，上虛下實，爲惡風(怕冷、怕風)，陽氣受也；一摸到脈，脈走得很慢，再把脈摸仔細，脈走得快。

小博士解說

《內經・素問・脈要精微論》

「尺內兩傍，則季脇也，尺外以候腎，尺裏以候腹。中附上(即關)，左外以候肝，內以候鬲；右外以候胃，內以候脾。上附上(即寸)，右外以候肺，內以候胸中；左外以候心，內以候膻中。前以候前，後以候後。上竟上者，胸喉中事也；下竟下者，少腹腰股膝脛足中事也。」

內與外，是診脈的時候出現在指腹的前方或偏外側為外，後方或偏內側為內，在內的部位是功能的表現，在外的部位主要是臟腑的結構情形，離動出現在外，都是有乖離不和之象。

寸關尺的位置

三部	穴道	位置
寸	太淵	腕關節橫紋外側橈動脈中，橈側屈腕肌外側
關	經渠	橈骨莖突內緣，旋前肌中，太淵上量一寸
尺	列缺	橈骨莖突上方，肱橈肌與外展拇長肌之間，太淵上量一寸五分

初持寸口脈，可見脈象在內或外

三部	左		右	
	外	內	外	內
寸	心	膻中	肺	胸中
關	肝	橫膈	脾	胃
尺	腎	腹裏	腎	腹裏

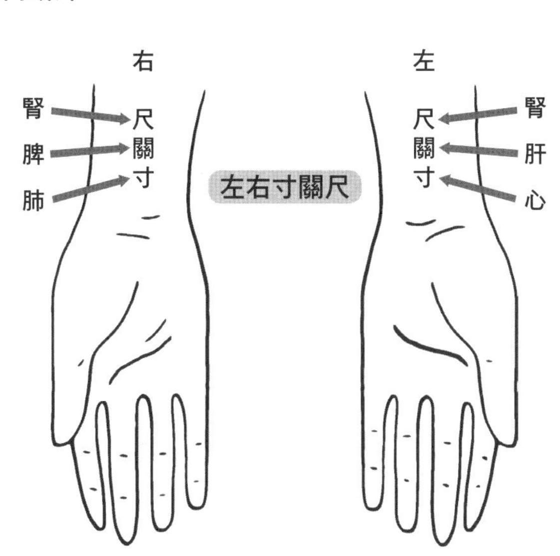

+ 知識補充站

1.左寸屬心臟及主動脈，診察心臟結構、循環系統、左上半身的功能狀況。

2.右寸屬肺臟及肺動脈，診察呼吸系統、免疫系統、右上半身的功能狀況。

3.左關屬消化附屬器官，診察肝臟、橫膈膜、情緒狀態。

4.右關屬消化器官，診察脾臟、胃、思考與智慧狀態。

5.左尺診察左腎臟、腎上腺、左側下半身的功能狀況。（左腎靜脈比右腎靜脈長，左腎靜脈要回下腔靜脈的距離比較遠；因下腔靜脈在腹主動脈的右側，以致造成左腎靜脈側副行路變化較多，一旦左側下半身有癌細胞，移轉到骨髓與腦部的機率相對較高。）

6.右尺屬右腎臟與腦下垂體之間互動的功能，以及右側下半身的功能狀況。(腹腔主動脈在下腔靜脈左側，右腎動脈比左腎動脈長，臨床上右腎臟的手術比左腎臟的風險高一些。)

6-2 呼吸者，脈之頭也 (472~474)

472.師曰：呼吸者，脈之頭也。

473.初持脈，**來疾去遲，此出疾入遲，名曰內虛外實**也。初持脈，**來遲去疾，此出遲入疾，名曰內實外虛也。**

474.假令**脈來微去大，故名反，病在裏也；脈來頭小本大，故名覆，病在表**也。**上微頭小者，則汗出；下微本大者，則爲關格不通，不得尿**。頭無汗者可治，有汗者死。(參考527.)

初持脈是第一個脈動瞬間的來去，出來微弱，回去較大，臟器有問題；出來頭小尾大（不論回去的大小）臟器沒有問題，寸口微弱而頭大，表虛有汗，尺脈微弱而尾大，裏實不通暢。

初持脈是指腹一碰到脈動的第一個感覺，出來與回去的快與慢，反應著心臟的收縮與舒張。出來快、回去慢，是外實內虛多，主要是內虛，服用小建中湯、理中丸、附子湯爲主；外實比內虛嚴重，仍有內虛狀況，則服用桂枝湯、麻黃湯、小青龍湯爲主。出來慢、回去快，是爲外虛內實。回來很快，爲內實嚴重，服用大陷胸湯、大承氣湯、抵當湯等；仍有內實，但外虛較嚴重則宜服半夏瀉心湯、柴胡加芒硝湯、柴胡桂枝湯。

橫膈膜負責 70% 吸氣功能，可是，沒有呼氣的話，橫膈膜是毫無作用可言。腹部肌肉群輔助呼氣，肋間內肌與肋間最內肌等直接與肋間外肌和橫膈膜拮抗協調呼吸作業；只要腹部的臟器有狀況，就會牽扯到腹部肌肉群，進而影響呼氣的順暢度，從腹脹開始到胸悶、胸痺，皆與下肢及屎尿相關，治療上分爲「下之」與「不可下之」，胸悶、胸痹則與上肢及汗關係較密切，治療也分爲「汗之」與「不可汗之」。

小博士解說

《內經・素問・平人氣象論》

1.人一呼脈再動，一吸脈亦再動，呼吸定息，脈五動，閏以太息，命曰平人。平人者，不病也。當以不病調病人，醫不病，故為病人平息以調之為法。

2.人一呼脈一動，一吸脈一動，曰少氣。人一呼脈三動，一吸脈三動而躁，尺熱曰病溫，尺不熱脈滑曰病風，脈濇曰痺。人一呼脈四動以上，曰死脈，絕不至曰死，乍疏乍數曰死。平人之常氣稟於胃，胃者，平人之常氣也，人無胃氣曰逆，逆者死。

3.太過與不及，寸口之脈，中手短者曰頭痛；中手長者曰足脛痛；中手促上擊者曰肩背痛。

- 《難經-一難》「十二經皆有動脈，獨取寸口，以決五臟六腑死生吉凶之法」、「寸口者，五藏六府之所終始，故法取於寸口也。」
- 《難經-四難》「呼出心與肺，吸入腎與肝，呼吸之間，脾受穀味也，其脈在中。」

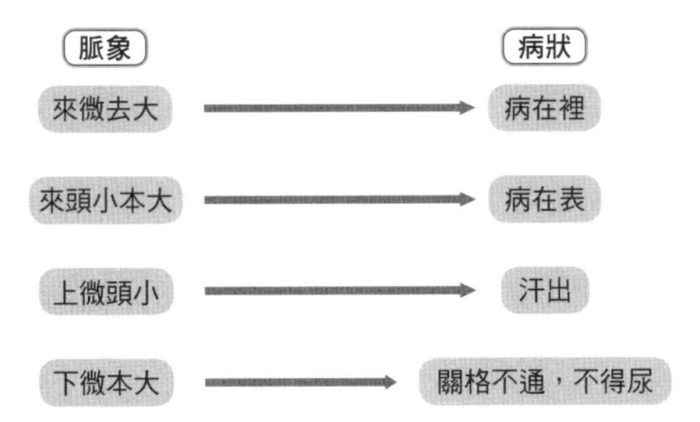

初持脈辨虛實

初持脈	虛實	代表湯方
出來快回去慢	內虛	小建中湯、理中丸、附子湯
	外實比內虛嚴重，但是仍有內虛狀況	桂枝湯、麻黃湯、小青龍湯
出來慢回去快	內實嚴重	大陷胸湯、大承氣湯、抵當湯
	外虛比內實稍嚴重，仍是有相當內虛的成分	半夏瀉心湯、柴胡加芒硝湯、柴胡桂枝湯

＋ 知識補充站

《傷寒論》所論脈法中，解釋脈與人的關係最精確的就是條文501.「脈病人不病，名曰行尸。以無王氣，卒眩仆，不識人者，短命則死。人病脈不病，名曰內虛。以無穀神，雖困無害。」脈病與不病，就是九候七診的七診，「獨見」或大或小、或急或遲，或寒或熱，或陷下，其中最重要的是大小急遲，感應心臟脈動的變化。

6-3 寸口衛氣榮氣之盛弱 (475~477)

475.寸口衛氣盛名曰高，榮氣盛名曰章，**高章相搏，名曰綱。**衛氣弱名曰惵，榮氣弱名曰卑，**惵卑相搏，名曰損。**衛氣和名曰緩，榮氣和名曰遲，**遲緩相搏名曰沉。**
476.**寸口脈緩而遲**，緩則陽氣長，其色鮮，其顏光，其聲商，毛髮長；遲則陰氣盛，骨髓生，血滿，肌肉緊薄鮮硬。陰陽相抱，營衛俱行，剛柔相得，名曰強也。
477.師曰：脈，肥人責浮，瘦人責沉。**肥人當沉，今反浮，瘦人當浮**，今反沉，故責之。

寸口脈緩多見於健康、愉快的人：
1.衛氣和，名曰緩，爲身體好。
2.緩則陽氣長，其色鮮，其顏光，其聲高，毛髮長，即長得美好。
3.緩者胃氣實，實則穀消而水化，消化好。
4.緩者胃氣有餘，胃口好。
5.按之來緩，時一止復來者，名曰結，反應心臟循環有問題。

前四點脈緩是遲而有力的，如運動選手每分鐘心跳 40~50 下，最後一點的緩脈是遲而無力，出現時而斷續的脈動，心臟都有問題；最重要的是條文 480. 對緩脈的定義「陰脈與陽脈同等」。

整本《內經》一言以概之「緩」也，「緩」寓含事緩則圓，心緩則安；人緩就有「暖」，人心暖和就有無限的資源與支援。

緩有緩和的本意，若加了「慢」成了緩慢，則有不足或虛弱之象。緩慢速度則爲遲，條文 475. 榮氣和曰遲 476. 遲則陰氣盛。心跳過慢多見心臟肥大，心臟肥大可能是心臟病，也可能是孕婦懷孕期一時的心臟肥大，也可能發生在大量有氧運動選手身上。

條文 475.、476. 之緩遲指的是緩者，一般遲脈是心跳數不及常人。一般人一呼一吸跳五下，脈象也有很多變化，人的胖瘦，也會影響脈象，如肥人脂肪多而脈較沉，瘦人脂肪少而脈較浮，緩慢遲與浮沉之脈診，都要寧心靜氣來診脈才精確。

小博士解說

《內經・靈樞・經脈篇》中言及欲治腎足少陰之諸病，「緩帶披髮，大杖重履而步」是一治法；又，《內經・素問・四氣調神大論篇》也提及春三月的養生之道宜「披髮緩形，以使志生」，兩者重點都在於「緩」。「緩帶披髮」是要寬衣帶不束髮，緩和生活步調，輕輕鬆鬆過日子，「大杖重履而步」是負重還穿很重的鞋子，步履維艱，以勞筋骨、苦心志強化筋骨與臟腑，助益腦下垂體及內分泌系統，是積極、慎重、珍惜的生命態度。「披髮緩形，以使志生」也是生活步調要輕鬆、愉快，生命態度則要規劃、立志。

營衛強弱與相搏

寸口脈象	營衛	強弱	相搏
強盛（彰顯）	衛氣盛	高	綱
	榮氣盛	章	
虛弱（畏縮）	衛氣弱	惵	損
	榮氣弱	卑	
溫和（潛藏）	衛氣和	緩	沉
	榮氣和	遲	

肥瘦之脈

肥人 → 脈宜沉，不宜浮

瘦人 → 脈宜浮，不宜沉

營衛俱行與相抱

寸口脈象　體況特質

緩 → 陽氣長，色鮮、顏光、聲商、毛髮長

遲 → 陰氣盛，骨髓生、血滿、肌肉緊薄鮮硬

強 → 陰陽相抱、營衛俱行、剛柔相得

《內經・靈樞・逆順肥瘦篇》

肥瘦	長相	性格	治法差異	調理藥方
肥人	廣肩，腋項肉薄，皮厚而黑色，脣臨臨然，其血黑以濁，其氣澀以遲	貪於取與需求較大，吃喝量也大，習於擁有與佔據	氣血循環較慢，刺針宜深而留之，多益其數	多促進氣血循環，實者多調胃承氣湯、大柴胡湯等，虛者多真武湯、小建中湯
瘦人	皮薄色少，肉廉廉然，其血清氣滑，易脫於氣，易損於血	薄脣輕言，反應較快，講話速度也快，較會隨意說話	氣血循環較快，刺針宜淺而疾之	多補養氣血，虛者多附子湯、四逆加人參湯，實者多生薑瀉心湯、桃核承氣湯

6-4 五臟脈有輕重之別 (478~480)

478.問曰：經說脈有三菽、六菽重者，何謂也？師曰：脈，人以指按之，如三**菽之重者，肺氣**也；如六菽之重者，心氣也；如九菽之重者，脾氣也；如十二菽之重者，肝氣也；**按之至骨者，腎氣**也。假令下利，寸口、關上、尺中，悉不見脈，**然尺中時一小見脈，再舉頭者，腎氣**也。若見損脈來，至為難治。

479.寸口脈，浮為在表，沉為在裏，**數為在府，遲為在藏**。假令脈遲，此為在藏也。

480.陽脈浮大而濡，陰脈浮大而濡，**陰脈與陽脈同等者，名曰緩**也。

脈之浮沉輕重各有其意義，從底線開始省思「**尺中時一小見脈，再舉頭者，腎氣也**」與條文474之來頭不小與否，互為輝映，診脈最重要的就是初持脈（一把脈的第一下脈動），是需要用心耐心長期累積經驗。

《內經．素問．陰陽應象大論》「善診者，察色按脈，先別陰陽；審清濁，而知部分；**視喘息，聽音聲，而知所苦**；觀權衡規矩，而知病所主。**按尺寸，觀浮沉滑澀，而知病所生以治**；無過以診，則不失矣。故曰：病之始起也，可刺而已；其盛，可待衰而已。故因其輕而揚之，因其重而減之，因其衰而彰之。**形不足者，溫之以氣；精不足者，補之以味**。其高者，因而越之；其下者，引而竭之；**中滿者，瀉之於內；其有邪者，漬形以為汗**；其在皮者，汗而發之；其慓悍者，按而收之；其實者，散而瀉之。審其陰陽，以別柔剛；陽病治陰，陰病治陽，定其血氣，各守其鄉，血實宜決之，氣虛宜掣引之。」

為醫者，欲善治疾病，脈診雖非絕對，但不可不切脈，從別陰陽開始，參合望、聞、問之診，綜合後作為施治依據。

小博士解說

診脈要從寸口的三部下手(471.)，初持脈確實掌握第一下脈動(473.、474.)再比較衛氣與營氣之盛衰，尤其是緩遲的確實狀況(476.)；進而依病人肥瘦體型，加減其浮沉的實際狀況(477.)之後，才能夠辨別肺(寸與上頭)與腎(尺與下尾)的千變萬化。

《傷寒論》之脈診，仲景將《內經》精華薈萃，477.述說浮沉是肥瘦不同，478.的浮沉輕重則是肺、心、肝、脾、腎各有所異，479.遲脈在臟是不合乎常人之脈的遲脈，476.緩而遲是強而有力的常人之脈，480.再將緩脈解釋陰脈與陽脈「同等」，都是「浮大而濡」；最重要的觀念是，寸口為陽則尺為陰，浮為陽則沉為陰。

五臟脈之輕重與對應

五臟氣	脈重	對應	穴道
肺	三菽	皮	太淵
心	六菽	脈	神門
脾	九菽	肉	太白
肝	十二菽	筋	太衝
腎	按之至骨	骨	太溪

《內經．素問．平人氣象篇》

五臟	平脈	病脈	死脈	代表湯方	穴道
心	累累如連珠，如連琅玕，曰心平，夏以胃氣為本	喘喘連屬，其中微曲，曰心病	前曲後居，如操帶鉤，曰心死	葛根湯 小青龍湯 麻黃升麻湯	尺澤
肺	厭厭聶聶，如落榆莢，曰肺平，秋以胃氣為本	不上不下，如循雞羽，曰肺病	如物之浮，如風吹毛，曰肺死	附子瀉心湯 桃核承氣湯 炙甘草湯	內關
肝	耎弱招招，如揭長竿末梢，曰肝平，春以胃氣為本	盈實而滑，如循長竿，曰肝病	急益勁，如新張弓弦，曰肝死	小柴胡湯 大柴胡湯 柴胡加龍骨牡蠣湯	太衝
脾	和柔相離，如雞踐地，曰脾平，長夏以胃氣為本	實而盈數，如雞舉足，曰脾病	銳堅如鳥之喙，如鳥之距，如屋之漏，如水之流，曰脾死	半夏瀉心湯 吳茱萸湯 烏梅丸	足三里
腎	喘喘累累如鉤，按之而堅，曰腎平，冬以胃氣為本	如引葛，按之益堅，曰腎病	發如奪索，辟辟如彈石，曰腎死	五苓散 竹葉石膏湯 真武湯	太溪

＋ 知識補充站

《內經》62篇，與《傷寒論》552條條文，相互對應。人體是藝術結構，不是工程架構，一個人的血管有十萬公里長，可以繞地球兩周，微血管有一千億條在維生，當生病時，微血管不正常的新生，就會造成某些動脈的栓塞，而脈動不正常，也會造成靜脈的栓塞，在不同部位出現靜脈曲張，不只是小腿、手臂而已，如肝病嚴重時，會出現食道靜脈曲張。

6-5 北方腎脈沉滑而濡 (481~486)

481.問曰：東方肝脈，其形何似？師曰：肝者木也，名厥陰，**其脈微弦，濡弱而長，是肝脈也。肝病自得濡弱者愈也。假令得純弦脈者死**，何以知之？以其脈如弦直，此是肝藏傷，故知死也。

482.問曰：二月得毛浮脈，何以處言至秋當死？師曰：二月之時，脈當濡弱，反得毛浮者，故知至秋死。**二月肝用事，肝脈屬木，脈應濡弱，反得毛浮脈**者，是肺脈也。肺屬金，金來剋木，**故知至秋死**。他皆倣此。

483.南方心脈，其形何似？師曰：心者火也，名少陰。**其脈洪大而長，是心脈也。心病自得洪大者，愈也。**

484.立夏得洪大脈，是其本位，其人病身體苦疼重者，須發其汗。若明日身不疼不重者，不須發汗。若汗濈濈自出者，明日便解矣。何以言之？**立夏得洪大脈，是其時脈**，故使然也。四時倣此。

485.西方肺脈，其形何似？師曰：肺者金也，名太陰，**其脈毛浮也。肺病自得此脈，若得遲者皆愈，若得數者則劇**。何以知之？數者南方火，火剋西方金，**法當癰腫，爲難治也。**

486.北方腎脈，其形何似？師曰：腎者水也，名曰少陰，**其脈沉滑，是腎脈也。腎病自得沉滑而濡者，愈也。**

美國時間生物學者Smolensky（Advances in Climatic Physiology,Ito S Ogata K.Yoshimura Heds Tokyo:Igaku Shoin Ltd 1972; P281~318）從43萬多例的死亡統計解析，1972年心臟病死亡以早上10點左右爲最多，當時還沒有把心臟死亡與生理節奏韻律考量在一起。時至1985年Muller(Circadian Variation in the Frequency of Onset of Acute Myocardial Infarction N Engl J Med 1985; 313:1315-1322）的報告指出重症心律不整與腦中風的發病時刻，以早上10~11點頻率最高。更多資料證明《內經》上古天眞論、四季調神大論、生氣通天論、金匱眞言論四篇就是生理時鐘的指示燈。

繼肥瘦浮沉脈、五臟輕重脈之後，就是四面八方、三節四季（春節、端午節、中秋節，春季、夏季、秋季、冬季）與脈動的感應。基本上以四立（節）爲基準，即立春肝脈弦（左關）、立夏心脈大（左寸、右關）、立秋肺毛浮脈（右寸）、立冬腎沉滑脈（左尺、右尺）。

春季從大寒之後，立春開始，到了春分是太陽直射赤道；再者，立夏之後是穀雨，到了夏至，是太陽直射北回歸線；過了立秋到了秋分，太陽再直射赤道；過了立冬到了冬至，太陽直射南回歸線，再漸漸回到了立春，之後春分，又是太陽直射赤道，立春、立夏、立秋、立冬，太陽直射在赤道與回歸線之間的中間線，因此診脈以此爲基準：

1.立春到春分是入春，春分到立夏是出春。
2.立夏到夏至是入夏，夏至到立秋是出夏。
3.立秋到秋分是入秋，秋分到立冬是出秋。
4.立冬到冬至是入冬，冬至到立春是出冬。

（註：入夏即先夏至之病溫，出夏後緩夏至日之病暑，屬當出汗勿止。）

四季的「入」與「出」，脈象的變化也隨之據以加減因應，即使是在空調設備發達的現代也是如此。

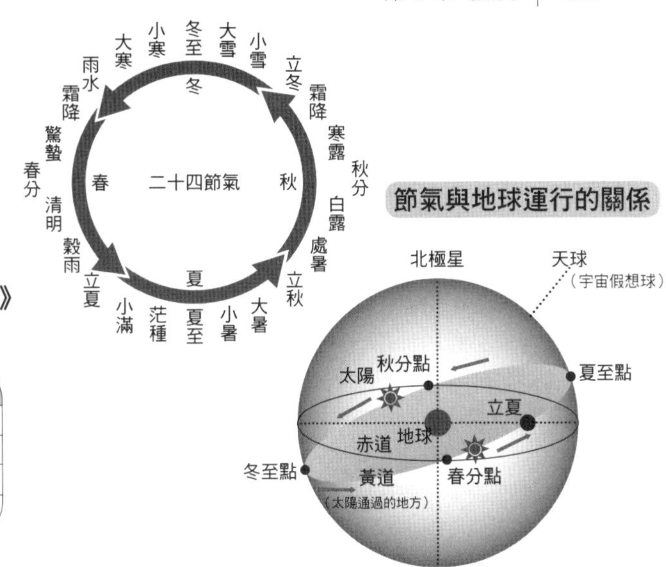

《內經·素問·玉機真藏論》
四時脈之逆順

四時	逆四時		順四時
春	脈沉濇	肺脈	肝脈
夏		腎脈	心脈
秋	脈浮大	心脈	肺脈
冬		脾脈	腎脈

《傷寒論》之五臟脈

條文	四方	五行	陰臟	脈象	診脈部位	病狀
481	東	木	肝	脈微弦，濡弱而長	左關	肝病自得濡弱者愈，假令得純弦脈者死，脈如弦直，此是肝藏傷，故知死
483 484	南	火	心	脈洪大而長	左寸	心病自得洪大者，愈
482 485	西	金	肺	脈毛浮	右寸	肺病自得此脈，若得遲者皆愈，若得數者則劇。數者南方火，火剋西方金，法當癰腫，為難治
486	北	水	腎	脈沉滑	左尺 右尺	腎病自得沉滑而濡者，愈

《內經 · 素問 · 脈要精微論》四時五臟之脈

四時	正常脈	五臟	搏堅而長	耎而散
春	浮，如魚之遊在波	肺	當病唾血	當病灌汗，至今不復散發
夏	在膚，泛泛乎萬物有餘	心	當病舌卷不能言	當消環自已
秋	下膚，蟄蟲將去	肝	色不青，當病墜若搏，因血在脇下，令人喘逆	色澤者當病溢飲，溢飲者渴暴多飲，而易入肌皮腸胃之外
		脾	其色黃，當病少氣	色不澤者當病足䯒腫，若水狀
冬	在骨，蟄蟲周密，君子居室	腎	其色黃而赤者，當病折腰	當病少血，至今不復

6-6 脈有縱橫順逆 (487~490)

487.問曰：翕奄沉，名曰滑，何謂也？師曰：沉為純陰，翕為正陽，陰陽和合，故令脈滑，關尺自平。陽明脈微沉，食飲自可。**少陰脈微滑，滑者，緊之浮名也，此為陰實，其人必股內汗出，陰下濕也。**

488.問曰：脈有相乘，有縱有橫，有逆有順，何謂也？師曰：水行乘火，金行乘木，名曰縱；火行乘水，木行乘金，名曰橫；水行乘金，火行乘木，名曰逆；金行乘水，木行乘火，名曰順也。

489.問曰：何以知乘府？何以知乘藏？師曰：**諸陽浮數為乘府，諸陰遲濇為乘藏也**。

490.問曰：濡弱何以反適十一頭？師曰：五藏六府相乘，故令十一。

條文488.的脈有「逆」、「順」，於血脈循環系統上，就是下腔靜脈回流心臟，「逆」是下半身的靜脈回流不順或滯留，會導致百病叢生。

陰下濕是腹股溝淋巴節的反應，腹股溝淋巴節與腹腔的靜脈回流心臟不良，會出現男人陰下濕（腹股溝與睪丸濕疹）、女人陰下濕（外陰部濕疹過敏）等。於發生學上，睪丸與腹外斜肌、腹內斜肌、腹橫肌、腹直肌是一體成形的，從生到死為止，睪丸外皮囊與腹部肌肉群一直互通訊息；男人忙碌之後，陰下多濕漉，醒來就陰下濕，甚至陰下黃汗淋漓，內褲濕黃，嚴重者連肛門附近也濕漉漉，其屎與尿多不順暢，新陳代謝方面問題叢生，改善陰下濕可以防止老化加速。

少陰脈指太溪穴區的脛骨後動脈，分別來自髂動脈、股動脈；寸關尺的寸口脈為橈動脈、鎖骨下動脈、肱動脈。心臟透過主動脈輸出血液到全身，寸口脈滑「翕奄沉」，寸關尺自平，上肢動脈循環正常。

陽明脈指衝陽穴腳背動脈（屬脛骨前動脈）的趺陽脈，陽明脈與少陰脈皆來自股動脈，陽明脈微沉而食飲自可，即脛骨前動脈、腳背動脈的衝陽穴脈動，接近「翕奄沉」之滑；脛骨後動脈的太溪穴脈動雖是微滑，不是「翕奄沉」充滿和順收斂的沉滑脈，而是緊之浮實的浮滑脈，條文487.的脈都有滑，仔細端詳：

1.寸口之滑為翕奄沉，陰陽和合，寸關脈自平，為和緩的另一詮釋。

2.衝陽之微沉，飲食自可，必然有「翕奄沉」的意境。

3.少陰脈之微滑是緊的浮脈，與寸口脈「翕奄沉」的沉脈，陽明脈「微沉」的沉脈大不同。

三脈雖在寸口，但衝陽穴、太溪穴與寸口脈三處脈診跳動的感覺與意義是大不同的。

小博士解說

「翕奄沉」的「翕」有合翼、收斂、收縮、和順之意，也是鳥類軀部背面和兩翼表面的總稱。《詩經-小雅》「兄弟既翕，和樂且湛」、《史記-太史公自序》「天下翕然，大安殷富」，翕然就是和諧順服的樣子。「奄」則有覆蓋、含蓋、忽然、四方、久觀、氣息微弱之意。

生尅與五行

生尅	五行	五臟
縱尅	水→火 金→木	腎臟→心臟 肺臟→肝臟
橫尅	火→水 木→金	心臟→腎臟 肝臟→肺臟
逆生	水→金 火→木	腎臟→肺臟 心臟→肝臟
順生	金→水 木→火	肺臟→腎臟 肝臟→心臟

五行生尅

五臟生尅

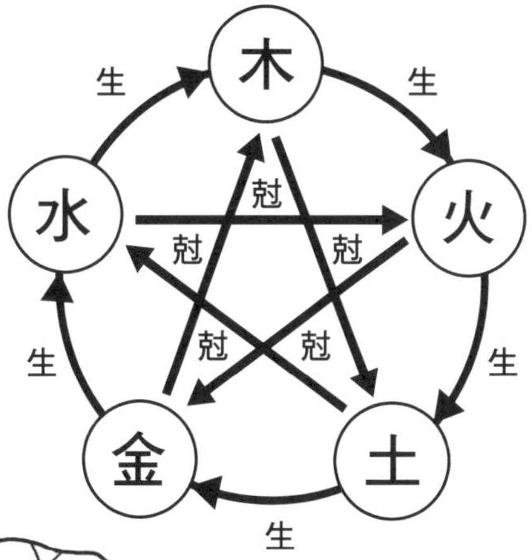

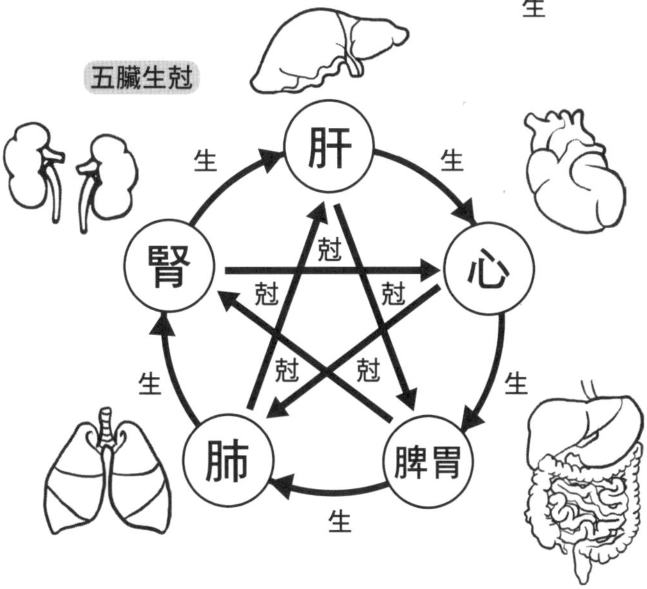

＋ 知識補充站

肝臟病及心臟為順生，肝臟病及腎臟為逆生；肝臟病及脾胃為縱尅，肝臟病及肺臟為橫尅。肝臟病影響其他臟腑，以順生的心臟病較好治，調理得宜多可以痊癒，傷及肺臟為橫尅，最為嚴重，以慢性痼疾為多，要長期治療。

同樣地，脾胃病及肺臟病為順生、脾胃病及心臟為逆生；脾胃病及腎臟為縱尅、脾胃病及肝臟為橫尅。消化道(脾胃病)兼有呼吸道(肺臟疾病)可服桂枝湯、小柴胡湯等藥方，兼及肝臟病是消化器官與消化附屬器官都有問題，肝硬化、肝腫瘤等，都是難治之症，服用大柴胡湯、抵當湯、柴胡加龍骨牡蠣湯等藥方，可以緩解病症。

6-7 寸口脈微曰陽不足，尺脈弱曰陰不足 (491~493)

491.問曰：病有灑淅惡寒，而復發熱者何？答曰：陰脈不足，陽往從之，陽脈不足，陰往乘之。曰：何謂陽不足？答曰：假令**寸口脈微，名曰陽不足**，陰氣上入陽中，則灑淅惡寒也。曰：何謂陰不足？答曰：**假令尺脈弱，名曰陰不足**，陽氣下陷於陰中，則發熱也。

492.問曰：脈有陽結、陰結者，何以別之？答曰：其**脈浮而數，能食，不大便者，此爲實，名曰陽結**也，期十七日當劇；其**脈沉而遲，不能食，身體重，大便反鞕，名曰陰結**也，期十四日當劇。

493.陽脈浮，陰脈弱者，則血虛，血虛則筋急也。其**脈沉者，榮氣微**也；其**脈浮，而汗出如流珠者，衛氣衰**也。

關於脈診，492. 之浮而數是陽結，沉而遲是陰結，是分別比較寸關尺脈。536. 寸口脈微而緩。537.、538. 寸口脈微而澀，539. 寸口脈弱而遲，540. 寸口脈弱而緩，是寸口脈的整體比較。

491. 寸口脈微是陽不足，尺脈弱是陰不足，分開比較寸口脈與尺脈。534. 寸口脈微，尺脈緊，是同時比較寸口脈與尺脈。

總而言之，食指與無名指要先分開診寸脈與尺脈，確診寸口脈與尺脈，進而比較寸口脈與尺脈何者較弱。491. 是尺脈弱，陰不足而發熱，寸口脈微而灑淅惡寒，「從順」是順從、跟著走，「乘凌」是乘勝追擊、凌乘之意，重點在陰不足，桂枝湯溫服後，啜熱稀粥，溫覆取微似汗，就有調陰理陽的功能。

條文 491.、493. 的陽氣與陰氣、榮氣與衛氣，讓學者分而論之，再參而合之，從觀念訴求進入臨床運用，從脈象之微、弱、浮、沉，釐清是陽不足、陰不足，或是榮氣微衛氣衰之現象。

診脈寸口爲陽，浮也爲陽，尺爲陰，沉也爲陰。491. 是以病灑淅惡寒論陰陽，493. 以汗出如流珠，論營氣與衛氣，即和 1. 太陽之爲病脈浮、206. 少陰之爲病脈微細，是相似的。

小博士解說

《內經・素問・陰陽別論》

「脈有陰陽，知陽者知陰，知陰者知陽。凡陽有五，五五二十五陽。所謂陰者，真藏也，見則為敗，敗必死也；所謂陽者，胃脘之陽也。別於陽者，知病處也；別於陰者，知死生之期。三陽在頭，三陰在手，所謂一也。別於陽者，知病忌時；別於陰者，知死生之期。謹熟陰陽，無與眾謀。所謂陰陽者，去者為陰，至者為陽；靜者為陰，動者為陽；遲者為陰，數者為陽。」

診脈當確知其陰陽之別，脈有來去、有動靜、有遲數；五臟相生、各有五，所以有二十五陽，且都是胃脘所生之陽，胃納水穀轉化為精氣以滋養五臟，是以二十五陽皆與胃脘息息相關。

陰陽不足

條文	脈象	病理	診治穴道
491	寸口脈微	陽不足	太衝
491	尺脈弱	陰不足	太溪
492	脈浮而數，能食	陽結	崑崙
492	脈沉而遲，不能食	陰結	足三里

寸尺陰陽脈之強弱

條文	寸尺陰陽脈	陰陽營衛	症狀	代表湯方	診治穴道
491	寸口脈微、尺脈弱	陽不足、陰不足	灑淅惡寒、發熱	桂枝湯	太淵穴
493	陽脈浮、陰脈弱	榮氣微、衛氣衰	血虛筋急、汗出如流珠	小建中湯	太衝穴

《內經・素問・五藏生成論》

病症	病理	病變	治療穴道	調理湯方
頭痛巔疾	下虛上實（腦部血液循環滯礙）	過在足少陰巨陽，甚則入腎	太溪穴	五苓散
狗蒙招尤目冥耳聾	下實上虛（腦部血液不足）	過在足少陽厥陰，甚則入肝	太衝穴	小柴胡湯
腹滿膹脹	支膈胠脇，下厥上冒（腹腔功能不良）	過在足太陰、陽明	地機穴	半夏瀉心湯
欬嗽上氣	厥在胸中（胸腔功能不良）	過在手陽明、太陰	曲池穴	小青龍湯
心煩頭痛	病在膈中（橫膈膜功能不良）	過在手巨陽、少陰	內關穴	小陷胸湯

✚ 知識補充站

《內經・素問・五藏生成論》「頭痛巔疾，下虛上實，過在足少陰巨陽，甚則入腎。狗蒙招尤，目冥耳聾(眼睛瞬動而蒙昧不見，頭振搖而不定)，下實上虛，過在足少陽厥陰，甚則入肝。腹滿膹脹，支膈胠脇，下厥上冒，過在足太陰陽明。欬嗽上氣，厥在胸中，過在手陽明太陰。心煩頭痛病在膈中，過在手巨陽少陰。」

6-8 脈藹藹如車蓋者，曰陽結 (494~498)

494.脈藹藹如**車蓋**者，名曰**陽結**也。
495.脈纍纍如**循長竿**者，名曰**陰結**也。
496.脈瞥瞥如**羹上肥**者，**陽氣微**也。
497.脈綿綿如**瀉漆之絕**者，**亡其血**也。
498.脈縈縈如**蜘蛛絲**者，**陽氣衰**也。

醫者診脈時，首先感覺到患者手腕的輕重與靈活度，橈動脈在腕部的屈肌與伸肌的境界中，橈動脈走動肱橈肌外側，橈動脈覆蓋在皮膚與肌膜淺層，正當肘窩正中的曲泉穴與橈骨莖突的經渠穴連結線上，橈動脈的太淵、經渠、列缺，寸口部診肺臟（三部九候之中部天診手太陰）；橈動脈穿過手腕部鼻煙盒，進入手虎口部（合谷），診胸中之氣（中部地診手陽明）。尺動脈的部分（神門）診心臟（中部人診手少陰），尺動脈在尺側屈腕肌腱外側，《內經・平人氣象論篇》「婦人手少陰脈動甚者，妊子也」，用來診孕脈。

條文 494.~498. 是持續診脈寸關尺一段時間出現的脈象，條文 473. 是初持脈一開始把脈即出現的脈象，診察內外虛實的不同。發生大災難時，醫生要判斷災民是否有得救，首先就是診橈動脈，接下來診頸動脈，即使橈動脈的寸口脈毫無脈動，而頸動脈的人迎脈還有點脈動訊息，就有救活的機會。全身的脈動都傳遞著心臟跳動的訊息，《傷寒論》平脈法全篇幾乎是將《內經》診脈諸篇章，更簡易的編輯排列，讀者反覆再三推敲，就可漸入佳境。478. 寸口、關上、尺中，悉不見脈，然尺中時一小見脈，再舉頭者腎氣也，若見損脈來，難治也。475. 衛氣弱名曰㐻，榮氣弱名曰卑，㐻卑相搏，名曰損，至爲難治；523. 脈有弦、緊、浮、滑、沉、濇，此六脈名曰殘賊，能爲諸脈作病也。損脈與殘賊六脈是診脈之本。

小博士解說

72.「未持脈」、473.「初持脈」、478.「脈，人於指按之」，把脈與量血壓相似，患者的肘約在平心臟的位置，即胸骨第四、五肋間(平膻中、中庭穴)，患者手腕稍高6~7公分，即胸骨與胸骨柄的位置。通常把脈時腕部位置會比量血壓時低，量血壓時，如果將腕放低，大約放在胸骨與劍突的關節部之間(平鳩尾)，血壓值會高約6mmHg，而這個水平高度，就是一般把脈的位置。把脈時，患者與醫者都要端正而坐，患者的手不能壓迫互側的手，也不能托著頭頸部。

陰陽結與衰微之脈象

條文	脈象	病名
494	藹藹如車蓋	陽結
495	纍纍如循長竿	陰結
496	瞥瞥如羹上肥	陽氣微
497	綿綿如瀉漆之絕	亡其血
498	縈縈如蜘蛛絲	陽氣衰

《內經・素問・陰陽別論》陰陽結與摶引發的病症

陰陽結	病症
二陽結	消
三陽結	膈
三陰結	水
一陰一陽結	喉痺
陰摶陽別	有子
陰陽虛	腸澼死
陽加於陰	汗
陰虛陽摶	崩

《內經・素問・玉機真藏論》真藏脈見者皆死不治

五臟	脈象	色澤	診治穴道
肝	中外急，如循刀刃，責責然如按琴瑟弦	色青白不澤	太衝穴
心	堅而摶，如循薏苡子累累然	色赤黑不澤	內關穴
肺	大而虛，如以毛羽中人	色白赤不澤	曲池穴
腎	摶而絕，如指彈石辟辟然	色黑黃不澤	太溪穴
脾	弱而乍數乍疏	色黃青不澤	足三里穴

「急虛身中，卒至五藏絕閉，脈道不通，氣不往來，譬於墮溺，不可為期。其脈絕不來，若人一息五六至，其形肉不脫，真藏雖不見，猶死也。」

+ 知識補充站

《金匱要略》第五章中風歷節病「寸口脈浮而緊，緊則為寒，浮則為虛；寒虛相搏，邪在皮膚；浮者血虛，絡脈空虛；賊邪不瀉，或左或右；邪氣反緩；正氣即急，正氣引邪，喎僻不遂。邪在於絡，肌膚不仁；邪在於經，即重不勝；邪入於腑，即不識人；邪入於臟，舌即難言，口吐涎。」

簡言之，腦滿腸肥或歪頭斜頸的人，頸項活動多不靈活，腦血管病變機率相對高。血脂肪(三酸甘油脂)高過標準值的人，頸部風府、風池穴區會出現贅肉；如果連上眼瞼也顯得腫脹，目內眥上緣的上眼瞼部分出現黃色腫塊狀，多長期高血脂、高膽固醇、高血壓三高之表徵。

風府（枕骨正中點凹陷處）、風池（左右各一）在枕骨與第一頸骨之間，啞門（在風府上方）、天柱（左右各一）在第一、二頸骨之間，此六穴構成的穴區，攸關腦心血管之安危，無異乎是生命中樞穴區。

6-9 寸下不至關陽絕；尺上不至關陰絕 (499~501)

499.師曰：**寸脈下不至關，爲陽絕；尺脈上不至關，爲陰絕**。此皆不治，決死也。若計其餘命，生死之期，期以月節尅之也。

500.又未知何藏陰陽前絕，若**陽氣前絕，陰氣後竭者，其人死，身色必青；陰氣前絕，陽氣後竭者，其人死，身色必赤**，腋下溫，心下熱也。

501.師曰：**脈病人不病，名曰行尸**。以無王氣，卒眩仆，不識人者，短命則死。**人病脈不病，名曰內虛**。以無穀神，雖困無害。

條文499.與527.互有關連，「寸脈下不至關」與「在寸爲格，格則吐逆」，「尺脈上不至關」與「在尺爲關，關則不得小便」。條文499.是寸脈不過關，關尺皆無脈，或寸脈獨強，關尺脈皆弱，以及尺脈獨強無法上過關與寸，或獨有尺脈而寸關脈無，這是死脈，很多醫生終其一生也見不到一次。條文527.是寸口脈浮而大，此寸口脈，不是寸口、關上、尺中三部分的比較，而是含括寸口、關上、尺中三部分的脈；寸口脈浮大的狀況在關部明顯，是小便方面出問題；相對的，寸口浮大脈特別明顯，就是食道與胃出問題。觀念上，關部脈浮大就是下半身循環不暢，寸口脈大是上半身循環有礙，不要拘泥不得小便與吐逆。條文499.是生死之際的診斷，條文527.是好好活下去的指標。

《傷寒論》延續《內經》珍重生命的理念，476.「寸口脈緩而遲，緩則陽氣長，其色鮮，其顏光，其聲商，毛髮長；遲則陰氣盛，骨髓生，血滿，肌肉緊薄鮮鞕。陰陽相抱，營衛俱行，剛柔相得，名曰強也。」緩則陽氣長，脈緩人安。另外，從脈象緩則人安衍伸到《傷寒論》中提及如桂枝湯、小氣承湯……等。服用時，少少溫服、少少與飲之、少少與微和……，其「少少」是緩慢的意思，也是一點點的意思，自的是要讓口腔的唾液腺與黏膜能儘量與藥融合，以好好調理，服用太快或太多，效果不佳，欲速則不達，甚至反效果。

小博士解說

「披髮緩形，以使志生」儘量放輕鬆，披髮不是披頭散髮，而是不受形制約束，但仍頭髮保持乾淨輕鬆(梳理頭髮時先去髮結、再順髮絲、再潤髮根)；緩形是「身心緩刑罰」，不要讓自己過度勞累，不要讓自己念茲在茲，生活要輕鬆自在，讓經脈臟腑健康，精志充沛，志趣油然而生，生命為之燦爛。於飲食前後「披髮緩形」，更幫助胃消化食糜的蠕動波「緩慢波(Slow wave)」之作業。

陰陽絕竭之脈象

條文	脈象	病名	陰陽絕竭	病狀	注意事項
499	寸脈下不至關	陽絕	陽氣前絕，陰氣後竭者	其人死，身色必青	消化系統
500	尺脈上不至關	陰絕	陰氣前絕，陽氣後竭者	其人死身色必赤，腋下溫，心下熱	循環系統

行尸內虛之脈象

條文	脈象	病名	預後	注意事項
501	脈病人不病	行尸	以無王氣，卒眩仆，不識人者，短命則死	放下一切，好好治病
	人病脈不病	內虛	以無穀神，雖困無害	休息調養

寸脈與尺脈的病症

條文	寸脈	尺脈	病症
329	浮數	濇	下利、圊膿血
534	微	緊	虛損多汗
491	微	弱	灑淅惡寒、發熱

《內經》九脈象之病理

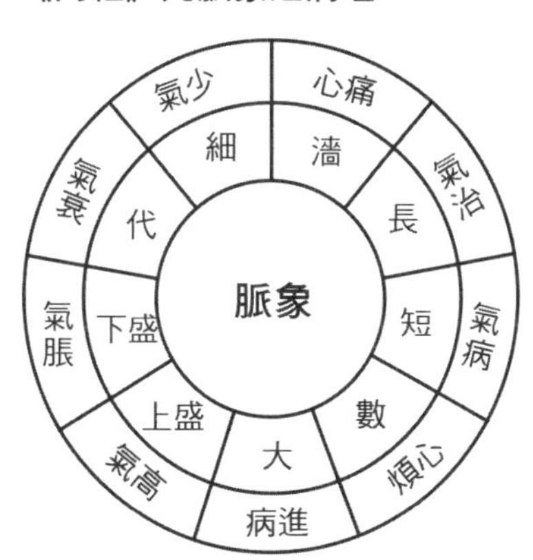

《內經‧素問‧脈要精微論》「夫脈者，血之府也，長則氣治，短則氣病，數則心煩，大則病進……，渾渾革至如涌泉，病進而色弊，綿綿其去如弦絕，死。」

6-10 形體如煙薰，直視搖頭者，此心絕 (502~507)

502.又未知何藏先受其災，若**汗出髮潤，喘不休者**，此爲肺先絕也。

503.脈浮而洪，**身汗如油，喘而不休，水漿不下，形體不仁，乍靜乍亂，此爲命絕也。**

504.陽反獨留，**形體如煙薰，直視搖頭者**，此心絕也。

505.**脣吻反青，四肢漐習者**，此爲肝絕也。

506.**環口黧黑，柔汗發黃者**，此爲脾絕也。

507.**溲便遺失，狂言，目反直視者**，此爲腎絕也。

診脈、望診與問診都很重要，條文502.~507.，諸臟之絕只有命絕有脈象「脈浮而洪」，從五官望診五臟六腑，《內經》的五色篇、五閱五使篇、逆順肥瘦篇、瘦夭剛柔論、陰陽二十五人篇等是望診重要指標。

兩眼間瘀黯，多有胸悶、胸痛、短氣等現象，心情多抑鬱寡歡，心肺功能不良；瘀黯泛至鼻骨與眉陵骨者，宜大柴胡湯。輕淡的瘀黯，多大病初癒，或睡眠不足，或情緒有礙，宜葛根湯、柴胡桂枝湯、柴胡桂枝乾薑湯、五苓散、麻黃升麻湯或柴胡加龍骨牡蠣湯。

鼻骨泛青，一部分是眼鏡架的烙痕，多數是肝經脈有恙，從遠距離目觀時，就看到鼻骨泛青灰，是肝膽不寧，多伴有睡不安穩；此爲上頷竇及篩竇功能不良，平常以小青龍湯、葛根湯、柴胡桂枝湯、大柴胡湯來保健，並培養持恆規律的運動。

鼻骨青而皮膚有疙瘩或灰黯，是肝、膽經脈循環不良，若兩顴骨也一樣灰黯，且向鼻骨方向集中，是肝臟方面有狀況，如慢性肝炎、脂肪肝等，多伴有胸悶、心下痛、肩頸僵硬，調服柴胡加龍骨牡蠣湯、柴胡加芒硝湯，或附子湯；色澤死青者，多惡性病變。

顴頰兩側灰黯是四肢有障礙，除了規律運動外，宜柴胡桂枝湯、葛根湯或桂枝湯等。只有鼻頭灰黯者，宜葛根黃連黃芩湯、小建中湯或理中湯等。鼻頭紫黯或紅赤者，則宜抵當湯或桃核承氣湯等。下巴灰黯或枯澀是腰腎功能不良；若有若無的灰白，是腰腿循環有礙，右側顳頰肌肉群較鬆墜的話，是右側腰腳較弱，宜桂枝附子湯、四逆加人參湯。右側顴骨呈灰黯色，右肩背常不舒服，宜選擇麻黃升麻湯、眞武湯等。

小博士解說

鼻頭及鼻翼觀察脾與胃，光潔明亮者，飲食習慣正常，脾和胃健，頭腦清楚；枯黯、或紫灰、或紅赤……都因脾胃不和、頭腦不清楚，常肇因於飲食習慣不良。鼻翼旁的油脂腺與膽汁分泌成正比，嗜吃重味及食飲不當的人，鼻翼旁的油脂腺常會阻塞，嚴重者鼻翼旁油膩、紅紫，長黑頭粉刺或佈滿絲絡，宜大黃黃連瀉心湯、調胃承氣湯、茵陳蒿湯等，同時應該調整生活步調與飲食習慣。

五臟的病症與診治穴道

條文	五臟	病症	診治穴道
502	肺絕	汗出髮潤，喘不休	太衝穴
504	心絕	陽反獨留，形體如煙薰，直視搖頭	內關穴
505	肝絕	脣吻反青，四肢漐習	曲池穴
506	脾絕	環口黧黑，柔汗發黃	太溪穴
507	腎絕	溲便遺失，狂言，目反直視	足三里穴
503	命絕	脈浮而洪，身汗如油，喘而不休，水漿不下，形體不仁，乍靜乍亂	太衝穴 太溪穴

《內經・素問・診要經終論》

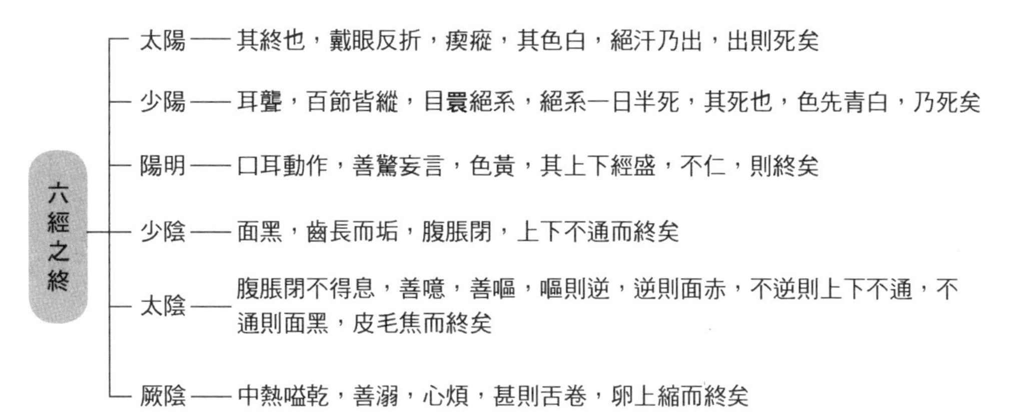

✚ 知識補充站

下巴常長疹痘或疙瘩者，是腎經脈偏溼熱或寒溼；若上唇至鼻間的人中區，呈扁平鬆垮，腰腎多虛弱，宜桂枝附子湯、真武湯、茯苓四逆湯，此現象多出現於長期缺乏恆律運動的族群身上，所以，除了藥物調理外，調整生活步調是很必要的。

6-11 上工望知，中工問知，下工脈知 (508~512)

508.問曰：**上工望而知之，中工問而知之，下工脈而知之**，願聞其說。師曰：病家人請云：病人苦發熱，身體疼。病人自臥，師到診其脈，沉而遲者，知其差也。何以知之？**若表有病者，脈當浮大，今脈反沉遲，故知愈也。**

509.假令病人云：腹內卒痛。病人自坐，師到脈之，浮而大者，知其差也。何以知之？**若裏有病者，脈當沉而細，今脈浮大，故知愈也。**

510.師曰：病家人來請云，病人發熱煩極。明日師到，病人向壁臥，此熱已去也。設令脈不和，處言已愈。

511.假令向壁臥，聞師到，不驚起而盼視，若三言三止，脈之嚥唾者，此詐病也。假令脈自和，處言此病大重，當須服吐、下藥，鍼灸數十百處乃愈。

512.師持脈，病人**欠者，無病也。脈之呻者，病也。言遲者，風也。搖頭言者，裏痛也。行遲者，表強也。坐而伏者，短氣也。坐而下一腳者，腰痛也。裏實護腹，如懷卵物者，心痛也。**

條文 508. 表有病脈浮大，裏有病脈沉弱，477. 肥人脈當沉，瘦人脈當浮，484. 立夏得洪大脈，是其時脈。不論裏外、肥瘦、四時，《傷寒論》皆有論及。

「未持脈時」是《傷寒論》中很重要的概念，《傷寒論》成書於秦漢時代，當時社會務農爲主，早上農忙與午餐之後來診，尚未診脈多見：

1. 叉手自冒心→身體不舒服，兩手無法自然擺置在身旁，不是叉腰就是手抱胸前，扶頭托下巴。

2. 令咳而不咳→醫生的話聽不清楚，甚至聽不見，就是太累了。

仲景常有「依此類推」的諭示，條文 67.~76. 就是仔細觀察病人，因此，條文 512. 中的①病人欠者、②脈之呻者、③言遲者、④搖頭言者、⑤行遲者、⑥坐而伏者、⑦坐而下一腳者、⑧裏實護腹，如懷卵物者，其中⑥與⑧是條文 67.~76. 的望診要點。病人走進診療室的時候，步伐、肢體動作自然，則無短氣與心痛之症，如果走路不自然，坐下來也不自在，手不時擺動，放置口袋或胸前，不一定要到「坐而伏者」與「如懷卵物者」程度才是病症。

「辰、巳時辰」（早上七點到十一點）或「戌、亥時辰」（晚上七點到十一點）持脈，是現代夜間門診病人來診的時間，就要加減精神與營養方面，辰、巳時辰多是剛醒來吃完早餐，精神方面較好，診治效果也好；戌、亥時辰就要斟酌工作一天是否太累等等，並從開始之所病與今之所生病下手。

小博士解說

條文473.「初持脈」與72.「未持脈時」是相互對應，乃最精簡且迅速確實的診斷觀念。未持脈到初持脈的時間，通常不太長，患者進入診察室到坐下來診脈約1～2分鐘的時間，醫生要耳聞腳步聲、病人呼吸聲、言語聲，眼觀病人氣色、肢體語言，醫術與醫德一樣重要，上工全然投入，完全且鉅細靡遺地診斷，不但要看病人，也要看與聽病人家屬的點點滴滴，「視其所以，觀其所由，察其所安」。另外，如果患者或家屬「居之不寬，為之不敬，臨之不哀」，診治必然有所疑慮，醫生「循循善誘」，「善行恐嚇醫學」是古今中外醫生對配合度不高的病人最好的診治方法，正眼、斜眼、眨眼、抿唇、舔舌、吞口水……都是有話要說，但是不是不說，大多數是說不出來，說不清楚，醫生一定要善解人意。

上下工之異《內經 · 素問 · 八正神明論》

上工 → 救其萌牙，必先見三部九候之氣，盡調不敗而救之

下工 → 救其已成，救其已敗。救其已成者，言不知三部九候之相失，因病而敗之也；知其所在者，知診三部九候之病脈，處而治之，故曰守其門戶焉，莫知其情而見邪形也

治病必察形氣色澤及脈之盛衰

形色脈	得失	難易
形氣	相得	可治
	相失	難治
色澤	浮	易已
	夭不澤	難已
脈	從四時	可治
	逆四時	不可治
脈	實以堅	益甚
	弱以滑	有胃氣，命曰易治，取之以時

《內經·素問·玉機真藏論篇》言及：「凡治病察其形氣色澤，脈之盛衰，病之新故，乃治之無後其時。」

+ 知識補充站

心率回饋儀HRV(Heart Rate Variability，又稱心率變異分析儀)，是診察每個心跳期間(P-R Interval)長短改變的微小變化差距的情形。心跳速率、血壓值、自律神經系統之間有微妙的互動關係，心率回饋儀可從心臟跳動中評估人體自律神經系統(Autonomic Nervous System，ANS)。

心律變異性中微小的波動，可分為代表副交感神經功能的高頻(HF)，與代表自律神經總體功能的低頻(LF)，低頻之成分比值(LF%)反應交感神經功能，心率回饋儀可以輔助診察各科的心臟相關問題。

6-12 人恐怖者，其脈何狀 (513~516)

513.問曰：人恐怖者，其脈何狀？師曰：**脈形如循絲纍纍然，其面白脫色也**。

514.問曰：人不飲，其脈何類？師曰：**脈自濇，脣口乾燥也**。

515.問曰：人愧者，其脈何類？師曰：**脈浮，而面色乍白乍赤**。

516.問曰：脈有災怪，何謂也？師曰：假令人病，脈得太陽，與形證相應，因為作湯，比還送湯如食頃，病人乃大吐，若下利，腹中痛。師曰：我前來不見此證，今乃變異，是名災怪。又問曰：何緣作此吐利？答曰：或有舊時服藥，今乃發作，**故名災怪耳**。

外邪（來自六氣風寒暑濕燥熱、環境工作、活動情形）從顏面四周向內集中，灰黯色為風邪、濕邪與工作疲累，青黑色多寒邪與疲憊不堪，全臉多紅或黃赤，多熱邪、躁邪、暑邪。

內邪（肇因於七情六慾與飲食及營養狀況）從鼻子間向外散開，呈青灰黃為多，怒則鼻頭青灰色，憂鬱則雙眼間灰黯，煩惱過多則鼻呈青灰與眉宇灰白，恐懼慌張、情緒不穩則太陽穴區青灰，驚慌失措與魂不守舍則眼鼻間青白。

外邪宜柴胡桂枝湯、葛根湯、桂枝加附子湯等。內邪宜柴胡加芒硝湯、附子瀉心湯、半夏瀉心湯等。

心臟的脈動受大腦皮質、腦下垂體、下視丘等生理作業影響，尤其是情緒變化，喜怒憂思悲恐驚七情變化，都會影響腦部與心臟的生理作業，一如人緊張興奮和跑步心跳會加速，主動脈輸出會有力而快速；相對的，上腔靜脈與下腔靜脈回流也會快速而有力。寸口脈動上，主動脈輸出是初持脈之「來」，上腔靜脈與下腔靜脈之「回」是初持脈之「去」。安心輕鬆地沉睡狀況，心臟透過動脈輸出會比較慢而且緩和，不論是主動脈之輸出，或是上下腔靜脈之輸入，都會出現緩而遲的脈動。

在恐怖與害怕之下，脈象之「循環」與「跳動」就會出現條文 498. 縈縈如蜘蛛絲，兼見「纍纍」如循長竿，是心臟輸出主動脈的血液不規則又無力的狀況，臉上就因為主動脈輸出弱而血液供應頸動脈不足，臉色會變白缺血色。至於不喝水或缺水分，口唇乾燥之外，心臟輸出的血液也會因為水分不足，主動脈輸出到寸口的橈動脈會濇。慚愧之脈有心虛而浮躁之感，脈也會浮而乏力，臉色會突然增加血液，突然缺乏血液而乍白乍紅。

小博士解說

《內經・五閱五使》觀察五臟病變的徵候：

1.心病者舌短卷縮而顏面紅赤→腦心血管功能不良，罹患心臟病機會大。

2.肺病者呼吸急促不順，鼻孔張縮不停→免疫力低落，呼吸器官疾病多。

3.肝病者眼內眥青黑→身心過勞，疲憊不堪，睡眠品質不良，自律神經問題多。

4.脾病者雙唇瘀黃或紫黑→上唇反應排泄不順暢；下唇反應腸胃問題。

5.腎病者兩顴及額頭泛黑→腰背痠痛，膝腳無力，傍晚疲憊不堪，泌尿器官問題多。

《內經 ・靈樞・決氣篇》

決氣	生理	病理
津	腠理發泄，汗出溱溱，是謂津	腠理開，汗大泄（皮膚毛孔、微血管）
液	穀入氣滿，淖澤注於骨，骨屬屈伸，洩澤補益腦髓，皮膚潤澤，是謂液	骨屬屈伸不利，色夭，腦髓消，脛痠，耳數鳴（消化道與呼吸道黏膜）
血	中焦受氣，取汁變化而赤，是謂血	色白，夭然不澤，其脈空虛，此其候也（血液、血小板、白血球、紅血球）
脈（精）	壅遏營氣，令無所避，是謂脈	耳聾，氣脫者，目不明（骨髓、造血）

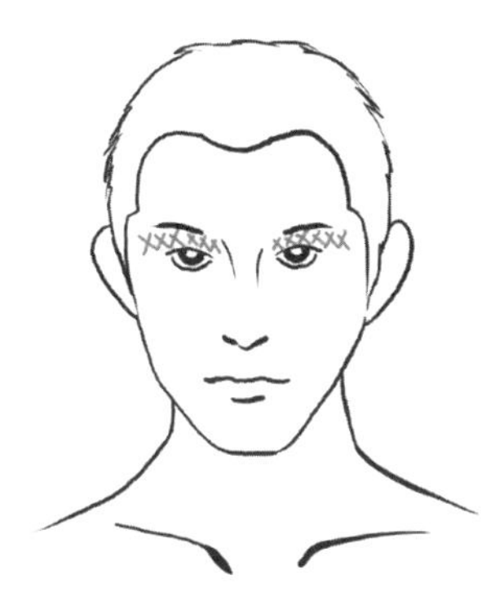

目重瞼，肉際黃（上眼瞼）—多血脂肪過高

面色青黃（整個臉）—多肝腎功能障礙

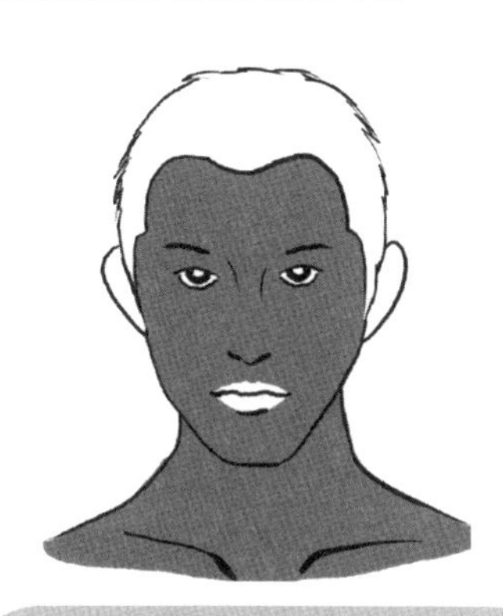

面色緣緣正赤（整個臉及頸部青黑）—多腦心血管疾病

✚ 知識補充站

臨床上，望聞問切四診，急病非問診清楚不可，慢性病非望診明白不可，張仲景望診著重於《金匱要略》。至於《傷寒論》望診，有四條文，可用來診「慢性病」。

10.目重瞼，肉際黃，此欲解也，鼻鳴乾嘔，桂枝湯：眼瞼的浮腫、下垂，色澤是血液成分表徵。

206.一身及目悉黃：全身黃是肝膽方面的問題，只有眼睛不黃是甲狀腺新陳代謝的問題。

367.面色青黃，膚　者，難治；今色微黃，手足溫者，易愈：臉色黃的浮沉色澤枯黯，看病之輕重遠近。

352.設面色緣緣正赤者，陽氣怫鬱在表，當解之，熏之。(緣，有「緣」之意，刻意將之以「緣」論之，起望診面色青灰、青黑之意義，即「面色緣緣正赤」更加實用)：臉周圍的青灰色澤，是四肢活動不良的象徵，紅色是熱的表現，活動量較大。

6-13 脈大、浮、數、動、滑，此名陽也 (517~519)

517.問曰：脈有陰陽何謂也？答曰：凡脈大、浮、數、動、滑，此名陽也；脈沉、濇、弱、弦、微，此名陰也。凡陰病見陽脈者生，陽病見陰脈者死。

518.脈來緩，時一止復來者，名曰結；脈來數，時一止復來者，名曰促。陽盛則促，陰盛則結，此皆病脈。

519.脈按之來緩，時一止復來者，名曰結；又脈來動而中止，更來小數，中有還者反動，名曰結陰也。脈來動而中止，不能自還，因而復動者，名曰代陰也，得此脈者必難治。

脈動是動脈跳動，橈動脈與肱動脈是直徑 0.1~10 公釐大小的動脈，屬分配型動脈 (Distributing arteries)，中膜含平滑肌較多，彈性纖維不多，又稱肌肉型動脈 (Muscular arteries)，透過血管收縮與擴張來調節血流量，屬於擁有較厚肌肉的血管；因此，寸口脈的寸部、關部與尺部就帶有「肌肉性」的觸動感覺。《內經．靈樞．經脈篇》人迎與寸口的比較，於《傷寒論》中從缺，主要是無法確實快速的診斷出病症，仲景將實用的脈診整合，實用於臨床，置於六經病篇章中，最後又以條文 420.「夫以爲疾病至急，倉卒尋按，要者難得，故重集諸可與不可，方，治，比之三陰三陽篇中，此易見也。又時有不止，是三陰三陽，出在諸可與不可中也」的「倉卒尋按，要者難得」最一語中的。人迎的頸總動脈屬傳導型動脈 (Conducting arteries)，擁有 1 公分以上較大直徑的動脈，中膜不如分配型動脈有大量的平滑肌，取代之以大量的彈性纖維，又稱爲彈性動脈 (Elastic arteries)，彈性動脈有較薄的外板，更有利於即使在心室弛緩期，血液仍有向前趨出的機能。

血液從心臟透過彈性型動脈（主動脈、頭臂動脈、頸總動脈、鎖骨下動脈、椎動脈、肺動脈、髂總動脈）輸出血液，彈性動脈因血液的壓力而伸展，短時間內貯蓄了機械性的能量，彈性動脈的大量彈性纖維擁有壓力貯藏器的機能，貯蓄（潛在的）能量轉換成機械能量，將血液輸出；因此，血液在心室舒緩時，也不會停留而繼續輸出。在診斷心臟病方面，頸動脈的人迎診斷比橈動脈的診斷較精確，只是，五臟六腑的新陳代謝與身體所有器官系統的運作和諧與否，橈動脈的寸口是較方便實用的。

小博士解說

陰病是臟腑虛弱之病，會影響肝門靜脈輸入下腔靜脈供應心臟營養的輸送動能，主動脈的輸出必然乏力而弱，脈象應該是沉、濇、弱、弦、微等，若是出現大、浮、數、動、滑等陽脈，表示有生機；反之，一般外感或非臟腑虛損的疾病，不影響主動脈的輸出，不會乏力而弱，卻出現心臟乏力的沉、濇、弱、弦、微等脈象，當然是凶多吉少。

診脈手法

一	二	三	四
診脈基本手法 浮沉看表裏， 緊緩診急慢， 數遲察強弱	**數脈** 脈動速度快 身體抵抗力高	**浮脈** 輕觸有脈動 身體表面的症狀	**緊脈** 脈動強而有力 急性疾病
正常的脈動 一 分 鐘 跳 動 60~80 下	**遲脈** 脈動速度慢 身體抵抗力低	**沉脈** 重按才有脈動 身體裏面的症狀	**緩脈** 脈動緩慢無力 慢性疾病

+ 知識補充站

《傷寒論》的結脈、代脈，都是間歇脈，在持續的正常韻律脈動之下，出現一時疏離的休止現象，原因是心臟期外收縮(高頻率)與傳導阻斷(短頻率)。心臟期外收縮是主動脈瓣開放十分有力，休止前觸知橈動脈跳動快速，也有部分期外收縮太弱而主動脈瓣不開放，觸診不到快速脈而觸診到休止脈。在休止期房室或竇房傳導阻斷，可能觸知心尖拍動而期外心音並不存在。至於完全房室阻隔是心房與心室相互間沒有關係的拍動，則房室剝離，心房與心室的收縮間隔可能很近也可能很遠，總之，出現結脈、代脈等間歇脈，幾乎都是顯示心臟結構不良，且多是老化所致。

6-14 陰陽相搏，名曰動 (520~523)

520.陰陽相搏，**名曰動**。陽動則汗出，陰動則發熱，形冷惡寒者，此三焦傷也。**若數脈見於關上，上下無頭尾，如豆大，厥厥動搖者，名曰動也**。

521.脈浮而緊者，名曰弦也。**弦者，狀如弓弦，按之不移也。脈緊者，如轉索無常也**。

522.脈弦而大，**弦則為減，大則為芤；減則為寒，芤則為虛。寒虛相搏，此名為革**。婦人則半產漏下，男子則亡血失精。

523.問曰：脈有殘賊，何謂也？師曰：**脈有弦、緊、浮、滑、沉、濇。此六脈名曰殘賊**，能為諸脈作病也。

太淵穴擁有很大的脈動能量，數脈見於關上，上下無頭尾，即寸口的「頭」與尺中的「尾」，幾乎沒有脈動可言，心臟從主動脈輸出動脈血液到全身各部位，必然在每個部位有微血管與該部位的靜脈交通。

人體內除了腦部以外，大部分都接受兩支以上的動脈供給血液，在太淵穴區的橈側屈腕肌與外展拇長肌，橈動脈供給橈側屈腕肌與外展拇長肌的支動脈，必會有兩條以上動脈接續著來獲取活動需要的血液，這些吻合的接續，提供代替路徑，橈側屈腕肌影響食指與大腸經脈的動作較大，外展伸拇長肌影響大拇指動作較大，大腸經脈起始於食指，肺經脈終止於大拇指，當心臟輸出動脈血液到達橈動脈的時候，如果出現寸口（上）與尺中（下）無頭尾，只見脈數次如豆子大的跳動，如此厥厥動搖著，名曰動，是陰陽相搏，即橈動脈的跳動，只突顯在關上，總之，經渠穴與列缺穴之間的關上脈動突顯就是陰陽相搏，陽動（浮脈）汗出，陰動（沉脈）發熱，對應條文 491. 寸口脈微尺脈弱（關上脈動隱而不明顯）是灑淅惡寒後發熱。

條文 522.「**弦則為減，大則為芤；減則為寒，芤則為虛**」，芤脈浮大無力按之中空，浮取與沉取有脈，浮沉之間無脈呈中空狀，或是浮大而軟，按之兩邊實而中央空，似蔥一樣，上下或左右按之皆呈中空狀。失血、脫血或血虛，因為心臟血液不夠充分，主動脈輸出也會不充足，橈動脈寸口區出現芤脈與大脈是虛脈，初持脈浮而搏指，再按脈中空，如按鼓皮的脈象，多亡血失精，女人半產崩漏，男人虛勞夢遺，下腔靜脈回流心臟虛弱，導致心臟主動脈輸出也虛弱，才會出現大脈的芤脈，條文 523. 再添「**弦、緊、浮、滑、沉、濇。此六脈名曰殘賊**」，再思及條文 521.「**弦者，狀如弓弦，按之不移也。脈緊者，如轉索無常**」。

小博士解說

「動」很傳神，是重的力量，就是很有份量的脈動，才能稱之為動，數脈見於關上，而不是寸口與尺中，學者學診脈，一定要從關上下手，反覆體會；寸口是太淵穴區，關上是經渠穴區，尺中是列缺穴區，列缺穴在腕後一寸五分，虎口交叉食指按壓處，嚴格來說，尺中是在列缺穴之後，關中則在經渠穴上，經渠穴離太淵穴一寸，太淵穴在腕關節橫紋外側橈動脈中，即橈側屈腕肌與外展拇長肌之間。

《內經 · 素問 · 脈要精微論》

脈象	色澤	病況	參考湯方	常用穴道
小	不奪	新病	葛根湯、桂枝人參湯、大黃黃連瀉心湯	曲池、足三里
不奪	奪	久病	桂枝去芍藥加蜀漆牡蠣龍骨救逆湯、麻黃升麻湯、理中丸。	太衝、三陰交
奪	奪	久病	烏梅丸、炙甘草湯、柴胡加龍骨牡蠣湯	太溪、地機
不奪	不奪	新病	桂枝湯、半夏瀉心湯、小陷胸湯	足三里、絕骨
肝與腎脈並至，其色蒼赤，當病毀傷，不見血，已見血，濕若中水也。				

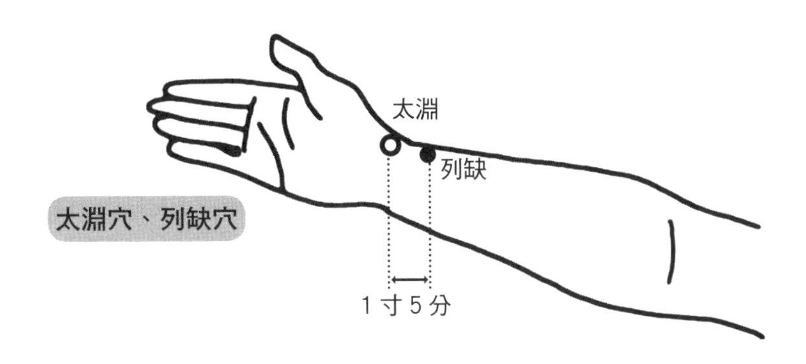

《內經 · 素問 · 平人氣象論》
三陽脈象

三陽脈	脈象
太陽脈	洪大以長
少陽脈	乍數乍疏，乍短乍長
陽明脈	浮大而短

《內經 · 素問 · 通評虛實論篇》
經絡氣與寸尺（寸口脈與尺膚）

經氣	絡氣	寸與尺
實	實	寸急尺緩
有餘	不足	脈口熱，尺寒
虛	滿	脈口寒濇，尺熱滿

+ 知識補充站

滑脈可能是疾病、濕病或熱病，滑脈感覺如珠走盤，脈內有一波浪如同圓珠從指下滑過，與芤脈相反。女人月經沒來，45天後出現滑脈，有可能是孕脈，滑脈有急脈的感覺則是邪氣實而盛；相對的，濇脈則是心陽不足或心律不整，或久病瘀血、血黏度較高(久病入絡)血流緩慢，心臟主動脈輸出乏力而橈動脈出現艱澀不暢，如條文520.的「動」脈就是關上出現滑數脈動。

6-15 寸口脈陰陽俱緊者，命將難全 (524~526)

524.寸口脈陰陽俱緊者，法當清邪中於上焦，濁邪中於下焦。清邪中上，名曰潔也；濁邪中下，名曰渾也。陰中於邪，必內慄也，表氣微虛，裏氣不守，故使邪中於陰也。**陽中於邪**，必發熱頭痛，項強頸攣，腰痛脛酸，所謂陽中霧露之氣，故曰清邪中上。**濁邪中下**，陰氣爲慄，足膝逆冷，便溺妄出，表氣微虛，裏氣微急，三焦相溷，內外不通。**上焦怫鬱**，藏氣相熏，口爛食齗也。中焦不治，胃氣上衝，脾氣不轉，胃中爲濁，榮衛不通，血凝不流。若衛氣前通者，小便赤黃，與熱相摶，因熱作使，遊於經絡，出入藏府，熱氣所過，則爲癰膿。若陰氣前通者，陽氣厥微，陰無所使，客氣入內，嚏而出之，聲嗢咽塞，寒厥相追，爲熱所擁，血凝自下，狀如豚肝。陰陽俱厥，脾氣孤弱，五液注下，**下焦不闔**，清便下重，令便數難，臍築湫痛，命將難全。

525.脈陰陽俱緊者，口中氣出，脣口乾燥，蜷臥足冷，鼻中涕出，舌上胎滑，勿妄治也。到七日以來，**其人微發熱，手足溫者，此爲欲解**；或到八日已上，反大發熱者，此爲難治。設使惡寒者，必欲嘔也；腹內痛者，必欲利也。

526.脈陰陽俱緊，至於吐利，其脈獨不解；緊去入安，此爲欲解。若脈遲，至六、七日不欲食，此爲晚發，水停故也，爲未解；**食自可者，爲欲解**。

條文 524.「寸口脈陰陽俱緊」與條文 520.「數脈見於關上」很明顯的各自論說寸口的太淵穴區，當醫生食指診脈動，獨有的脈動感覺，與醫生中指診經渠穴區脈動的感覺。每條經文各自獨立，條文 520.「形冷惡寒者，此三焦傷也」即病在體腔的黏膜，包括胸腔的胸膜、腹腔的腹膜、消化道的黏膜、骨關節的關節膜、橫膈膜、盆膈膜等等；到了條文 524.「三焦相溷，內外不通」，參合條文 521.「脈浮而緊者，名曰弦也。脈緊者，如轉索無常」，再加上條文 499.「寸脈下不至關，名曰陽絕」，最後回到條文 524.「上焦怫鬱，藏氣相熏，口爛食齗」，其脈象是寸口的寸部脈最緊；「中焦不治，熱氣所過，則爲癰膿。寒厥相追，爲熱所擁，血凝自下」是寸口關部脈最緊；「下焦不闔，清便下重，令便數難，臍築湫痛，命將難全」是寸口的尺部脈最緊。三焦的病症各自獨立，一如太陽之爲病到厥陰之爲病。

條文 524.、525.、526. 都是寸口脈陰陽俱緊，即浮與沉皆是，整體而言，即是寸口脈浮沉皆出現轉索無常的緊脈，可能出現 524. 的病症，也可能出現「勿妄治也，其人微發熱，手足溫者，此爲欲解」的狀況，只要生活飲食作息正常就會漸漸痊癒，不必任何特別的治療；但是如果發高燒的寸口脈陰陽俱緊，則難治，若惡寒則是上消化道方面的問題，會出現嘔吐，若是腹內痛則是下消化道問題，會出現下痢。

小博士解說

生理作業上有一定的傳導，條文524.寸口脈陰陽俱緊，述說三焦之病型與病症，條文525.、526.則補充說明「欲解」與「未解」的差異，學者反覆比較、推敲太淵穴區的寸口脈脈動，對臨床診治經驗將大有獲益。

《內經・素問・熱論篇》熱病不兩感於寒之病程

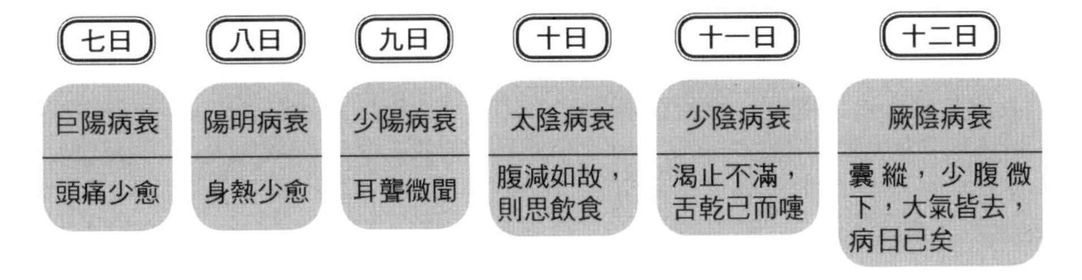

《內經・素問・熱論篇》病兩感於寒其脈與病形

一日
巨陽與少陰俱病
頭痛口乾而煩滿
二日
陽明與厥陰俱病
腹滿身熱，不欲食譫語
三日
少陽與厥陰俱病
耳聾囊縮而厥，水漿不入，不知人六日死

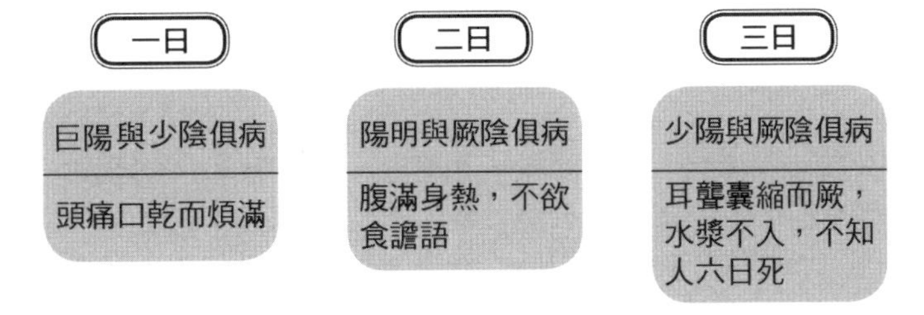

✚ 知識補充站

寸口脈陰陽俱緊，要問診清楚，才知道如何確定治療方向，條文526.寸口脈陰陽俱緊，即使上吐下瀉，只要轉索無常的緊脈消失，就會痊癒；若寸口脈陰陽俱緊又兼見脈遲，且不欲食，是水停飲滯造成，服用小青龍湯或真武湯都可利水飲；反之，寸口脈陰陽俱緊又兼見脈遲卻飲食正常，就表示快要痊癒了。

條文524.、525.、526.所言脈象都是寸口脈陰陽俱緊，整體而言，寸口脈浮沉皆出現轉索無常的緊脈，除了浮取脈與沉取脈之外，當然包括左右兩手的寸關尺三部脈也俱緊。條文521.「脈緊者，如轉索無常」即反應心臟血管彈性佳，血液流動有力；診脈時，醫生兩手同時診察患者左右手的寸關尺三部脈，雖然初見俱緊，再持續兩分鐘後，左右手的寸關尺三部脈漸漸緩和了，就表示病要痊癒了。「飲食消息之」，此時注意飲食忌口與攝取足夠營養，多會痊癒；反之，持續診脈兩分鐘後仍脈亂或急躁，則可能會有變症，但也要斟酌是否是患者的一時情緒起伏變化大，這也可能造成脈象亂或躁。

6-16 寸口脈浮而大，浮為虛，大為實 (527~531)

527.寸口脈浮而大，浮爲虛，大爲實，在**尺爲關，在寸爲格，關則不得小便，格則吐逆。**

528.脈浮而滑，浮爲陽，滑爲實，陽實相搏，其脈數疾，衛氣失度。浮滑之脈數疾，發熱汗出者，此爲不治。

529.脈浮而數，浮爲風，數爲虛，風爲熱，虛爲寒，風虛相搏，則灑淅惡寒也。

530.諸脈浮數，當發熱而灑淅惡寒，若有痛處，飲食如常者，蓄積有膿也。

531.脈浮而大，浮爲風虛，大爲氣強。風氣相搏，必成癮疹，身體爲癢，癢者名泄風，久久爲痂癩。

條文 527. 寸口脈浮而大，是寸口關上尺中三部合起來的脈象，獨見於尺中（列缺穴區）是關，即關閉下面而不得小便。倘若獨見於寸口（太淵穴區）則爲格關，會吐逆，醫生以三指腹置於患者寸口脈上，先是中指置於關上（關中），再將食指置於寸口（寸上），然後無名指置於尺中（尺下），除非大病或重病，一般小病初持脈準確率最高，可以很快而清晰分辨關上（關中）、寸口（寸上）與尺中（尺下）等上下三部位的脈動不同。

條文 481.~486. 是四面八方與四節八氣影響脈動，而出現春脈微弦，夏脈洪大，秋脈毛浮，冬脈沉滑，是寸關尺的整體脈象，條文 478. 是五臟的脈動於寸關尺的輕重不同，477. 肥人脈沉，瘦人脈浮，479. 脈浮沉遲數知表裏藏府之異，473. 初持脈是最經典且重要的診脈入門，初持脈來急去虛爲內需外實，來遲去急爲內實外虛，亦即初持脈於寸口，就好似聽診器置於胸口聆聽心臟的跳動，初持脈也就如手心貼上左胸口觸及心臟跳動，可以立即感受到心室收縮將動脈血液從主動脈輸出，彈動一下、彈動結束，就是心臟舒張，靜脈血液送回心臟，動脈的動是心臟收縮，動脈的動之後的靜是心臟舒張。

條文 11.「脈陰陽和平」是寸口脈的寸關尺，大小浮沉遲數一樣，是取材自《內經 · 素問 · 三部九候論》「**九候之相應也，上下若一，不得相失。一候後則病，二候後則病甚，三候後則病危。所謂後者，應不俱也**」。其中最重要的是九候七診，九候中最重要的是橈動脈寸口脈，腳背動脈的趺陽脈也最好用，其次是脛骨後動脈與脛骨前動脈，所謂少陰脈，不只是太溪穴、照海穴區，還包括築賓穴區。

九候之診中察七診是最關鍵的入門要領，右手彈內踝，左手放在築賓穴區看脈動情形，右手彈外踝，左手放在光明穴區察脈動是否有「大小遲疾寒熱陷下」；七診，不全然是「渾渾然、徐徐然」者病，而「蠕蠕然」者不病，臨床上抓住以上要點，三部九候論的精髓即已掌握二三，至於九候之相應是否上下若一，也是很重要的。

小博士解說

《內經・素問・三部九候論》「三部九候必先度其形之肥瘦，以調其氣之虛實，實則瀉之，虛則補之。必先去其血脈，而後調之，無問其病，以平為期。」「形盛脈細，少氣不足以息者危；形瘦脈大，胸中多氣者死；形氣相得者生。參伍不調者病；三部九候皆相失者死；上下左右之脈相應如參舂者，病甚；上下左右相失不可數者死。中部之候雖獨調，與眾藏相失者死；中部之候相減者死；目內陷者死。」

寸口脈浮的病理（條文 527、530 為裏症，529、531 為表症）

條文	寸口脈	病症	病理
527.	浮而大	浮為虛，大為實	浮大在尺、關，小便不順 浮大在寸、格，咽喉不暢
531.	浮而大	浮為風虛，大為氣強，風氣相搏	浮大在寸關尺三部，癮疹，身體為癢，癢者名泄風，久久為痂癩（眉少髮稀，身有乾瘡而身臭）
528.	浮而滑	浮滑之脈數疾，發熱無汗為脈證相合	發熱汗出，脈證不合為不治
529.	浮而數	浮為風，數為虛，風為熱，虛為寒，風虛相搏	浮數在寸部，灑淅惡寒
530.	諸脈浮數	脈浮數，當發熱而灑淅惡寒	浮數在寸關尺三部，若有痛處，飲食如常者，蓄積有膿

脈象浮大緊之病理症狀

條文	脈象	病理	症狀
522.	脈弦而大	弦則為減，大則為芤，減則為寒，芤則為虛，虛寒相搏，此名為革	婦人則半產漏下，男子則亡血失精
523.	脈有弦緊浮滑沉濇	六脈名曰殘賊	能為諸脈作病
527.	寸口脈浮而大	浮為虛，大為實	在尺為關，不得小便，在寸為格，則吐逆
531.	寸口脈浮而大	浮為風虛，大為氣強	風氣相搏，必成癮疹，身體為癢
534.	寸口脈微，尺脈緊	知陰常在，絕不見陽	其人虛損多汗

＋ 知識補充站

條文492.~498.之中論說陽結、陰結、陽氣衰微與亡血等，是寸關尺三部位的整體脈象，條文499.則又將寸關尺的脈動作三部位的分析比較；接著條文517.~521.，對陰陽結代動弦緊作一交代，這裡面條文520.「數脈見於關上……名曰動也」，即提醒讀者「診脈有常」，「司八正邪，別五中邪」就是要從關上開始，男人與陽剛之人從左關開始診脈，女人與陰柔之人則從右關開始診脈，男女有別，老少異同。

6-17 寸口諸微亡陽，諸濡亡血，諸弱發熱 (532~534)

532.寸口**諸微亡陽，諸濡亡血，諸弱發熱，諸緊爲寒**，諸乘寒者則爲厥。鬱冒不仁，以胃無穀氣，脾澀不通，口急不能言，戰而慄也。

533.問曰：曾爲人所難，緊脈從何而來？師曰：假令亡汗若吐，以肺裏寒，故令脈緊也；假令欬者，坐飲冷水，故令脈緊也；假令**下利，以胃中虛冷，故令脈緊也**。

534.**寸口脈微，尺脈緊，其人虛損多汗**，知陰常在，絕不見陽也。

《內經 · 素問 · 五藏別論》「氣口何以獨爲五藏主，胃者水穀之海，六府之大源也。五味入口，藏於胃，以養五藏氣，氣口亦太陰也。是以五藏六府之氣味，皆出於胃，變見於氣口。故五氣入鼻，藏於心肺，心肺有病而鼻爲之不利也。凡治病必察其下，適其脈，觀其志意與其病也。拘於鬼神者，不可與言至德。惡於鍼石者，不可與言至巧。病不許治者，病必不治，治之無功矣。」

《傷寒論》的藥方在條文470.當歸四逆湯做結束，在此之前，除了條文146.「趺陽脈浮而澀」，其他都沒有直接文字提及「趺陽脈」與「少陰脈」，依照脈者五臟六腑之海，與三部九候上下如一爲基礎理論，條文127.「傷寒三日，陽明脈大」，即爲趺陽脈；260.「少陰之爲病，脈微細」，即太溪穴區的少陰脈。

條文524.~526.寸口脈陰陽俱緊，532.寸口諸微，亡陽脈軟而不弱，爲濡亡血，弱而不軟爲發熱（燒），緊脈轉索無常爲寒戰而慄。

條文534.論及緊脈，只不過條文532.從寸口諸微亡陽切入，條文533.脈緊則可能是①肺裏寒、②欬者，坐飲冷水、③下利，以胃中虛冷。從條文532.~534.再回頭比較條文524.~526.，對緊脈就更能夠理解與運用，寸口脈微，尺脈緊，臨床上以橫膈膜與胃爲左關與右關。

小博士解說

《內經・三部九候論》「先去其血脈，而後調之，無問其病，以平為期」，其中「去其血脈」是通暢血脈循環，不只是放血去其血絡而已，可浴、可熨、可藥、可灸、可刺、可砭……治法多種，擇其可接受而又有效者為最適合。針太衝、太溪之前，先診寸口脈之浮沉滑澀、大小急緩，針之後再診脈，有效者，脈象必會轉平和。條文266.「少陰病，得之一二日，口中和，其背惡寒者，當灸之，附子湯主之。」也是在灸太溪之前先診脈，灸後再診脈，辨其灸之效益，除非病重，否則不必灸背俞(腎俞)或臍旁(京門、石門穴)等。

諸脈微與緊之病理與病症

條文	寸口脈	病理	病症
532.	諸微	亡陽	諸乘寒者則為厥。鬱冒不仁，以胃無穀氣，脾濇不通，口急不能言，戰而慄也
	諸濡	亡血	
	諸弱	發熱	
	諸緊	寒	
533.	諸緊脈	肺裏寒	亡汗若吐
		坐飲冷水	咳嗽
		下利	胃中虛冷

《內經・靈樞・邪氣藏府病形》六變脈之病理與刺法

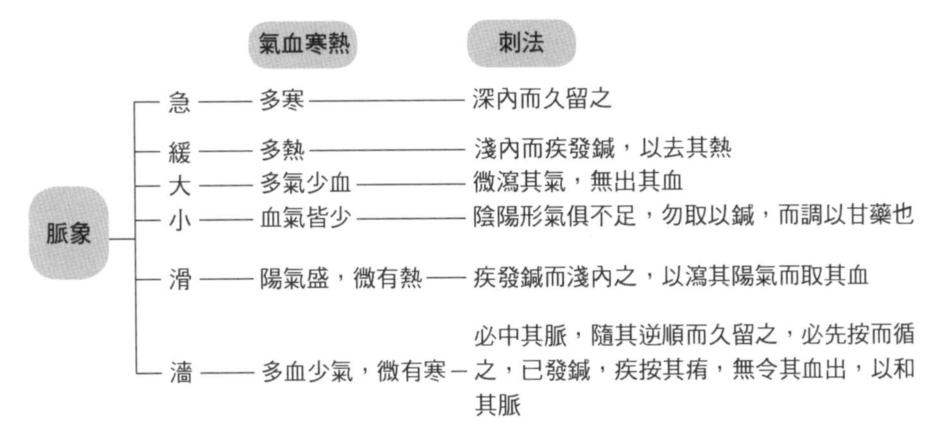

✚ 知識補充站

《內經・靈樞・邪氣藏府病形》「調其脈之緩急小大滑濇，而病變定矣。」「色脈與尺之相應也，如桴鼓影響之相應也，不得相失也，此亦本末根葉之出候也，故根死則葉枯矣。色脈形肉，不得相失也，故知一則為工，知二則為神，知三則神且明矣。」「善調尺者，不待於寸，善調脈者，不待於色，能參合而行之者，可以為上工。上工十全九，行二者為中工，中工十全七，行一者為下工，下工十全六。」

6-18 病人脈微弱濇者，此為醫所病也 (535)

535.師曰：**病人脈微弱濇者，此爲醫所病也。大發其汗，又數大下之，其人亡血，**病當惡寒，後乃發熱，無休止時。夏月盛熱，欲著複衣；冬月盛寒，欲裸其身。所以然者，陽微則惡寒，陰弱則發熱，此醫發其汗，使陽氣微，又大下之，令陰氣弱。**五月之時，陽氣在表**，胃中虛冷，以陽氣內微，不能勝冷，故欲著複衣。**十一月之時，陽氣在裏**，胃中煩熱，以陰氣內弱，不能勝熱，故欲裸其身。又陰脈遲濇，故知血亡也。

腳靠腰，頭靠頸，腰椎與頸椎活動量很大，腰椎功能好，膝腳靈活，頸椎功能好，肘手靈活，血液通暢，四肢不會厥逆或燥熱。因爲頸椎靈活功能好，血液循環順暢，是以大腦、間腦、腦下垂體、下視丘等運作必良好，睡眠品質也會提高。日間的手腳活動，坐姿、立姿、行走姿態，都與頸椎、腰椎息息相關；夜間的睡姿、床的種類、方向與枕頭、被毯也都可能影響頸椎與腰椎的健康。

中國古來講究風水、陽宅、陰宅，與今日的景觀設計、室內設計之觀念相去不遠，總是助益身心靈。「無爲而治者，舜也與，恭己正南面而已矣。」「爲政以德，譬如北辰，居其所，而衆星共之。」言下之意就是要順勢而爲。天南地北，海水溫暖化後，水蒸氣上天使得積雲加多加厚，從南北上的空氣又濕又熱，北來的氣溫多寒涼，兩者相遇造成龍捲風、焚風，它們破壞一時的生態，也影響周遭的人事物變化，古人說八字低要避邪，今人則是體弱多病要自愛，不是黃曆告訴我們是否適合遠行，而是自己要量力而爲。

《內經》十二時辰十二經脈，看來簡單，說來合理，好像很好用，事實上，好用不見得實用；《傷寒論》六經欲解時辰，看似不簡單，說起來有點混淆不清，感覺很不實用，事實上卻可以隨時隨地藉以提醒自己，因爲它就是《內經》順氣一日分爲四時的衍伸，重點就是提挈我們四季養生的指標，春生（早晨）要吃得最好，夏長（白天）要動得量多，秋收（傍晚）要想得最開，冬藏（夜晚）要靜得最悠閒。

小博士解說

食不語、寢不言，讓消化器官在進食的時候能夠充分活動，以食道及口腔肌肉為主要工作群；言語時，主要用的組織是氣管與聲帶，如要邊吃邊說，不但無法好好吃食，腦子也無法放鬆休息，以致煩躁越多頭越大越熱，間接也降低了睡眠品質。引伸而來的是，如果無法安靜的進食三餐，身心的壓力會隨之日積月累；以先進國家為例，如美國比墨西哥生活進步，壓力相對大，美國自殺人口也比墨西哥多。

《內經 · 素問 · 平人氣象論》寸口太過與不及的病症

寸口脈	病症	診治穴道
中手短者	頭痛	天柱、太溪
中手長者	足脛痛	崑崙、太溪
中手促上擊	肩背痛	液門、肩井、太衝
沉而堅	病在中	章門、太衝
浮而盛	病在外	雲門、太淵
沉而弱	寒熱及疝瘕、少腹痛	關元、氣衝
沉而橫	脇下有積，腹中有橫積痛	不容、中脘、天樞、關元
沉而喘	寒熱	中極、京門

《內經·素問·六節藏象論》五臟臟象之本與變

臟腑	臟之本	臟之居處	臟之華	臟之充	陰陽	通氣
心	生之本	神之變	面	血脈	陽中之太陽	夏氣
肺	氣之本	魄之處	毛	皮	陽中之太陰	秋氣
腎	主蟄封藏之本	精之處	髮	骨	陰中之少陰	冬氣
肝	罷極之本	魂之居	爪	筋，以生血氣，其味酸，其色蒼	陽中之少陽	春氣
脾、胃、大腸、小腸、三焦、膀胱	倉廩之本	榮之居，名曰器，能化糟粕，轉味而入出者	唇四白	肌，其味甘，其色黃	至陰	土氣

凡十一臟取決於膽也。

+ 知識補充站

《內經．六節藏象論》：「故人迎一盛病在少陽，二盛病在太陽，三盛病在陽明，四盛以上為格陽。寸口一盛病在厥陰，二盛病在少陰，三盛病在太陰，四盛以上為關陰。人迎與寸口俱盛，四倍以上為關格，關格之脈羸，不能極於天地之精氣，則死矣。」

6-19 寸口脈微而緩，微衛氣疏，疏其膚空 (536~540)

536.**寸口脈微而緩**，微者衛氣疏，疏則其膚空；緩則胃實則穀消而水化也。穀入於胃，脈道乃行，水入於經，其血乃成。榮盛則其膚必疏，**三焦絕經，名曰血崩。**

537.**寸口脈微而濇**，微者衛氣不行，濇者榮氣不逮，榮衛不能相將，三焦無所仰，身體痺不仁，榮氣不足，則煩疼口難言，衛氣虛，則惡寒數欠，三**焦不歸其部，上焦不歸者，噫而酢呑；中焦不歸者，不能消穀引食；下焦不歸者，則遺溲。**

538.**寸口脈微而濇**，微者衛氣衰，濇者榮氣不足。衛氣衰，面色黃；榮氣不足，面色青。榮爲根，衛無葉，榮衛俱微，則根葉枯槁，而**寒慄欬逆，唾腥，吐涎沫也。**

539.**寸口脈弱而遲**，弱者衛氣微，遲者榮中寒。榮爲血，血寒則發熱；衛爲氣，氣微者，**心內飢，飢而虛滿，不能食也。**

540.**寸口脈弱而緩**，弱者陽氣不足，緩者胃氣有餘，**噫而呑酸，食卒不下，氣塡於膈上也。**

按摩隨時可用經脈穴道，腳部按摩穴道最有效的是太衝穴（包括行間穴），手部最有效的是液門穴（包括中渚穴），有病痛的時候，三陰症太衝領軍，不論是少陰之爲病，脈微細但欲寐，很倦、很累、很睏、無精打采，甚至開車、上課，不得不撐下去時，壓按太衝效果最彰顯，手無法方便抓按時，只要深吸氣，同時用力將腳大拇趾向上翹曲，那麼，橫膈膜與下腔靜脈的聯繫管道會因橫膈膜收縮而加強下腔靜脈運回心臟，此時，巨闕穴區、鳩尾穴區的腹直肌也會與橫膈膜共同用力。反覆調息操作幾十下，就等同針灸太衝、巨闕穴的功效，能提神醒腦。

條文 534. 寸口脈微，尺脈緊，之後 535~540 都是寸口脈微弱的論證，535.「脈微弱濇」、536.「脈微而緩」、537.「脈微而濇」、538.「脈微而濇」、539.「脈微而遲」、540.「脈弱而緩」，都是上升主動脈與主動脈弓供動脈的寸口出現的脈動。寸口脈微是初持寸口脈時幾乎是若有若無，之後才繼續診得脈動的狀況。535.~540. 寸口脈微又分爲二：一爲濇，二爲緩遲，濇是脈的形狀，緩遲是脈的速度；寸關尺的脈診以條文 540. 做總結，寸口脈弱而緩，「食卒不下，氣塡於膈上」是食道與胃的生理功能不良，食物經過食道只需數秒的時間，食物入胃之後，胃的蠕動是一分鐘三次，若是寸口脈弱而緩者，胃的蠕動速度更慢，近似「胃呆」的狀況。

小博士解說

在仲景理念之中，中醫治療是全方位的，不僅只於桂枝湯、小柴胡湯、理中丸、真武湯…等，針灸砭不可少，導引按蹻也不能缺，《內經・玉機真藏論》六病的治療方法中，藥治有三病，按摩有三病，火灸刺有二病，熨法及浴法則各有一病，《傷寒論》論自癒的方法之中，除了藥治外，配合其他療法也很重要，最值得推崇的就是「可按若刺耳」。換句話說，各種療法在臨床上都可因病調整，選擇對病人最有利，療效最彰顯的，就是仲景欲傳達的理念。

勞傷與診治

勞傷	條文	寸口脈象	病症	病理
勞損	534.	脈微，尺脈緊	虛損多汗	勞損過度
	535.	微弱濇	夏月盛熱，欲著複衣（怕冷） 冬月盛寒，欲裸其身（怕熱）	胃中虛冷又不養胃（流汗過度） 胃中煩熱又重傷胃（暴飲暴食）
	536.	微而緩	微者衛氣疏，緩則胃氣實 榮氣盛血多，衛氣疏氣少	衛氣疏，氣不循半度，三焦絕經，名曰血崩
	537.	微而濇	微者衛氣不行，濇者榮氣不逮，身體痺不仁，榮氣不足，則煩疼口難言，衛氣虛，則惡寒數欠	上焦：噫而酢呑（濁氣不降） 中焦：不能消穀引食（升降不和） 下焦：遺溲（清氣不升）
飲食之內傷	538.	微而濇	微者衛氣衰，面色黃 濇者榮氣不足，面色青	榮衛俱微，則根葉枯槁，而寒慄欬逆，唾腥，吐涎沫
	539.	弱而遲	弱者衛氣微，遲者榮中寒 （緩以候胃，遲以候脾）	心內飢，飢而虛滿，不能食
	540.	弱而緩	弱者陽氣不足 緩者胃氣有餘	噫而呑酸，食卒不下，氣填於膈上

＋ 知識補充站

勞損調理藥方：

一、虛證：黃連阿膠湯(292.)、豬苓湯(165.、288.)、真武湯(106.、274.)、桂枝甘草龍骨牡蠣湯(387.)、炙甘草湯(71.)、小建中湯(70.、229.)、小柴胡湯(98.、365.)、五苓散(22.、413.)、四逆加人參湯(418.)、竹葉石膏湯(361.)、四逆散(289.)、半夏瀉心湯(98.)、生薑瀉心湯(97.)、甘草瀉心湯(96.)、附子瀉心湯(95.)、柴胡桂枝湯(205.、225.)、理中丸(360.、413.)、黃連湯(230.)、黃芩湯(323.)

二、實證：柴胡加龍骨牡蠣湯(372.)、小陷胸湯(43.、45.)、抵當湯(89.)、小承氣湯(369.)、大柴胡湯(46.、450.)、大黃黃連瀉心湯(92.、94.)、抵當丸(91.)、茵陳蒿湯(180.、185.)

6-20 趺陽脈遲而緩，胃氣如經 (541~543)

541.趺陽脈**遲而緩，胃氣如經**也。趺陽**脈浮而數**，浮則傷胃，數則動脾。此非本病，醫特下之所爲也。榮衛內陷，**其數先微，脈反但浮**，其人必大便鞕，氣噫而除。何以言之？本以數脈動脾，其數先微，故知脾氣不治，大便鞕，氣噫而除，今脈反浮，其數改微，邪氣獨留，心中則飢，邪熱不殺穀，潮熱發渴。數脈當遲緩，脈因前後度數如法，病者則飢；**數脈不時，則生惡瘡**也。

542.趺陽脈**浮而濇，少陰脈如經者，其病在脾**，法當下利。何以知之？若脈浮大者，氣實血虛也，今趺陽脈浮而濇，故知脾氣不足，胃氣虛也；**以少陰脈弦而浮纔見，此爲調脈**，故稱如經也。**若反滑而數者，故知當屎膿**也。

543.趺陽脈**伏而濇，伏則吐逆，水穀不化，濇則食不得入，名曰關格。**

仲景遵循「實則瀉之，虛則補之，必先去其血脈，而後調之，無問其病，以平爲期」的治則，《傷寒論》藥方與針灸的配合，提挈了很多重點，經參合歸納，診脈與灸刺，合之效果更大，刺含括了針與砭。

條文 542.「趺陽脈浮而濇，少陰脈如經者，其病在脾，法當下利……若反滑而數者，故知當屎膿也。」浮脈如果是浮大數則胃氣強，胃口好，消化好，多見於活動量大的人，尤其是經常長途行走、爬山、長跑的人，個性較外向；反之，浮濇或浮芤之脈，多是胃口小，消化功能不是很好，活動與運動量不足，個性較內向。

診趺陽脈時，正常脈象是「遲緩」而不是「濇、芤或緊」，趺陽脈在衝陽穴區，是腳背的最高點，腳背的動脈輸送腳趾，在腳趾末端有動靜脈末梢管道（A-V shunt），一如條文 472.「呼吸者，脈之頭也」，四肢動作都與呼吸及脈動相互牽引，都維持著一定的生理節奏韻律。

把脈是很難師徒傳授的醫技，只能抓住大方向，臨床上再用心推敲。條文 517.「脈大、浮、數、動、滑，此名陽也；脈沉、濇、弱、弦、微，此名陰也。凡陰病見陽脈者生，陽病見陰脈者死。」521.「脈浮而緊者，名曰弦也。弦者，狀如弓弦，按之不移也。脈緊者，如轉索無常也。」是條文 471~552，共 82 條論述把脈條文中，最爲容易體會的兩條。

小博士解說

《內經・素問・逆調論》「不得臥而息有音者，是陽明之逆也，足三陽者下行，今逆而上行，故息有音也。陽明者，胃脈也，胃者六府之海，其氣亦下行，陽明逆，不得從其道，故不得臥也。下經曰：胃不和則臥不安。此之謂也。夫起居如故而息有音者，此肺之絡脈逆也。」胃不和則多「善呻數欠」，或「惕然而驚」，或「閉戶塞牖而處」，或「賁響腹脹」而無法安臥。

觸按診趺陽脈(衝陽穴)

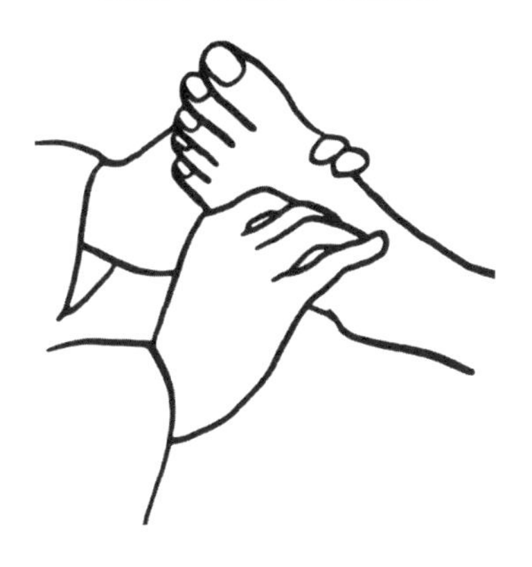

趺陽脈診治之一 (參照 6-21)

趺陽脈	病因、病症	代藥方	穴道
541. 浮而數	浮則傷胃，數則動脾。此非本病，醫特下之所為。數脈動脾，其數先微，故知脾氣不治，大便鞕，氣噫而除，今脈反浮，其數改微，邪氣獨留，心中則飢，邪熱不殺穀，潮熱發渴。數脈當遲緩，脈因前後度數如法，病者則飢；數脈不時，則生惡瘡	大黃黃連瀉心湯 竹葉石膏湯	瀉地機 瀉三陰交
542. 浮而濇	脾氣不足，胃氣虛	麻子仁丸 小建中湯	補公孫 補足三里
543. 伏而濇	伏則吐逆，水穀不化，濇則食不得入	半夏散及湯	補曲池 補足三里

✚ 知識補充站

條文541.「趺陽脈遲而緩，胃氣如經也」，是常人早上醒來未進食前的腳背脈動。胃的蠕動是開始進食至進食後一、二小時蠕動較快，此時趺陽脈動會由遲緩改為快速，飯後與飯前空腹的脈象差異很大。

6-21 趺陽脈滑而緊，滑胃氣實，緊脾氣強 (544~549)

544.**趺陽脈滑而緊**，滑者胃氣實，緊爲脾氣強，持實擊強，痛還自傷，以手把刃，坐作瘡也。
545.**趺陽脈沉而數**，沉爲實，數消穀。緊者，病難治。
546.**趺陽脈大而緊者**，當即下利，爲難治。
547.**趺陽脈微而緊**，緊則爲寒，微則爲虛，微緊相搏，則爲短氣。
548.**趺陽脈不出**，脾不上下，身冷膚硬。
549.**趺陽脈浮而芤**，浮者衛氣衰，芤者榮氣傷，其身體瘦，肌肉甲錯。浮芤相搏，宗氣衰微，四屬斷絕。趺陽脈緊而浮，浮爲氣，緊爲寒；浮爲腹滿，緊爲絞痛；浮緊相搏，腸鳴而轉，轉即氣動，膈氣乃下，少陰脈不出，其陰腫大而虛也。

條文146.「趺陽脈浮而濇，浮則胃氣強，濇則小便數，浮濇相搏，大便則硬，其脾爲約，麻仁丸主之」與542.「趺陽脈浮而濇，少陰脈如經者，其病在脾，法當下利。」二者所論證之重點提示著醫生診脈，小病只要診寸口就綽綽有餘，大病、久病則依狀況增加趺陽脈（衝陽穴），與少陰脈（太溪穴）。

寸口脈察太淵、列缺、經渠等穴之寸關尺脈動，是以呼吸氣之宗氣爲根本；趺陽脈以衝陽穴、解溪穴之脈動爲主，是消化氣之中氣爲根本。前者主要反應心臟主動脈出心臟之後的上升主動脈的傳輸狀況，後者則以下降主動脈爲主。生理上，心臟出來的主動脈依序爲上升主動脈、主動脈弓、下降主動脈（胸主動脈、腹主動脈），之間如河流彎曲深淺各有變化。下降主動脈的分支髂總動脈經過股動脈到了小腿，分成脛骨後動脈的少陰脈與脛骨前動脈的趺陽脈，542. 趺陽脈供血不足（浮而濇），少陰脈如經（遲而緩），依此類推及《內經 · 三部九候論》「下部天，足厥陰也，…以候肝。」肝經脈的五里穴區的股動脈脈動是肝臟的診察穴區，股動脈是四肢最大的動脈，跳動比其他穴區更加強而有力。

小博士解說

「以少陰脈弦而浮纔見，此為調脈，故稱如經也。若反滑而數者，故知當屎膿也」兩條經文脈象一模一樣，卻一為大便硬，另一為下利，臨床上，診脈確實難教授，也不好學習，此二條經文最為實證。當然，條文542.「少陰如經」為前提即146.，必然不是少陰如經，即胃經脈、腎經脈皆有問題，因此，542.「脈反滑而數，當屎膿」和549.「趺陽脈而芤」，對初診脈的醫者而言，濇脈與芤脈都屬於弱脈，總之，趺陽脈而芤，身體瘦，肌膚甲錯(乾燥)等水之失飲現象，都是下肢靜脈長期回流髂總靜脈不良所造成。

趺陽脈是腳背上的腳背側動脈，少陰脈是脛骨後動脈。《傷寒論》趺陽脈的處方只有麻仁丸，《內經》本輸篇、陰陽二十五人篇，與現代醫學的老化指數，都指向腕部與踝部血管的硬化程度；腕與踝的靈活度，也與血管硬化程度成正比。手腕太淵穴區橈動脈診寸口脈，即寸關尺，診五臟與胸中、腹中等部位的安危；神門穴區尺動脈診孕脈，腳背的衝陽穴區的腳背側動脈診脾胃，腳內踝後方的太溪穴區脛骨後動脈診腎。《傷寒論》條文541.～552.，共十二條，論說趺陽脈與少陰脈，現代中醫以診寸口脈為主，已少在神門穴區、衝陽穴區、太溪穴區診脈，更遑論三部九候。張仲景序「按寸不及尺，握手不及足，人迎、趺陽，三部不參；動數發息，不滿五十。短期未知決診，九候曾無彷彿」，其語意深遠。

趺陽脈診治之二（參照 6-20）

趺陽脈	病因、病症	代表藥方	穴道
544. 滑而緊	滑者胃氣實，緊為脾氣強，持實擊強，痛還自傷，以手把刃，坐作瘡（痔瘡、褥瘡）	桃核承氣湯 抵當湯	瀉豐隆、手三里
545. 沉而數	沉為實，數消穀，緊者病難治	白虎加人參湯	瀉梁丘、條口
546. 大而緊	下利，難治	大承氣湯 烏梅丸	瀉足三里、解溪
547. 微而緊	緊則為寒，微則為虛，微緊相搏，則為短氣	真武湯 五苓湯	補太溪、太淵
548. 脈不出	脾不上下，身冷膚硬	通脈四逆湯 當歸四逆湯	補築賓、太白
549. 浮而芤	浮者衛氣衰，芤者榮氣傷，其身體瘦，肌肉甲錯。浮芤相搏，宗氣衰微，四屬斷絕	附子湯 小建中湯	補復溜、地機
549. 緊而浮	浮為氣，緊為寒；浮為腹滿，緊為絞痛	四逆加人參湯、理中丸	補照海、陰陵泉

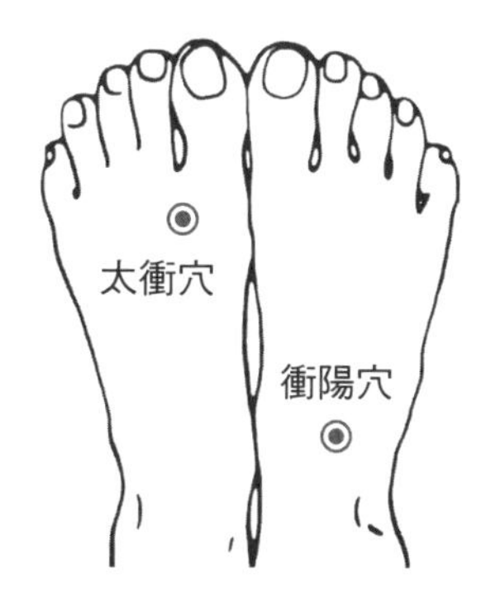

衝陽穴

所屬經絡	足陽明胃經
取穴部位	足背第 2、3 蹠骨底間的前面凹陷部
肌肉	長趾伸肌、短拇趾伸肌
運動神經	深腓骨神經
知覺神經	淺腓骨神經
血管	足背動脈

✚ 知識補充站

趺陽脈以浮、沉、緊、濇、數脈為主：

1.趺陽脈浮：(1)傷胃，(2)衛氣衰，(3)腹滿，(4)胃氣強
2.趺陽脈沉：(1)實
3.趺陽脈緊：(1)脾氣強，(2)寒，(3)寒絞痛，(4)難治
4.趺陽脈濇：(1)胃氣虛，(2)食不得入
5.趺陽脈數：(1)動脾，(2)消穀

6-22 少陰負趺陽者，為順也 (550~551)

550.少陰負趺陽者，爲順也。

551.少陰脈弱而濇，弱者微煩，濇者厥逆。

把診脈的大小、遲速，主要在橈動脈的寸口脈，其次是腳背動脈的趺陽脈，《傷寒論》中也兼及脛骨後動脈的太溪穴（少陰脈動）；頸動脈的人迎穴，現代也用來診斷頸動脈、頸靜脈與甲狀腺、扁桃腺等的相關結構與功能問題。至於藥方及針灸砭，「寒、熱、陷下」顯得更具臨床實用價值，尤其是《內經 ・ 本輸篇－九鍼十二原篇》述及的穴道位置，除了少陰脈的四穴區之外，胃經脈的①足三里、上巨虛，②下巨虛、豐隆、條口，及膽經脈的③光明、絕骨，④外丘、陽交，都是實具臨床診治價值的常用穴。診斷時，先比較雙腳，哪一側「寒、熱、陷下」較嚴重，再比較嚴重腳的①②③④，彈外踝或抓拿捏放坵墟、解溪，診察光明穴區的脈動，就是診脈脛骨前動脈，其流動的方向①而②③④；小隱靜脈則相反，先④而③②①，因此，「寒熱」是看動脈循行的能量充足與否，「陷下」則主要是看靜脈回流狀況。

少陰脈最實用的是①照海穴②太溪、大鐘穴③復溜、交信穴④築賓穴，脛骨後動脈是由④而③②①，大隱靜脈是由①而②③④。六經病中偏重於三陰病，尤其是腎經脈與脾經脈，特別是脾經脈的三陰交也是診斷與治療的重點，它是肝、脾、腎三經脈之所交，從此而上，三陰交在內踝上三寸，肝經脈循行「去內踝一寸，上踝八寸，交出太陰之後」，肝經脈的中都穴在內踝上七寸，從腳內踝的中封穴到中都穴七寸的地方，全走在脛骨內側緣，過了中都穴上一寸後與脾經脈前後交換再往上循行；因此，肝經脈最重要的穴位是行間穴、太衝穴，有別於三陰交穴到內踝上五寸腎經脈的築賓穴「彈穴診脈」要道。

臨床針灸，上述所有穴道都是足三陰經脈最常用也最好用的穴道，比較左右腳的七診，特別是「寒、熱、陷下」三診，從此入門，日久對三部九候更能了然於心，得心應手。

小博士解說

橈動脈與腳背動脈，罕為人注意的是腕部與踝部的伸肌支持帶，伸肌支持帶包裹著所有脈管的出入，因此，脈診寸口與趺陽脈困難或不方便的時候，手腕的陽溪、陽池、陰谷穴，腳踝的解溪、坵墟、崑崙穴等六陽經要穴的肌肉韌帶和肌膚，亦是簡要快速的診治部位，尤其是大腸經脈的陽溪，與胃經脈的解溪，比較它們的彈性、結實、鬆弛、滑濇等，同樣可以推敲出三陽與三陰的病證變化。

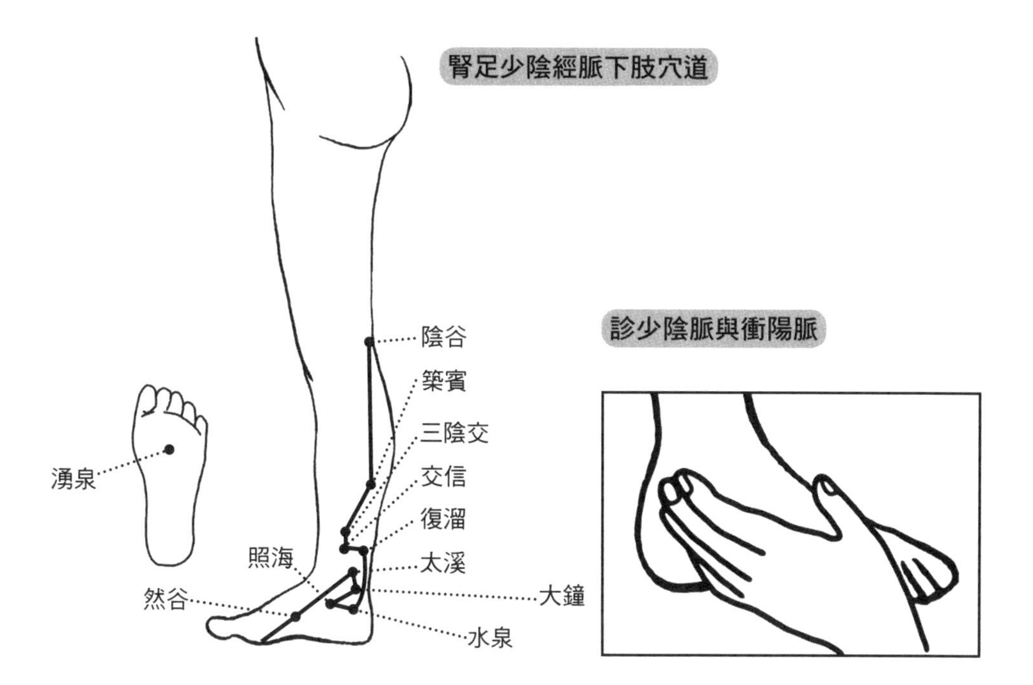

＋ 知識補充站

腳踝部有七塊骨，跟骨、距骨、舟狀骨、骰狀骨、第一、二、三楔狀骨等七塊，控制著整個身體的行動；其中的最重要的是屬於胃經脈足三里穴，這也是反應是否胸懷志氣的關係區。

手腕部有舟狀骨、月狀骨、三角形骨、豌豆骨、大菱形骨、小菱形骨、頭狀骨、勾狀骨等八塊，控制著人體的生活動作，也是心胸氣度的關係區；其中最重要的是屬手三陰經脈的腕部穴道，掌橫紋下有太淵（肺經脈）、大陵（心包絡經脈），神門（心經脈），反應心血管氣血循環強弱緩急，及寸口榮衛之盛衰。

橈動脈的太淵與大陵穴，脛骨動脈的太溪、太白與太衝穴，這五穴左右側各一，是《內經・靈樞・九鍼十二原》的十原穴，是主治五臟六腑疾病之要穴，它們是人手腳活動量最大的部位，也是人體動脈、靜脈走動最勤快的部位。

《內經・素問・平人氣象論》：

1.胃之大絡，名曰虛里，貫鬲絡肺，出於左乳下，其動應衣，脈宗氣也。盛喘數絕者，則病在中；結而橫，有積矣；絕不至曰死。乳之下其動應衣，宗氣泄也。
2.頸脈動喘疾欬，曰水。目內微腫如臥蠶起之狀，曰水。溺黃赤安臥者，黃疸。已食如飢者，胃疸。面腫曰風。足脛腫曰水。目黃者曰黃疸。

6-23 少陰脈不至，腎氣微，少精血(552)

552.**少陰脈不至，腎氣微，少精血**，奔氣促迫，上入胸膈，宗氣反聚，血結心下，陽氣退下，熱歸陰股，與陰相動，令身不仁，此爲尸厥。當刺期門、巨闕。

尸厥是身體麻木不仁，或是休克，或是昏迷，或是末梢動脈、靜脈栓塞漸漸形成小病後病化成大病，這些都有前兆可尋，譫語、夢囈、胡言亂語、咬牙、睡覺時翻來覆去……等，都是尸厥的前兆；就譫語來看，有湯方可以做防治工作，配合針灸太衝更有效益。

臨床上，針灸期門穴是很少人能夠接受的，可取太衝代之；另外，太衝也可配合用來診斷，同樣讝語、譫語，條文351.、353.、372.等重症，太衝都會明顯塌陷。兩側太衝都很塌陷的人，病症多嚴重，即使施以針灸、藥方治療，效果也多不理想。皮、脈、肉、筋、骨對應肺、心、脾、肝、腎，肌膚與肌肉枯瘦塌陷者，肝、脾經脈亦多循環不良，造血方面與消化方面問題也很多。

大承氣湯：353.潮熱，手足漐漐汗出，大便難而讝語者，下之則愈，宜大承氣湯。

白虎湯：351.腹滿身重，難以轉側，口不仁，面垢，讝語，遺尿。

柴胡加龍骨牡蠣湯：372.胸滿煩驚，小便不利，讝語，一身盡重，不可轉側者。

調胃承氣湯：368.胃氣不和，讝語者。

甘草乾薑湯：369.咽中乾，煩躁，讝語煩亂。

柴胡桂枝湯：205.發汗多，亡陽讝語者，與柴胡桂枝湯和其榮衛，以通津液後自愈。

如果是此三湯方證，太衝不可能太塌陷，選一側塌陷，一針或二針（偶刺）留針20分鐘，即可見效。前三證較嚴重者，太衝多塌陷，選一側塌陷者三針（齊刺），甚至五針（揚刺），且一定要配合虛則補之，實則瀉之，針之前壓按太衝，很痛者爲實，不痛者爲虛，若痛若不痛者則平調虛實，或補或瀉，診斷而針之；嚴重者針刺要較深，且該配合療程，2~5天針一次，可留針30分鐘，埋針效果更好。

少陰脈是來自腹腔的髂總動脈的分枝脛骨後動脈，它再往前走的動脈是腓骨動脈及腳底內側動脈，屬於腎經脈爲主（湧泉、然谷、照海、大鐘、太溪、築濱等穴），膀胱經脈爲輔（承山、承筋穴），從膝膕動脈以下就分成脛骨前動脈與少陰脈的脛骨後動脈，脛骨前動脈往前走是腳背動脈（包括腳趾動脈）與腳底外側動脈，最重要的是胃經脈（衝陽穴）與膽經脈（坵墟、俠溪穴）。

小博士解說

髂總動脈同時負責供應腎臟與生殖器官動脈血液，「少陰脈不至」是脛骨後動脈血液不足；相對的，腎臟與生殖器官也無法獲得充分的動脈血液供應，腎臟與生殖器官的功能自然會受影響。心臟的主動脈輸出血液到達膝膕動脈已經是長距離的路程，再到少陰脈的太溪穴區與趺陽脈的衝陽穴區更是遙遠。少陰脈與大隱靜脈及脛骨後靜脈有關，趺陽脈、小隱靜脈及脛骨前靜脈關係密切。

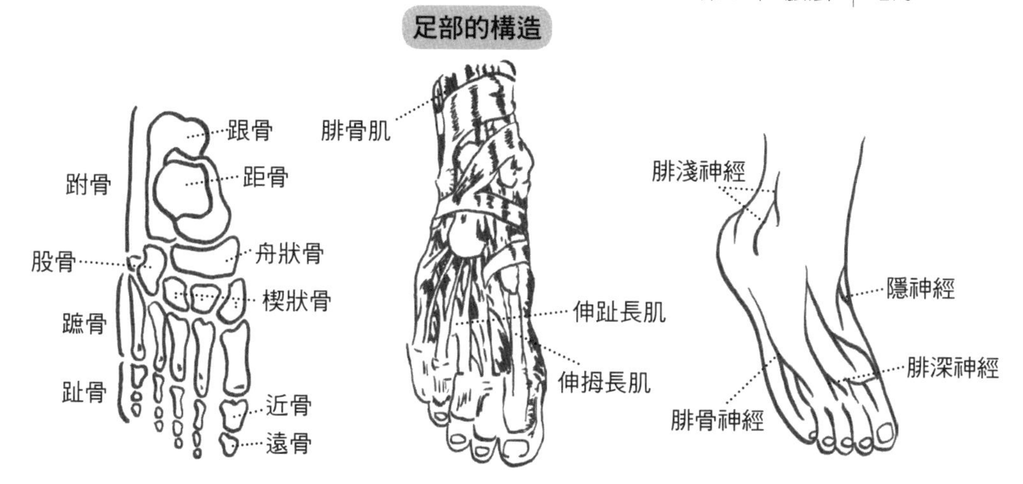

《內經 · 素問 · 脈解篇》六經之陰陽盛衰

六經	病症	月份	代表湯方	穴道
太陽	腫腰脽痛	正月太陽寅	五苓散	崑崙
少陽	心脇痛	少陽盛也，盛者心之所表	柴胡加龍骨牡蠣湯	陽交
陽明	洒洒振寒	陽明者，午也，五月盛陽之陰也，陽盛而陰氣加之，故洒洒振寒	半夏瀉心湯	足三里
太陰	病脹	太陰子也，十一月萬物氣皆藏於中，故曰病脹	厚朴生薑半夏甘草人參湯	地機
少陰	腰痛	少陰者腎也，十月萬物陽氣皆傷，故腰痛	真武湯	太溪
厥陰	㿗疝，婦人少腹腫	厥陰者辰也，三月陽中之陰邪在中，故為㿗疝，少腹腫	柴胡桂枝湯	太衝

✚ 知識補充站

太衝穴位於腳背肌肉群與腳底肌肉群的交疊部位，腳背肌肉群有伸拇長肌、伸拇短肌、脛骨前肌、腓骨第三肌、伸趾短肌、腳背骨間肌共六塊。腳底有四層肌肉共十四塊：第一層外展拇趾肌、屈趾短肌、外展小趾肌；第二層屈拇長肌、屈趾長肌、蹠方肌、蚓狀肌；第三層屈拇短肌、內收拇肌、屈小趾短肌；第四層底側骨間肌、背側骨間肌、腓骨肌、脛骨後肌。太衝穴主要肌肉是背側骨間肌、屈拇短肌、內收拇肌與蚓狀肌(第二到五趾向拇趾方向內轉)。太衝穴位於第一、二蹠骨縫間，即行間穴上一寸，行間穴位於大拇趾與次趾縫間半寸，仔細觀察第一蹠骨與末節蹠骨的關節，行間穴在此關節之前，太衝穴在此關節之後，臨床診治上太衝與行間可取代期門。

後記

五南圖書出版圖解系列專書，是秉持著「圖解能使艱澀的古醫學專業，更簡單，更廣為流通與傳承」的精神，是以筆者有《圖解內經》成書於 2013 年初，將近兩年的編輯、改寫，刪掉 13 萬字，於 2014 年 10 月出版，同時，王俐文副總編輯再度邀稿《圖解傷寒論》。筆者個人再三仔細品讀《傷寒論診治入門》(1985.9 月初版)，真是「意猶未盡」，《傷寒論》條文 552 條，讀千萬遍，抽絲剝繭、穿針引線、精雕細鑿又見真章。

圖解《傷寒論》要比圖解《內經》困難很多，描繪《內經》圖表相較之下較容易，內容也較豐富。《傷寒論》以六經為主流，難免有綁手綁腳之感，參考書籍方面，如何旁徵博引而廣泛不雜亂，又如何引經據典始能順理成章，思之再思，寫之再寫，筆者參考《大體解剖學》和《病理生理學》等書，能妥切運用的非常有限，加之近年在日本出版三本書，也買了很多書回來參考，其中最值得參考的是一套系列叢書《病氣　》(疾病可以看得見)與《Harrison 內科學》(日文版)，對個人在診治臨床上啟發很多，期望透過《圖解傷寒論》，張仲景醫聖的診治理念能成為耳熟能詳的常識，而不只是知識，自此爾後《傷寒論》不再只是束之高閣的中醫名著，《圖解傷寒論》可以讀三分品七分，十分發揮在臨床診治上。

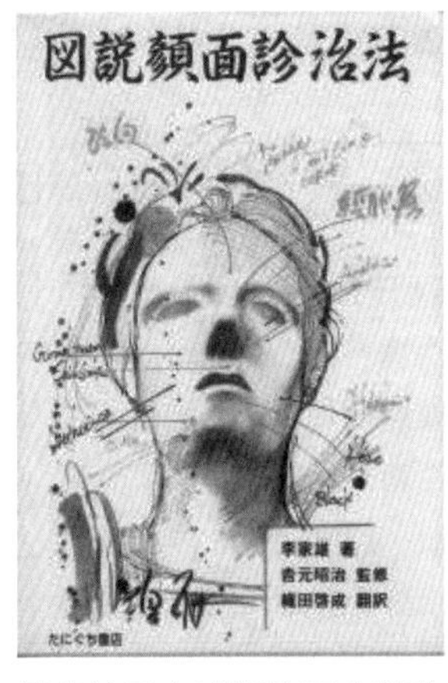

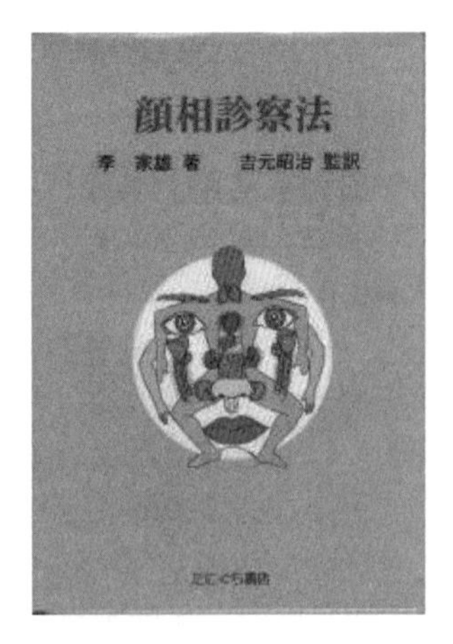

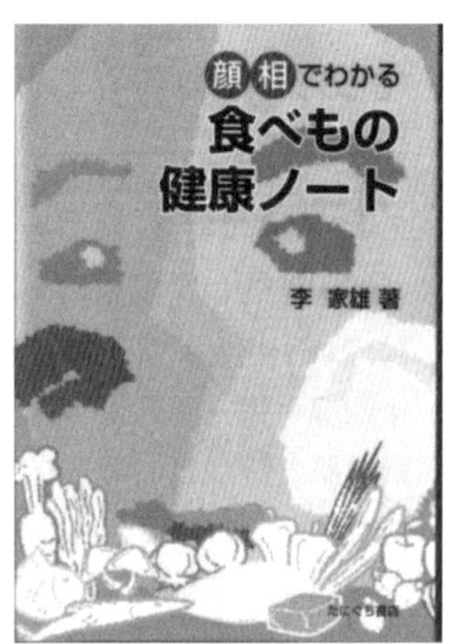

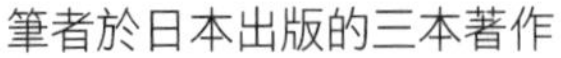
筆者於日本出版的三本著作

陸淵雷(1894~1955)著《傷寒論今釋》有很多珍貴的見解，陸淵雷是傳統的中醫學者，臨床經驗可能不多，但引古人醫案非常獨到，如「真武湯加人參是真武湯加附子湯，兩方都是少陰正方，**脈象浮取稍稍有力，沉取則乏散無力**」。

吳國定著《傷寒論詮釋》亦有獨到之處，述及「大黃黃連瀉心湯—大黃用量較三承氣湯用量減半，用之非為瀉下，**用少量大黃與黃連和黃芩來健胃**，再以麻沸湯漬之」。

惲子愉(1927~2005)著《傷寒論之現代基礎理論及臨床運用》述及「拿古書東註西註，無臨床經驗而出書，是不妥的醫書」，書中總論述及「中醫儘管大捧而特捧傷寒論，尊之為經典，但是大都均是口是心非，用傷寒方治病的少之又少，一般都用時方或溫病方，而對**用傷寒方治病的「傻瓜」稱之為經方家**，其中含有明褒實貶之意，認為專唱高調，不切實際也。」

俞根初(1734~1799)著《通俗傷寒論》述及「按胸腹，**輕手循撫**，自胸上而臍下知皮膚之潤燥，以辨寒熱。**中手循捫**，問痛不痛，察邪氣之有無多寡。**重手推按**，察看硬度與疼痛狀況，辨臟腑虛實與病之輕重。」見賢思齊，鑑古知今，本書中也有上揭四個學者先輩的影子。

《圖解傷寒論》前三章六經辨症，是整體的主流，後三章是註解前三章，用可與不可，貫穿全書。初學者從第一章慢慢品嚼，尤其是六經之為病與欲解時辰，學而時習之，自有體會。

當對傷寒論有信心時，就要常常翻閱第六章脈法，一生致力於復興漢方醫學的日本醫者大塚敬節(1900~1980)所著《傷寒論辨脈法平脈法講義》相當獨到，與他臨床用方對應，確實令人省思不已。1980 年筆者通過中醫師特考，之後，幾次去日本拜訪矢數道明(1905~2002)請益真武湯、附子湯、四逆湯及白通湯的異同，也受教於木下晴都(1915~1997)的熱穴論與水熱穴論，他要筆者指出內經的篇章；相見三郎則影響筆者中藥方與自體免疫疾病的關聯，筆者註解辨脈法與全脈法略不同於大塚敬節，更加深入於生理淺出於病理，早期受多位前輩開示良多，寫出《圖解傷寒論》是一脈相傳，而不是獨樹一幟，仔細看看並反覆對照，古聖先賢不也各自獨領風騷，而後匯聚成河海，早期《傷寒論診治入門》與2014 年《實用傷寒論》都是薪傳。

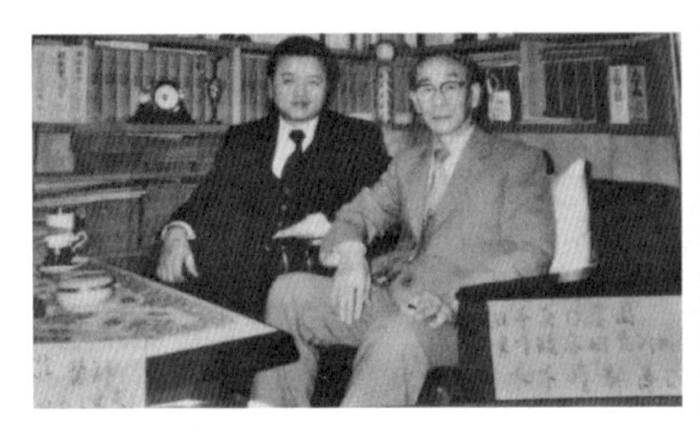

木下晴都 博士（1915 ～ 1997）與作者

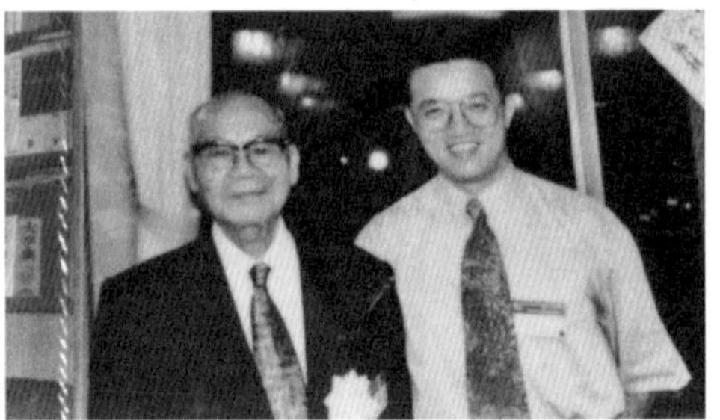

矢數道明 博士（1905 ～ 2002）與作者

《圖解傷寒論》以仲景《傷寒論》之理論為基礎，加入筆者豐富多元化的臨床經驗，其中值得一提的是小博士解説與知識補充站，乃就本文之內涵，提挈要領，或加註相關之醫學知識，或分享臨床運用經驗，醫生該看，患者也該看，反覆讀取，化繁為簡，孜孜不倦則自能融會貫通，領悟成為學識，一生享用，恆常以續則成知識，知識瞭然於心則活用於臨床，為醫者自能提升醫術及療效；為患者亦能明瞭自己的身心眾態。僅此為記。

李家雄

家圖書館出版品預行編目資料

解傷寒論／李家雄著. --三版. --臺北市：五南圖書出版股份有限公司, 2023.09
面；　公分
ISBN 978-626-366-381-7(平裝)

1.CST: 傷寒論　2.CST: 中醫典籍

3.32　　112012009

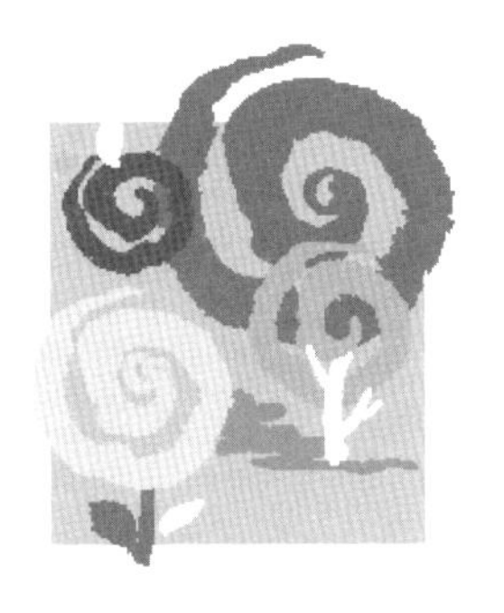

5L07

圖解傷寒論

作　　者— 李家雄（92.1）
發 行 人— 楊榮川
總 經 理— 楊士清
總 編 輯— 楊秀麗
副總編輯— 王俐文
責任編輯— 金明芬
封面設計— 陳亭瑋
出 版 者— 五南圖書出版股份有限公司
地　　址：106台北市大安區和平東路二段339號4樓
電　　話：(02)2705-5066　　傳　　真：(02)2706-6100
網　　址：https://www.wunan.com.tw
電子郵件：wunan@wunan.com.tw
劃撥帳號：01068953
戶　　名：五南圖書出版股份有限公司

法律顧問　林勝安律師

出版日期　2016年 6 月初版一刷
　　　　　2021年 3 月二版一刷
　　　　　2022年 3 月二版二刷
　　　　　2023年 9 月三版一刷

定　　價　新臺幣400元

經典永恆・名著常在

五十週年的獻禮——經典名著文庫

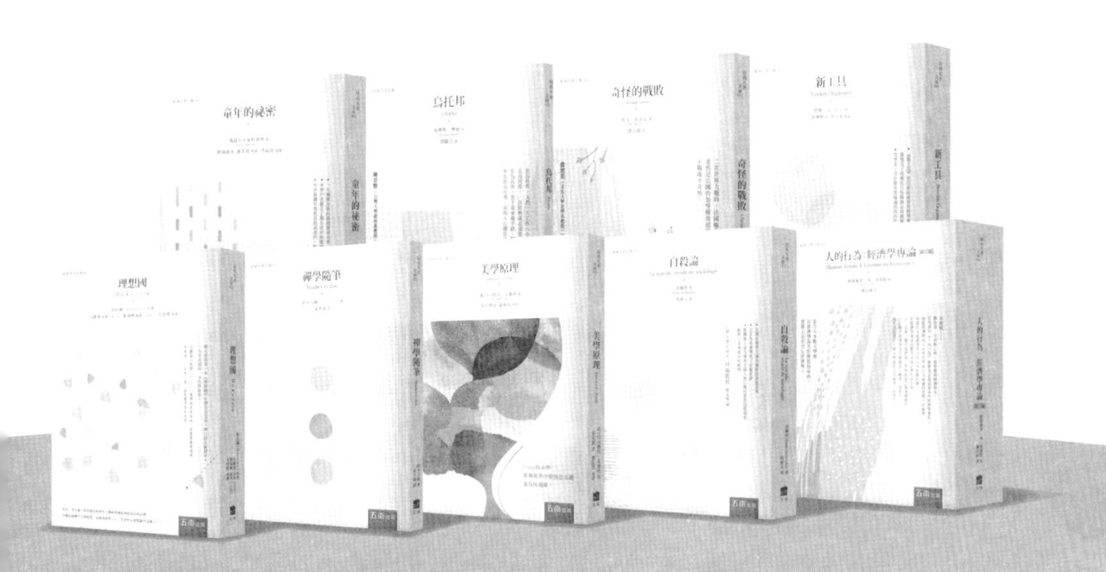

五南，五十年了，半個世紀，人生旅程的一大半，走過來了。
思索著，邁向百年的未來歷程，能為知識界、文化學術界作些什麼？
在速食文化的生態下，有什麼值得讓人雋永品味的？

歷代經典・當今名著，經過時間的洗禮，千錘百鍊，流傳至今，光芒耀人；
不僅使我們能領悟前人的智慧，同時也增深加廣我們思考的深度與視野。
我們決心投入巨資，有計畫的系統梳選，成立「經典名著文庫」，
希望收入古今中外思想性的、充滿睿智與獨見的經典、名著。
這是一項理想性的、永續性的巨大出版工程。
不在意讀者的眾寡，只考慮它的學術價值，力求完整展現先哲思想的軌跡；
為知識界開啟一片智慧之窗，營造一座百花綻放的世界文明公園，
任君遨遊、取菁吸蜜、嘉惠學子！